막스거슨 요법으로 암을 고친
암 승리자들의 증언

막스거슨 요법으로 암을 고친
암 승리자들의 증언

현대의학의 한계를 식사·영양요법으로 극복한
한 대학병원 의사의 기록

의학박사 **호시노 요시히코** 지음 / **김태수 · 김정희** 번역 / **윤승천** 감수

건강신문사

막스거슨 요법으로 암을 고친
암 승리자들의 증언

초 판 1쇄 | 2003년 07월 15일
초 판 2쇄 | 2005년 09월 15일
초 판 3쇄 | 2006년 09월 01일
초 판 4쇄 | 2009년 10월 20일

저　　자 | 호시노 요시히코
역　　자 | 김태수 · 김정희
감　　수 | 윤승천

발행인 | 윤 승 천
발행처 | 건강신문사
등록번호 | 제 8-00181호

주소 | 서울특별시 서대문구 홍은동 400-1
전화 | 305-6077(대표)
팩스 | 305-1436

인터넷 건강신문 | www.kksm.co.kr / www.kkds.co.kr

ISBN 978- 89-6267-052-3 (03510)

정가　20,000원

＊잘못된 책은 바꾸어 드립니다.
　이 책에 대한 판권과 모든 저작권은 모두 건강신문사측에 있습니다.
　허가없는 무단인용 및 복제 · 복사 · 인터넷 게재를 금합니다.

감수의 글

식사 · 영양요법은 선택이 아닌 필수

　시대를 앞서간 천재적인 의사 막스 거슨 박사의 암 원인과 치료 및 예방, 전이 · 재발 방지에 관한 영양학적 이론은 일부 논란의 소지가 있는 부분도 있긴 하지만 대부분 요즈음 전 세계적으로 붐을 일으키고 있는 대체의학의 근간이다.
　박사의 시대보다 100여년이 지나서야 현대의학에서 정설로 인정받고 있는 것이다.
　암도 당뇨, 고혈압처럼 잘못된 섭생과 생활습관 때문에 발생된다는 막스 거슨 박사의 주장을 이제는 아무도 부인하지 않는다.
　물론 유전적인 요인 때문일 수도 있으나 암 유전인자도 후천적인 섭생과 생활습관에 의해 얼마든지 바꾸어 진다는 사실도 현대의학에 의해 확인됐다.
　그만큼 식사를 비롯한 생활습관이 중요하다는 의미다.
　이 책은 이같은 암과 식사, 생활습관과의 상관관계에 관한 원조

격인 책이라 할 수 있다.

　암의 식사·영양요법에 대해 이 책만큼 누구나 실천이 가능하도록 암 승리자들의 사례와 함께 구체적으로 설명하고 있는 책도 드물다.

　현재 암의 식사·영양요법 혹은 암과 생활습관과의 관계에 대해 시판되고 있는 책의 내용은 대부분 이 책의 내용과 같거나 아니면 비슷한 것들이다. 막스 거슨 박사의 이론을 크게 벗어나지 못하고 있는 것이다. 잘못된 섭생과 잘못된 생활습관 때문에 암이 발생 된 만큼 섭생과 생활습관을 올바르게 하면 암도 고칠 수 있고 또 예방할 수 있다는 논리다.

　보수적이고 폐쇄적인 당시 기존의학계의 편견과 배척에도 불구하고 용감하게 그러한 주장을 하고 또 그 방법으로 암 환자들을 고쳤다는 사실은 놀라운 일이 아닐 수 없다.

　저자인 호시노 요시히코 박사는 막스 거슨 박사의 그런 주장과 방법들을 소개하면서 이를 응용한 자신만의 방법도 상세히 소개했다. 실제로 암을 극복한 암승리자들의 증언을 통해서는 요즈음 우리나라에서 큰 인기를 끌고 있는 상품화된 여러 영양물질들도 자세히 소개하고 있다. 일본과는 20~30년의 차이를 보이지만 우리나라에서는 지금 유행되고 있는 면역증강제품들이다. 암승리자들의 대부분이 식사와 함께 이들 영양물질들을 꾸준히 섭취한 사실도 유의해야할 일이다.

호시노 요시히코 박사는 한편으로는 커피관장이나 소금, 콩류 식품 등 요즈음의 관점과 다른 주장에 대해서도 환자들이 이해하기 쉽게 설명하고 있다.

저자는 이런 개량된 식사·영양요법을 호시노식 거슨요법이라 명명하면서 암환자들의 심리상태와 암승리자들의 식단과 그들이 복용한 면역증강제품들도 구체적으로 기술하여 암환자들에게 실제적으로 도움이 되게 했다.

하여간 먹는 음식이 세포를 만들고 그 세포의 변이유무에 따라 암이 유발된다는 사실을 인정한다면 이 책은 암환자들에게 없어서는 안될 필수적인 책이 될 것이다.

스마트시대 만큼이나 암에 관한 온갖 정보들이 실시간으로 쏟아져 나오지만 정작 객관적이고 정확한 정보를 찾는 일은 더 어렵게 됐다.

아니면 말고 식의 암에 관한 정보들도 난무하기 때문이다. 그런 측면에서 이 책은 현대의학을 전공한 현직 대학병원 의사가 직접 자신의 암을 극복한 체험서이기도 하기 때문에 깊은 신뢰가 간다. 그렇다고 호시노식 거슨요법이 만능이라는 뜻은 아니다. 이 책의 내용대로 실천한다고 해서 모든 암이 다 치료되는 것은 아니지만 그래도 치료될 수 있는 가능성을 높여주는 것만은 틀림없다.

시대를 앞서간 막스 거슨 박사같은 선각자들의 경험과 지혜 그리고 그것들을 정리하고 널리 알리는 호시노 요시히코 교수 같은 사람들이 있기에 후대가 더 건강하고 더 오래살 수 있는 것 아니겠는가.

 호시노식 거슨 요법 정도라면 본래의 거슨 요법 보다는 훨씬 간략하기 때문에 암 환자라면 충분히 시도해 볼만하다. 어차피 누구에게나 식사와 영양은 필요한 것 아닌가.
 그리고 아무리 현대의학이 발달한다 해도 식사와 영양을 배제한 암 치료는 있을 수가 없다. 바로 그런 점 때문에 암 환자들에게 이 책은 선택이 아닌 필수인 것이다.
 이 책과 인연이 된만큼 귀하도 충분히 암을 극복할 수 있고 또 반드시 이겨내야 한다.

감수자
윤승천

추천의 말

21세기는 암의 대체요법의 시대

21세기는 암의 대체요법의 세기라고 말한다. 이 책은 대장암에서 전이된 간암을 선고받은 의사가 스스로 암을 '거슨 요법'이라고 하는 식사·영양요법으로 극복한 구체적인 체험기이다.

독일 출신의 미국 의사 막스 거슨 박사가 개발한 이 '암의 식사·영양요법'은 구미에서는 유명하다. 대학병원 신경정신과의 부부장인 저자는 암환자의 심적 문제에도 깊은 이해와 통찰이 필요함을 지적하고 있다. 다른 암환자도 자신과 같이 하면 암을 극복할 수 있다고 저자는 강조하고 있다. 이 책이 암환자들에게 희망의 별이 되어 암치료의 새로운 시대의 막을 여는 지침서가 될 것이라고 믿기에 기꺼이 추천한다.

후쿠시마현립의과대학, 신경정신과 명예 교수.
의학박사 구마다이 낭아에(熊代 永)

차례

감수의 말　식사·영양요법은 선택이 아닌 필수　5
추천의 말　21세기는 암의 대체요법의 시대　9

PART 1　거슨 요법과의 만남

그것은 대장암에서 시작되었다　17
　국소 임파선에 전이
반년후 전이성 간장암을 선고받다　21
　5년 생존율 0%
항암제가 듣지 않는 대장암　23
　암에 따라 다른 항암제의 효과
귀하의 암세포는 전신을 돌고 있다　26
　수술만으론 불충분
전이성 간장암을 에타놀 국부적인 주사로 부순다　31
'암승리자 25인의 증언' 과의 만남　34
　환자 한 사람, 한 사람의 데이터가 매력적이었다
인체 실험이었던 나의 나쁜 식사와 심신의 스트레스　39
　이러한 사람일수록 거슨 요법이 유효
종래의 치료법과는 발상이 다른 거슨 요법　45
　자연치유력을 향상
다른 식사요법과는 어떻게 다른가?　52
거슨 요법에 의하여 검사에 이상이 없이 순조롭게 경과　55

거슨 요법에서 환자에게 불가결인 암의 고지 59
  환자가 모르면 투병할 수가 없다
거슨 요법에서 불가결한 파이팅 스프리트 64
  환자들이여 암과 싸우라
일반요법(수술, 방사선, 항암제)과의 병행은 어떻게 하는가 68
의사의 협력은 어떻게 얻을 것인가 73
  영양학을 잘 모르는 일본의 의사들
수술 가능한 암은 우선 떼어 내고 78
  재발 방지에는 100% 가까이 유효한 거슨 요법
자기가 암에 걸리면 대체요법을 선택하는 의사 81
  의학계의 모순

PART 2 호시노식 거슨 요법

거슨 요법의 원리 85
  엄격함이 거슨 요법의 특징
간략한 거슨 요법 91
  호시노식 거슨 요법이란
간략한 거슨 요법의 다섯 가지의 기본 95
소금을 제외한 식사와 맛내기 공부 99
대량, 다종류의 야채즙을 자주 마신다 102
  손이 노랗게 될 때까지
야채즙 만드는 방법 105
  물을 마실 여유가 없다
야채는 가능한 무농약 유기농법으로 재배한 것을 사용 109

지방과 단백질의 섭취방법 111
  오메가3 불포화지방산과 식물성 단백질을 중심으로

거슨 요법은 탄수화물, 고비타민, 고미네랄 중심의 식사요법 119

대용단백질의 섭취법 120
  구르텐과 프로테인 등

암을 만드는 식사와 예방하는 식사 122
  발암물질로 가득한 현대의 식사

최소 2, 3년은 엄격하게 128
  그 후에는 서서히 완화

거슨 요법은 어떠한 암에 유효한가 130
  특히 대장암과 유방암

거슨 요법 원리에 있어서 그외의 병용법 133

요리법, 맛내기의 연구가 장기 계속의 요령 137

요리의 메뉴 - 예 139

거슨 요법의 주의점 141
  체중감소와 호전반응

PART 3 거슨 요법에 의한 암승리자들의 증언

대장암 147

뇌종양 156

대장암 165

악성임파종 176

위암 187

악성임파종 194

방신경절세포종(傍伸經節細胞腫) 206

급성골수성 백혈병 218

유방암 225

갑상선암 232

대장암 243

폐암 250

PART 4 왜 거슨 요법이 암치료 및 재발·전이방지에 효과가 있는가

과학적 근거가 있는 거슨 요법 263
    분자영양학의 이론과 합치

왜 암은 떼어 내어도 재발하는 것인가 267
    암은 전신의 영양, 대사장해

염분(나트륨)과 암과의 관계 271

암을 만드는 지방산과 암을 억제하는 지방산 274
    오메가6지방산, 오메가3지방산

동물성, 식물성 단백질과 암과의 관련성 279

대량 다종류의 야채즙의 의의 283
    암과 싸우는 파이트 케미컬

커피관장의 의의와 필요성 290

각종 비타민류의 주효(奏效) 메카니즘 292

거슨 요법과는 역행하는 일본인의 식사 295
    지금의 식사로는 빨리 죽는다

PART 5 홀리스틱 의학의 필요성

만능이 아닌 거슨 요법 301
  잘못된 일점지상주의(一占至上主義)

홀리스틱 의학이란 303
  영양, 식사, 면역요법과 심리요법

미국의 OTA 리포트가 발표한 홀리스틱 의학의 중요성 307

거슨 요법과 요료법의 병용을 권함 311

사이코온콜로지란? 316
  마음도 앓고 있는 암환자

정신신경면역학이란 319
  기분의 전락은 면역력을 떨어뜨린다

암이 되기 쉬운 성격(타입C)이란? 324

면역의 트라이앵글 327
  스트레스는 면역력을 떨어뜨린다

암환자의 집단 카운셀링의 유효성 329

암환자들의 자조 그룹의 형성을 권한다 335
  고립하지 않는 것이 중요

왜 일본에서는 '암의 고지에 의한 동의' 문화의 발달이 늦어지는가 337

카운셀러-정신과의사, 목사와의 팀구성의 필요성 345

언제 어떻게 암을 고지하여 동의를 받으면 좋은가 348
  희망을 주면서

반의학, 반의사적 자세의 위험성 351
  의사하고는 공존 공영으로

요즈음에는 '암에 걸려서 좋았다' 라고 생각한다 353

저자 후기 357

역자 후기 360

PART 01

막스거슨 요법과의 만남

그것은
대장암에서 시작되었다

■ 국소 임파선에 전이

　인생에서 한 치 앞을 내다볼 수가 없다는 사실을 절실히 느끼게 되었다. 5년 생존율 0퍼센트라는 생명의 뒤안길에 내가 들어서게 될 것이라고는 꿈에도 생각해보지 못했다. 처음에는 대장암이었다. 그래서 수술을 받았는데, 그 후 6개월이 지나자 간장에 두 군데나 전이된 것이 발견되어 사지로 몰리게 되었다. 나의 암체험담을 순서대로 설명해 나가겠다.
　내가 몸에 이상이 있다는 것을 느끼게 된 것은 1990년 3월쯤이였다. 가끔 왼쪽 하복부에 가벼운 통증을 느끼게 되었다. 그때를 전후하여 하혈(소화관내에서 나온 피가 항문에서 배출)이 일어났다. 그리고 의학용어로는 이급후중(裏急後重, tenesmus)이라고 하는데 대변을 본 후에 바로 변의가 일어나는 현상이다. 배변을 본 후에도 변이 남아 있는 느낌이 들어서 시간이 얼마 지나지 않아서 다시 화장실에 가고 싶어졌다.

그런 증상이 날이 갈수록 점점 더 심해져 갔다. 참으로 이상한 현상이라고 느껴졌다. 대장암이 아닌가 하는 의심이 가게 되었다.

그래서 바로 내가 근무하고 있는 대학병원의 내과에 가서 바륨이중조영법이라는 검사를 받았다. 검사한 사진이 나오자 내과의사는 조심스레 관찰하고 나서 "대장의 S상결장이 있는 곳에 뚜렷한 음영이 있습니다." 하는 것이었다.

"아 이건 대장암이야."

그 내과의사도 분명히 나와 같은 진단을 내리고 있었다. 그래서 그는 그렇게 조용히 중얼거리고 있었던 것이다.

그후 대장내시경검사에서의 직사하생검(주사침으로 채취한 조직을 현미경으로 조사하는 암 진단을 위한 검사법)에 의하여 병리학적으로 대장암이라는 확정 진단이 내려졌다.

그것이 나에게 내려진 첫번째 암선고였다. 의사인 나 스스로가 자신의 암을 진단한 것이다. 종양의 크기는 직경 4센티미터 정도였다. 진행된 암의 치료법은 우선 수술을 하여 종양을 제거하는 것이 상식이다. 그래서 며칠 후 동대학병원의 외과에 입원하여 바로 수술을 받게 되었다.

개복을 한 결과 종양이 의외로 넓게 퍼져 있는 것을 알게 되었다. 대장의 맨 바깥벽인 장막(漿膜)에 이르기까지 조금 찢어져 있었으며 국소의 임파선(인체 조직에 영양을 주어 세균 침투를 막는 등의 역할을 하는, 임파액의 통로인 임파관의 각 부분에 있는 좁쌀 크기나 팥알 크기만한 작은 기관)에도 두 군데나 전이되어 있었다.

집도한 외과의사로부터 이상과 같은 결과를 듣고 충격을 받았다. 듣기가 더욱 괴로운 것은 5년 생존이 어려울 것이라는 것이었다.

대장암의 진행도를 나타내는 병기분류법으로 듀크식분류법(미국의 William W. Duke가 고안한 텍스트; 역주)이 있는데 국제적으로 흔히 이용되고 있다. 가벼운 것을 듀크스A로 표시하면서 듀크스B, 듀크스C, 듀크스D로 분류한다.

듀크스A는 암이 고유근층까지에만 그치고 임파선 전이가 없는 것이다. 듀크스B는 암이 고유근층을 넘어서까지 침범하고 임파선 전이는 없는 것이다. 듀크스C는 임파절에까지 전이가 되어 있는 상태를 말하는 것이다. 듀크스D는 복막파종이나 간장 등 원격장기에까지 전이되어 있는 상태를 말하는 것이다.

나의 경우는 C에서 D에 해당한다. 5년 생존율은 잘해야 20~30퍼센트일 것이다.

수술은 잘 되었다. 근치수술로 아주 넓게 장을 절제했으나 재발 위험은 상당히 높다고 했다. 그래서 수술 후 재발 방지를 위해 암세포를 죽이는 항암제를 복용하기로 했다. 일본에서는 UFT라는 항암제가 많이 쓰이는데 나도 그 항암제를 복용하게 되었다.

다만 우리 의사들의 상식으로는 대장암에 항암제가 별효과를 나타내지 않는다는 것이다.

현대의학에서 항암제는 수술, 방사선 치료 다음에 행하는 치료법으로 항암제가 비교적 효과를 나타내는 암도 있으나 그만큼 잘 듣지 않는 암도 있다. 위암이나 유방암과 같이 대장암에도 그 약은 별로 효과를 나타내지 못한다. 효과가 있다고 하더라도 연명 효과만 어느 정도 기대가 될 뿐이다.

재발 예방의 효과도 그다지 기대할 수가 없다. 그 약의 효과가 크지 않다는 것을 알면서도 당시에는 다른 치료법을 모르고 있었으므로 그 약을 계속 복용할 수밖에 없었다.

1990년 5월에 퇴원하여 20일 후에 직장에 복귀할 수 있었다. 그 이후 재발에 대한 불안을 갖고 있었으나 일상의 분주함에 쫓기는 생활을 계속하고 있었다. 나만은 재발하지 않을 것이라고 오히려 낙관하려는 기분도 갖고 있었다. 식생활 역시 암이 발견되기 전과 다를바 없이 같이 하였다.

반년 후
전이성 간장암을 선고받다

■ 5년 생존율 0퍼센트

불안은 의외로 빨리 현실이 되어 나타나 나를 괴롭혔다.

그 해 10월에 들어서면서부터 전신에 강한 권태감을 느끼게 되었다. 사실 8월쯤부터 전신이 이미 나른해지기 시작했다. 나는 전신이 이렇게 나른해지기 시작한다는 것은 건강에 이상이 있음이 틀림없다라는 것을 알고 있었다. 그래서 암이 간장에 전이되지 않았나 하고 의심하게 되었다.

곧 전문의를 찾아가 간장에 대한 초음파 검사를 받아 본 결과 전이성 간장암이 두 군데나 있음을 알게 되었다. 둘 다 직경이 십수 밀리미터였다.

나의 나쁜 예감이 그대로 적중되었던 것이다. 그때 나는 바로 생의 뒤안길에 서있는 느낌이었다. 절대절명의 위기였다. 나는 암 전문의는 아니나 나도 의사이기 때문에 암환자의 5년 생존율이 2-30 퍼센트밖에 되지 않으며 간에 두 군데나 전이되어 있다면 0퍼센트라는 것쯤은 알고 있었다. 통계에 의하면 나의 경우 5년 생존율은 0퍼센트인 셈이다.

즉 지금까지 한 사람도 그러한 증상으로 5년을 생존한 사람이 없었다는 뜻이다. 그러한 뜻에서 사실상 나는 완전히 위기에 처해버렸던 것이다.

이같은 통계 수치는 동시에 현대의학에 의한 요법으로는 나의 병을 고칠 방법이 없다는 것도 의미하게 된다.

대장암이 발견되었을 때에도 정신적인 고통을 받게 되었는데 간장에까지 암이 전이가 되었다는 사실을 알게 된 후로는 더욱 더 정신적인 고통을 받게 되었다. 한때는 죽음에 대한 불안과 공포감에 시달려 무기력과 절망 상태에 빠져 밤에 잠을 잘 수도 없게 되었다. 일종의 우울병 환자가 되었던 것이다. 그러면서도 그러한 정신상태를 극복하려고 무언가 해보려고 했다. 그래서 스스로 어떤 새로운 선택의 길을 찾지 않으면 안된다고 믿게 되었다. 그래서 우선 항암제의 복용을 끊었다.

항암제가
잘 듣지 않는 대장암

■ 암에 따라 다른 항암제의 효과

　대부분의 일반인들은 항암제는 어떠한 암이라도 다 평등하게 효과가 있을 것이라고 생각할 것이나 이것은 큰 오해이다.
　최근에 게이오의숙대학 의학부 방사선과 곤도 강사가 현대의학의 암치료법을 비판하는 책을 차례차례 저술하여 화제가 되고 동시에 의학계에 혼란과 곤혹을 불러일으키고 있다. 암환자들과 그 가족들도 당연히 곤혹과 불안함을 느끼지 않을 수가 없을 것이다.
　곤도 선생은 치료의 첫째 선택으로서 수술을 너무 많이 한다는 것과 그 효과가 없음을 알고 있으면서도 항암제를 투여하는 것 등을 비판하고 있다.
　곤도 이론의 자잘한 부분의 잘잘못은 진위여부를 떠나 여하간에 그는 의학계의 금기를 타파한 것이다. 앞항에서도 언급하였지만 예를 들면 위암, 유방암, 대장암 등에 항암제가 큰 효과를 갖지 못한다는 것은 의사들에게는 상식이다.

그러나 그 상식은 일반 사람들에겐 상식이 아니기 때문에 진실을 공표한 공적은 크다고 나는 생각한다. 어쨌든 간에 곤도 선생의 책을 읽고 대학병원 등 종합병원에서 항암제를 거부하는 환자들이 속출하여 당국에서 곤혹스러워하고 있다는 기사가 최근에 어느 잡지에 소개되었다.

암은 종류에 따라 항암제가 유효한 것과 무효한 것이 있다. 더구나 양쪽을 비교해 보면 무효한 쪽이 압도적으로 많다고 할 수가 있다.

항암제가 어느 정도 듣는다고 할 수가 있는 암은 아이들의 급성 백혈병, 대부분의 소아암, 일부의 난소암, 고환종양, 폐암의 일종인 소세포암, 자궁의 융모암, 악성 임파종 등이다.

이들을 제외한 여러 종류의 암에는 항암제의 효과를 크게 기대할 수가 없다. 그중에서도 위암, 유방암, 폐암(소세포암은 제외), 간장암, 자궁암, 식도암, 췌장암, 신장암, 갑상선암, 대장암 등에는 항암제가 거의 무효하다. 그리고 나와 같이 대장암이 간장암으로 전이된 케이스도 그렇지만 일반적으로 전이되거나 재발한 암에는 항암제가 무효하다.

'왜 효과가 없는 항암제가 인가되어 의료 현장에서 계속 쓰이고 있는가' 라는 의문이 일어날 것이다. 그러나 그에 대해서 논하는 것이 이 책의 집필목적이 아니고 그에 대하여 논할 지면도 없다. 그저 동물실험으로 종양의 축소가 인정되었기에 인가가 되었다는 것이 문제를 일으키게 된 것은 확실하다. 그 배후에는 후생성, 제약업계, 대학의학부 삼자의 유착과 그들을 지원하는 정치적 세력이 있을 수가 있다.

　항암제 문제를 알고자 하는 사람은 곤도 의사의 저작서들을 읽어 보면 좋을 것이다. 그의 이론이나 주장을 모두 지지하는 것은 아니나 참고가 되리라 믿는다.

　항암제는 점적(占滴)이나 주사, 내복으로 섭취했을 경우 정확하게 작용하는가 아닌가의 문제도 있다. 예컨대 종양이 아닌 정상 세포에 작용하여 그로 인해 2차적인 암이 발생한다고 하는 지적도 있다. 예를 들면 미국의 국립암연구소에 의한 보고서 '암 병리학지 1988년호'에 의하면 항암제 치료를 받은 15만 명에 대하여 조사를 해 보았더니 폐암, 난소암, 호치킨병 등에서는 백혈병이 유발되고, 유방암이나 다발성 골수세포종 등은 방광암이 발생되고, 백혈병의 경우에는 폐암이, 난소암에서는 대장암이 발생한다는 것이다.

　이와 같이 항암제 치료에는 문제가 산적해 있다. 그렇다고 해서 모든 암에 다 무효하지는 않다. 아주 유효한 암도 있다. 이 점에 대하여 독자들의 오해가 없기를 바란다.

귀하의 암세포는
전신을 돌고 있다

■ **수술만으로는 불충분하다**

처음 대장암으로 근치(根治) 수술을 받은 후 나는 회복이 순조로워 얼마 가지 않아 직장으로 돌아갈 수가 있었다. 그러나 마음 속에서는 불안이 도사리고 있었다. 재발에 대한 불안이었다.

"근치 수술로 나았을까?" 하고 의문을 가진 분들도 있었을 것이다. 사실은 그 근치 수술이란 표현 자체가 왜곡된 것이다. 수술 신화라고나 할까, "암은 잘라내면 낫는다"고 일반인들은 오랫동안 믿어 왔다. 그에 대한 배경에는 외과의사들이 큰 역할을 해왔다.

일반적으로 외과 의사들은 수술 후의 암환자들에게 "암을 깨끗이 잘라냈습니다."라고 말한다. 이 말 한 마디로 환자들은 충분히 착각하게 된다.

그런데 실제로 깨끗이 잘라냈다고 할 수가 있는 것은 아주 초기의 경우일 뿐이다. 엄밀히 말하면 암의 종류에 따라 다 다르겠지만 일반적으로 직경 1센티미터 정도까지의 종양이라면 깨끗이 잘라낼 수가 있을 것이다. 수술만으로도 5년 이상 재발하지 않는 사람도 있으나 그러한 경우는 아주 드물다. 그리고 종양이 2~3센티미터이거나 그 이상의 경우에 깨끗이 떼내었다고 외과의사가 주장해도 그것은 반드시 진실이라고 할 수가 없다. 암세포에는 혈관이 풍부하고 임파관도 아주 많이 있다.

진행성의 암인 경우 그들의 혈관과 임파관을 통하여 암세포는 전신으로 퍼져 나간다. 암환자들은 진료기록 카드의 열람을 청하여 자신의 기록을 볼 수가 있게 되면 병리소견을 자세히 읽어볼 필요가 있다. V(+)라고 표현되어 있으면 혈관내에 암세포가 침입해 있다는 뜻이고 I(+)라고 표시되어 있으면 임파관에 암세포가 침입해 있다는 뜻이다. 그러한 경우 혈행성 전이와 임파행성 전이가 장차 일어나게 되거나 이미 일어나고 있을 수가 있다.

나는 내가 대장암을 앓고 있다는 진단을 받았을 때 이러한 진실을 알게 되었다. 수술을 집도한 의사들 중의 한분이 학창시절의 동급생이었는데 그가 나에게 그러한 사실을 알려 줬다. 그는 이렇게 말해 줬다.

"호시노군, 자네는 직경 4센티미터의 S상결장암에 걸렸으며 국소 임파선에도 전이되어 암세포가 자네의 전신을 돌고 있다네."

진행암의 경우에는 암세포가 전신을 돌고 있다는 사실은 제일선에서 근무하고 있는 의사들의 공통된 인식이다. 이러한 사실을 종래의 암전문의들은 입에 잘 올리지 않았다. 그 이유는 이러한 사실을 알게 되면 환자가 절망을 하기 때문이었다.

눈에 보이지 않는 세포에 전이가 있어서 암이 덩어리로 커져 재발할 수도 있다. 그래서 전이된 사태에 환자가 "의사가 암을 깨끗이 떼내었다고 했는데, 왜 재발을 하지?" 하고 처음으로 의문을 갖게 된다. 애석하게도 그 단계에서 알게 되면 이미 늦어져 버린 경우가 허다하다.

외과의사가 "암세포는 깨끗이 떼내었습니다."라고 하는 말을 정확히 표현하자면 "눈에 보이는 범위에서"라는 주석이 따라야 한다는 뜻이다. 현미경이 아니면 확인할 수 없는 미세한 암세포까지 다 절제해 낸다는 것은 현재의 외과술로는 불가능한 것이다.

일반적으로 외과의사들은 환자들에게 세밀하게 설명하지 않는다. 그들은 "눈으로 볼 수 있는 범위 내에서"라는 단서를 달지 않고 말하는 것이다. 따라서 그러한 말을 들은 환자로서는 "깨끗이 떼내었으므로 암은 다 나았다."라고 해석하는 것이 무리가 아니다.

나는 비록 외과의사는 아니지만 역시 의사로서 수술로 낫지 않는 암이 있다는 것쯤은 당연히 알고 있었다.

진행성암인 경우에 미세한 암세포가 전신에 흩어져 있다고 믿지 않으면 안된다. 동시에 그러한 사실이 덩어리암을 끊어낸 것만으로 암이 다 나았다고 말할 수가 없는 근거라고 할 수가 있을 것이다. 그러한 환자들 중에는 수술 후에 간장, 폐 등으로 암이 전이, 재발

되는 상황이 되풀이되어 10회 이상 수술을 받았는데도 완쾌되지 않아 죽는 경우가 많이 있다. 이러한 경우는 '암은 절제하면 낫는다'라는 사고방식만으로는 완전히 대처할 수가 없다는 사실을 말해주는 것이다.

그렇다면 어떻게 대처하는 것이 좋을까? 전신에 돌고 있는 미세한 암세포를 다 떼어내는 것은 현대의학으로는 불가능하다. 그러한 목적으로 항암제가 사용되고 있으나 항암제로 미세한 암세포들이 완치가 된다고 믿고 있는 의사들은 거의 없을 것이다.

암세포를 죽인다는 발상이 무리인 것이다. 암세포가 정상세포를 공격하기 때문이다.

그뿐만 아니라 앞에서 말한 바와 같이 항암제는 새로운 암을 발생시킬 수도 있다. 흔히 "재발의 예방을 위해서…."라는 의사의 말을 듣고 항암제를 복용하는 환자들이 많이 있다. 나도 대장암의 수술 후 약 반년 동안 항암제를 복용했으나 재발을 예방할 수가 없었다.

필요한 것은 발상의 전환이다. 암이란 자기자신의 몸이 만든 인체의 적이다. 죽은 몸 안의 벌레와 같은 것이다. 그러므로 인체내에서 반란자가 일어날 수 없는 몸을 만들어 가면 될 것이다.

여기까지 말해도 지금까지 암은 절제하면 낫는다고 믿고 있어 왔던 분들에게는 실감나게 와닿지 않을 지도 모르겠으나 이 책을 계속 읽어가면 충분히 납득이 되리라 믿는다. 암이라는 벌레가 반란을 일으키지 못하도록 자신의 인체를 바꾸어 간다면 암은 증식을 하지 못할 것이며 일단 덩어리가 되었던 암도 사라질 가능성이 있게 된다. 그러한 방법을 이용하기 위해서 막스 거슨 요법을 따르면 대단한 효과를 얻게 된다.

이렇게 말을 하고 있는 나 자신도 거슨 요법을 실천하여 몸속에서 나쁜 세포가 반란을 일으킬 수 없는 몸으로 전환시킬 수가 있어서 재발을 방지할 수가 있었던 것이다.

대장암에서 시작된 전이성 간장암이 발견되었던 것이 1990년 10월이었다. 그 직후 거슨 요법을 실천하여 1998년의 가을로 만 8년이 된다.

나는 현재에도 매월 간장의 초음파 검사, 수개월만에 한 차례의 흉부 단독 사진 촬영, 종양마-카검사(CEA), 연 1회의 흉부 CT검사, 복부 CT검사 등을 받고 있으나 현 시점에서는 아무런 이상이 발견되고 있지 않다. 그리고 월 8회의 병원 당직을 서고 있으며 연 5~6회의 학회출장을 나가고 있으나 피로하지가 않으며 오히려 암이 발생하기 전보다 더욱 건강하게 되었다.

전이성 간장암을
에타놀국부 주사로 부순다

나의 체험에서부터 이야기를 전개해보고자 한다. 초음파의 화상 위에는 간장에 전이된 부위가 두 곳이 나타나 있어서 궁지에 몰린 심정이었다. 앞에서 말한 바와 같이 그 시점에서 항암제 복용을 그만 두었다. 효과를 기대할 수가 없다고 생각하면서도 복용을 계속해 왔는데 그 시기에 와서는 그 어설픈 기대조차 완전히 끊기로 했던 것이다.

우선 무엇인가 새로운 방법으로 간장의 두 종양을 떼어버리는 것이 선결의 문제라고 믿었다.

의료팀 중에서 어떤 외과의사는 항암제의 지속적인 주사요법을 권하기도 했다. 그것은 간동맥에 카테타라는 가는 관을 밀어 넣어 그 관을 통하여 항암제 주사를 지속적으로 행하는 방법이다.

내가 항암제를 완전히 거부하게 된 것은 전이성 간장암에는 항암제의 효과를 기대할 수가 없다는 것을 알고 있었기 때문이었다. 그리고 그 의사는 수술을 통해 전이된 부위를 절제해 내자고 했으나 그것도 거절했다.

1센티미터보다도 더 큰 종양이 두 군데나 있다면 간장의 절반 이상을 절제하게 된다. 주변에 전이가 될 것을 예상하여 확대 절제해야 한다는 것은 암수술시의 상식이다. 간장은 인체내에서 특히 중요한 기능을 담당하고 있는 장기인데 그것을 절반 이상이나 절제한다는 것은 너무나 아깝다고 생각했기 때문이다.

그보다는 사실은 다른 기대해볼 만한 방법이 있었기 때문에 수술을 거부했던 것이다. 그 방법이란 에타놀의 국소 주입법이다. 그것은 간장의 초음파검사를 하면서 피부를 통하여 긴 주사침을 종양에 꽂고 100퍼센트 에틸알코올을 종양에 주입하는 방법이다. 종양은 알코올에 약한 성질이 있으므로 주입되는 순간에 암세포는 괴사(인체 조직의 일부나 세포가 죽는 것)하게 된다.

이 요법이 현재에는 보편화되어 있지만 1990년 당시에는 개발된 지가 얼마 되지 않아서 일부의 병원에서만 행해지고 있었다. 그 요법은 간장암의 치료에 획기적인 요법이나 직경 3센티미터 이내의 종양에만 유효하다고 판단된다. 그리고 종양을 100퍼센트 괴사시키는 데에는 대단한 기술이 필요하기도 하다.

다행히 나의 종양은 둘 다 1센티미터 남짓했다. 그리고 더욱 다행한 것은 후쿠시마 현립대병원의 내과에는 에타놀국부 주사요법의 명의라고 부를 수가 있는 의사 O씨가 근무하고 있었다. 이 요법은 고도의 전문적인 기술이 필요하기 때문에 보통의 외과가 아닌 소화기계 전문인 내과의사가 행하고 있다. O선생에게 부탁하여 우선 간장의 암을 소멸시키려고 결심했던 것이다.

  그 단계에서 암치료에 대한 나의 계획이 머리 속에서 거의 이루어져 갔다. 어쨌던 우선 에타놀국부 주사요법으로 전이성 간장암을 제거할 생각이었다. 그런데 전이성 간장암은 여러번 그리고 몇 군데나 전이가 일어날 수가 있는 것으로 알려져 있었다.

  전이가 되풀이 되면 에타놀국부 주사요법으로도 손댈 수가 없게 되어 최후에는 죽게 된다. 그렇기 때문에 이 요법을 근치요법이라고 말할 수가 없다. 나의 경우에도 전이 재발의 가능성은 충분히 있을 수가 있었다.

  에타놀국부 주사요법이 예상대로 잘 되어 두 개의 종양이 모두 괴사했다. 다음으로는 재발을 근본적으로 예방하는 방법을 강구하지 않으면 안된다. 그래서 내가 선택한 치료법이 막스 거슨 요법이었다. 우선 에타놀국부 주사요법으로 암을 없애고 그 후에 거슨 요법을 행하여 암이 재발하지않는 인체를 만들자---이러한 치료 체계를 구상해 낸 것이었다.

'암승리자 25인의 증언'과의 만남

■ 환자 한 사람, 한 사람의 데이터가 다 매력적이었다

　의사 역시 한 사람의 인간이다. 의사도 한 사람의 환자가 되어버리면 그도 한심할 정도로 약해진다. 대장암에 걸렸다는 사실을 알게 되었을 때 정신적인 충격에 너무 위축이 되어 우울증 상태에 빠지고 말았다. 소위 신경정신과 전문의로서 울병 등의 정신질환을 치료한다는 나로서도 어쩔 수 없이 그러한 상태에 빠져 들었다.
　마음 한편에서는 '냉정히 대처해서 이 난국을 헤쳐나가자' 라는 내면의 목소리도 있었다. 그래서 우선 전국에 흩어져 있는 친지와 친구들에게 일일이 전화를 해서 내가 처해 있는 상태를 알려 주었다. 오해를 하면 곤란하나, 동정을 사기 위해서 그렇게 한 것은 아니었다. 나 혼자만이 처절해지지 않기 위해서였다. 나만의 고민이

라고 끌어 안고 있으면 마음이 한없이 잠겨버리기 때문이었다.

　내가 암으로 입원해 있다는 사실을 알고 많은 친구와 지인들이 문병을 와 주었다. 멀리서 일부러 와주는 동기생들이나 우인들도 적지 않았다. 그들 모두가 위로와 격려로 나에게 용기를 주었다.

　문병온 많은 사람들이 암에 대한 여러 가지의 대체요법에 관한 책이나 자료들을 가져다 주었다. 문병온 사람들 중에서 몇몇은 나와 같은 의사들이었다. 그들은 '현대의학만으로는 암을 고치기가 어렵다' 라든가 '현대의학보다도 더 좋은 방법이 있다.' 라고들 생각하고 있었던 것이 아니었던가.

　어찌 되었던 그들이 가져온 책들이나 자료들 덕분에 현대의학의 일반적인 치료법과는 달리 대체요법(자연의학 : 역자주)이라든가 일반요법이 아닌 민간요법(비통상요법)이라는 또 다른 세계가 있다는 것에 눈을 뜨게 되었던 것이다.

　대장암으로 수술을 받은 후 그때가 1990년 5월말이었다고 확실히 기억된다. 가끔 들리는 서점에서 이마무라 고이치 씨가 펴낸 '암 승리자 25명의 증언' 이라는 책이 책장에 꽂혀져 있는 것을 보게 되었다. 뒤쪽을 보니 그해 4월에 발매가 된 최신의 책이었다. 목차를 보니 거슨 요법이라는 영양요법으로 암을 극복한 사람들 25명의 체험담이 실려 있었다.

　암의 영양요법이라고 하는 것을 그때까지는 전혀 모르고 있었다. 그들의 체험담들도 재미가 있어서 그 자리에서 바로 그 책을 한 권 구입했다. 그것이 거슨 요법과의 첫 만남이었다.

그 후에 암이 간장에 전이되고 또 거슨 요법을 실천하여 암을 극복할 수 있을 것이라고 그때에는 상상도 하지 못했다.

집으로 돌아와 그 책을 읽어보니 이론적으로 납득이 되고 또한 설득력이 대단히 높다는 것을 알 수 있었다. 일독을 한 후 거슨 요법을 참으로 신뢰할 수 있는 요법이라고 믿게 되었다. 특히 암환자 25명의 증언들은 아주 매력적이었다.

전립선암, 악성흑색종, 임파성백혈병, 유방암, 재발된 직장암, 호치킨병의 간장전이, 다발성골수종, 결장암의 12지장 전이 등 암 종류들도 갖가지였다. 잔여 생명 수개월의 악성흑색종이라는 선고를 받은 사람을 위시하여 25명 모두가 거슨 요법을 실천하여 죽음의 터널에서 빠져 나왔다고 했다.

반드시 재발할 것이라는 진단을 받은 사람들이 재발을 면하게 된 것이다. 나는 그들의 증언들을 충분히 신뢰할 수 있다고 믿게 되었다. 암과의 투병생활이 실감나게 전해져 왔다. 25명 각각이 자신들이 실천한 내용들을 구체적으로 진술하고 있었다.

암이 발생하는 이유는 암세포가 좋아하는 나쁜 식사를 계속하는 데에 있다는 거슨 박사의 논리에 공감하게 되었다.

이 책을 처음으로 대했을 때가 내가 대장암으로 수술을 받은 후, 퇴원하여 직장에 복귀한 지 얼마 지나지 않았을 때였다. 그 책을 읽고는 거슨 요법을 행하면 암재발을 막을 수가 있을 것으로 생각되어 크게 용기를 얻게 되었다.

그러나 마음속으로는 그렇게 생각을 했으면서도 바로 거슨 요법을 실행하지는 않았다. 본격적으로 바로 실행하지 않은 것은 그때까지만 해도 아직 어떤 여유를 갖고 있었기 때문이 아니었던가 싶어진다.

대장암을 수술 받은 후 재발의 예방을 위해서 앞서 밝힌 바와 같이 항암제를 계속 복용했다. 그러나 일반적으로 대장암에는 항암제가 듣지 않는다. 암의 소실이나 재발의 예방에도 항암제의 효과는 기대할 수 없는 것이다. 그 사실을 알고 있는 나로서는 나의 경우에도 그 약이 효과를 나타내지 않을 것이라고 믿고 있으면서도 계속하여 항암제를 복용하고 있었던 것이다. 그것은 커다란 모순이었다. 나만이라도 운좋게 재발하지 않을 것이라는 나 멋대로의 이기적인 생각으로 계속해서 복용했던 것이다.

어쨌던 그 시기에 거슨 요법을 만났으면서도 곧 바로 실천을 하지 않고 암이 간장에 전이된 사실이 밝혀질 때까지 거슨 요법의 실천을 미루어 왔다. 결국 간장에 암이 전이된 사실을 알고 나서야 거슨 요법의 실천을 생각하게 되었던 것이다.

아무리 생각해도 현대의학의 치료법으로는 살아나기가 어려울 것으로 판단되었다. 5년 생존율 0퍼센트라는 국립암센터의 통계는 현대의학의 치료에 의한 데이터이다. 그때에 이르러서야 비로소 거슨 요법을 실천하기로 결단을 내렸던 것이다.

목숨을 걸고 배수진을 쳤다고나 할까. 나는 거슨 요법보다 더 나은 치료법이 따로 있을 것으로 믿지 않았다. 하나에서 열까지 그 치료법에 나를 맡길 수밖에 없다고 믿게 되었던 것이다.

'암승리자 25명의 증언'을 쓴 이마무라 고이치 씨에게 전화를 해서 상담을 하게 되었다. 그에게 지금까지의 경과를 간단히 설명한 후에 직설적으로 '대장암의 전이성 간장암에 거슨 요법이 정말 효과가 있다고 생각하십니까?'라고 물었더니 그에 대한 이마무라씨의 대답은 '듣는지 안듣는지는 알 수가 없고, 또한 듣는다고 확약도 할 수가 없으나, 하지 않는 것보다는 하는 것이 좋지 않겠습니까.' 라는 것이었다.

나로서는 지푸라기라도 잡고 싶은 심정이었으므로 좀더 확실한 대답을 기대하고 있었던 것이다. 그래도 아무리 효과가 있는 치료법이라고 하더라도 암이라는 질병에 대하여 '예. 낫습니다'. 라고 간단히는 말할 수가 없었을 것이다. 그에 대한 이마무라씨의 입장도 있었을 것이다.

최후로 이마무라씨는 '거슨 요법을 실천하면서 암과 대결해 보십시오'라고 말씀해 주셨기 때문에 나도 그와 같은 각오로 투병을 시작했다. 그렇게 하여 거슨 요법을 실행하기 시작한 것이 1990년 11월초쯤이었다.

인체실험이었던
나의 나쁜 식사와 심신의 스트레스

■ 이러한 사람일수록 거슨 요법이 유효

뒤돌아 생각해 보면 나의 식사는 암을 발생시키기 위하여 인체실험을 하고 있었던 것과 같았다. 아내는 내가 원하는 대로 매일 암을 유발하는 식사만을 열심히 만들어 주었던 것이다.

나는 육류를 좋아했는데 그 중에서도 두꺼운 스테이크, 햄, 소시지, 튀김류, 치즈 등의 유제품, 동물성의 고단백질, 고지방의 식품이나 기름진 음식을 아주 좋아했다. 이들 모든 음식들이 암을 일으킬 수 있는 위험 인자들을 갖고 있는 식품들이다.

나는 알코올류도 아주 좋아해서 거의 매일 와인이나 위스키를 계속 마셨다. 알코올 역시 너무 많이 마시면 암을 일으키는 원인 물질의 하나가 된다. 그중에서도 와인은 더욱 좋지 않다.

대장의 장내를 이상 발효시켜서 대장암의 원인이 될 가능성이 있기 때문이다.

미식을 계속해 왔기 때문에 자연히 살이 찌게 되었다. 신장이 170 센티미터가 조금 더 되는데 체중이 78킬로그램이 나갔다. 참고로 현재의 체중은 62킬로그램이다.

그리고 매일 스트레스에 싸인 생활을 해 왔는데 그 역시 암을 일으키는 원인들 중의 하나였다. 스트레스로 인해 마음이 상하거나 울적해지거나 하면 면역의 힘 즉 질병에 대한 저항력이 떨어지는 것은 자명한 사실이다. 언제나 많은 스트레스를 받고 있게 되면 비례하여 그만큼 면역력을 저하시키게 되어 암의 발생율을 높여주게 되는 것이다.

또 하나의 다른 원인으로는 초등학교 6학년 때에 맹장염을 앓아 맹장 수술을 받았다는 사실이었다. 미국의 의학통계에 의하면 맹장 수술을 받은 사람은 대장암에 걸리기가 쉽다고 한다.

맹장의 주위에는 인체를 암에 걸리지 않게 도와주는 임파선이 많이 있는데 수술을 하게되면 그들 임파선들도 함께 적출하여 버리기 때문이다.

의사라는 사람이 건강에 좋지않은 생활습관을 가지고 있었으니 암에 걸릴 것은 뻔하지 않느냐고 할 수가 있었을 것이다.

고동물성 단백질과 고지방 위주의 편식 생활은 암의 위험에 노출된다고 할 수가 있다. 고단백질, 고지방의 구미형 식사와 관계가 있다고 생각되는 암의 종류에는 유방암, 대장암, 난소암, 자궁암, 어떤 종류의 폐암 등이 있다. 특히 대장암은 고단백, 고지방의 구미형의 식사와 관계가 있다고 지적되고 있다. 나의 과거 식생활을 돌아보니 내가 대장암에 걸릴 수 밖에 없었던 것은 당연하다고 말할 수가 있었다.

막스 거슨 박사는 암은 전신의 영양장해와 대사장해로 유발되는 질병이라고 정의하고 있다. 고단백, 고지방 식사로 편식하면 비타민, 미네랄, 효소(체내의 화학 반응을 촉진시키는 물질) 등이 부족해져서 여러 가지 대사에 이상을 초래시킨다. 그 결과로 암이 유발된다고 거슨 박사는 주장했다.

지금 생각해보면 암이 발생하기 전에 나는 일종의 심신증(심리적인 요인으로 나타나는 병적인 상태)의 상태에 빠져 있었던 것이 아니었던가 생각된다. 최근의 정신의학에서는 과식증이나 그에 의한 비만을 일종의 심신증으로 보고 있다.

왜 그렇게 보는가. 그것은 과식으로 비만이 된 사람은 자신의 심리적 스트레스를 해소하기 위하여 과식을 하게 되는 예가 있기 때문이다. 알코올의 경우에도 같은 케이스가 많다. 나의 경우에도 그렇다고 말할 수가 있었다.

나는 신경정신과 전문의로서 과거 25년동안 대학병원에 근무해 왔다. 아시다시피 모든 대학병원에는 정신과 환자들이 계속 늘어나고 있는 추세이다. 내가 근무하는 대학병원도 예외가 아니어서 나 자신이 하루에 40~60 여명의 환자들을 진찰하고 있다. 정신병, 심신증, 우울증, 알코올 의존증, 거식증, 과식증, 자폐증, 등교거부,

학습장해 등이 그들이 안고 있는 병명들이다.

　이러한 환자들이나 그들의 가족들과 상담을 하면서 때에 따라서는 환자들에게 약을 복용하게 하고 있다. 여하튼 여러 가지 심적 문제를 지닌 사람들을 상대해서 얘기하는 것이므로 이쪽도 정신적으로 피로하게 된다. 그러한 환자들을 하루에 수십 명씩 진찰하고 집에 돌아오면 완전히 피로에 쌓이게 된다. 그 피로를 풀 수 있는 유일한 방법이(나는 그렇게 믿어 왔다) 맛있는 음식과 술을 먹고 마시는 것이었다.

　아내도 나의 일이 힘든 것임을 잘 알고 있었기 때문에 나의 스트레스를 풀어주기 위하여 내가 원하는 음식들을 매일 열심히 만들어 주었던 것이다. 그 시절의 나는, 내 자신이 넓은 의미에서 심신증 상태에 빠져 있었다는 사실을 생각지도 못하고 있었다. 여하튼 나는 자신에 차 있기도 했다. 일 때문에 스트레스에 쌓인다는 것은 자각하고 있었지만 내 자신이 스트레스에 질 것이라고는 상상도 못했다.

　매일같이 하루를 마감하면서 피로를 풀기 위하여 암의 원인이 되는 식사를 계속 먹고 있었다. 그러면서 나 자신을 미식가로 생각하고 있었다.

　근래에 유전자의학이 대단히 발달하게 되면서 유전자 수준에서 발암에 대한 메커니즘이 해명되어 암은 유전자병이라는 견해가 일반화되어 왔다. 암은 이니시에이션과 프로모션의 2단계를 거쳐서 일어나게 된다. 세포의 변이를 초래시키는 여러 가지 외적, 내적 요인의 존재도 밝혀졌다.

우리들이 보통 먹고 있는 식품중에도 세포의 변이를 일으키는 것이 있다. 그것이 발암물질을 함유한 식품이 되기도 하며 지방이나 단백질의 과잉 섭취도 발암의 원인이 된다.

한편 세포의 변이를 방지하거나 변이를 정상으로 바꾸는 작용이 있는 식품이 있다는 것도 알려졌다. 정백하지 않은 곡류나 야채, 감자류, 해조류 등이 그러한 식품이다.

거슨 박사는 암은 영양장해, 대사장해에 의하여 발생한다고 생각했다. 즉 동물성 식품에 편식된 고단백, 고지방 식사가 암을 유발한다는 것이다.

분자생물학이나 분자영양학이 없었던 시대에 경험적으로 그러한 진리를 알게 된 거슨 박사의 선견지명에 그저 경이를 표할 뿐이었다.

거슨 박사의 이론에 비추어 봐도 그렇듯이, 근년에 알게 된 분자생물학이나 분자영양학의 연구에 기초해서도 그러하지만, 나는 오랫동안 왜 그렇게 나쁜 식사를 해 왔던가. 거슨 요법의 실천으로 암의 재발을 면하게 된 지금에도 절실히 그렇게 되묻고 있다. 인체내의 적인 암은 나쁜 식사와 스트레스에 의해 만들어진다.

그러나 거슨 박사나 그의 저서를 번역한 이마무라 씨에 의하면 이와 같은 나쁜 식사를 계속해 왔던 사람일수록 거슨 요법이 잘 듣는 것 같다고 한다.

의성(醫聖)이라고 불리는 그리스의 히포크라테스(기원전

460~377년)도 '너의 음식을 너의 의약이나 의사가 되게 하라', '음식으로 낫지 않는 병은 의사도 고칠 수가 없다' 라고 말했던 것이다.

종래의 치료법과는
발상이 다른 거슨 요법

■ 자연치유력을 향상

거슨 요법은 독일 출신의 미국의사 막스 거슨이 1930년대에 개발한 치료법이다. 암을 전신의 영양장해, 대사장해라고 하여 특이한 영양요법, 식사요법으로 치료하는 방법이다. 대량의 생야채즙, 무염식, 무지방의 식사 등이 치료법의 주류를 이루고 있다.

거슨의 치료법이 일본에서는 그리 알려지지 않은 것은 참으로 이상한 일이나 구미에서는 널리 알려져 있다. 거슨 박사가 암의 식시요법에 대하여 쓴 '어느 암요법, 50명의 치유예'를 출판한 것은 1958년이었다. 그후 이 책은 구미를 중심으로 널리 읽혀졌으며 미국, 유럽, 멕시코 등에서는 거슨 요법으로 암을 치유한 사람들이 수천 명이나 된다고 한다. 미국의 레이건 대통령은 대장암에 걸리게 되었는데 거슨 박사의 흐름을 따르는 의사의 지시로 처음부터 식사요법을 실천하여 좋은 경과를 얻게 되었다고 한다.

거슨 박사는 독일의 뮌헨대학의 결핵전문병동에서 의사로 근무한 분이다. 도대체 이 요법은 어떻게 하여 만들어진 것이었을까. 거슨 박사 자신이 의과대학생 시절부터 심한 편두통에 걸려 많은 고생을 하게 되었다. 그는 여러 가지의 시행착오를 겪은 끝에 생야채와 생과일을 대량으로 먹고 낫게 되었는데 그것이 시발이 되었다.

거슨 박사가 의사가 되어 진료활동을 하고 있었을 때에 지독한 편두통의 환자가 그를 찾아왔었는데 그는 또한 피부결핵도 앓고 있었다. 그의 피부결핵도 식사법으로 고쳐지게 됨으로써 그의 식사법이 결핵치료에도 이용되었다. 거슨 박사의 식사요법은 결핵치료에 대단히 유효하여 거슨은 자신의 식사법으로 많은 결핵환자들을 고쳐줄 수가 있었다. 결핵 이외에도 신장병, 당뇨병, 동맥경화 등의 만성병과, 생활습관병의 치료에도 응용하여 같은 성과를 얻게 되었다.

거슨 박사는 앨버트 슈바이처 박사(의사, 음악사가, 철학자)와 아주 친한 사이였다. 슈바이처 박사의 부인은 40대에 결핵에 걸려 죽음 직전까지 갔었으나 거슨 요법으로 결핵을 완치시켜 80대까지 살았다고 한다. 또 슈바이처 박사 자신도 70대에 당뇨병에 걸려 정신적인 충격으로 자살까지 생각했으나 거슨 요법으로 고칠 수가 있었다고 한다. 아프리카에서 오랜 동안 활동한 그는 후에 노벨평화상을 수상하였으며 90대까지 살았다. 슈바이처 박사는 거슨 박사를 '의학사상 위대한 천재'라고 칭찬을 아끼지 않았다.

거슨 박사가 암환자를 치료하게 된 것은 1930년대부터였는데 어느 낯선 환자로부터 '부디 자신의 암을 고쳐주면 좋겠다'라는 간청을 받은 것이 계기가 되었다고 한다. 그후 그는 미국으로 이민을 가게 되었는데 뉴욕에서 암환자들을 전문적으로 지도, 치료하게 된다.

현재 거슨 요법은 미국과의 국경 도시인 멕시코의 티후아나시에 있는 메리디언병원과 미국의 애리조나주에 있는 거슨병원, 그리고 멕시코의 오아시스 병원 등에서 행해지고 있는데 앞의 두 병원은 거슨 박사의 세쨋 딸 샬럿 여사가 주재하고 있다.(애리조나주 세도나시에 있는 병원은 현재 문을 닫았음; 역주) 이들 병원에서는 암을 위시하여 심장병, 당뇨병, 류마티즈, 관절염 등 여러 가지 질병들을 치유하고 있으며 에이즈에도 효과를 나타내고 있다고 한다. 세계의 여러 나라에서 암을 위시한 많은 난치병 환자들이 몰려오고 있다고 한다.

거슨 요법의 최대, 가장 중요한 포인트는 인간의 자연치유력(인간이 본래 갖고 있는 병을 고치려고 하는 힘)을 높이는 것이다. 거슨 박사는 의학을 이렇게 정의하고 있다.

'자연치유력이라고 하는, 인체가 갖고 있는 생물학적 가능성을 최고조로 발휘시키는 것이 진정한 의학'이라고 했으며 그 자신도 그것을 목표로 하고 있다. 이 생물학적 가능성을 최고조로 발휘시키는 관건이 영양학이며 식사라고 거슨 박사는 보았던 것이다.

거슨 요법이 인간이 지닌 치유력을 높여주는 것이 치료법이라는 것을 구체적으로 그리고 선명하게 확인한 예가 '암식사요법'에 소개되어 있다. 그것은 뼈의 암환자였다. 그 환자는 대학병원 등에서 치료를 받았는데 별 효과가 없어서 거슨 박사에게 치료를 의뢰하게 되었다.

그는 뼈의 암 때문에 대퇴골(복숭아뼈)이 파괴되어 금속판을 상각부(上脚部) 전체에 붙이고 있었다. 거슨 식사요법을 실천하고부터 반년 쯤 지나서 파괴되었던 뼈가 재생하여 회복되었다. 그래서 금속판이 불필요하게 되어 떼어 내었는데 금속판을 이은 은못이 뼈 속에서 잘려져 있었다.

거슨 박사는 그에 대한 해설을 상기서에서 다음과 같이 설명하고 있다.

"인체의 자연치유력은 뼈의 재생에 방해가 되는 금속의 못을 잘라버릴 정도로 강력한 것이다. 의사의 역할이란 자연의 신선한 음식안에 들어 있는 성분을 이용해서 이러한 자연치유력을 높여 주는 것이다."

그 환자가 대학병원에서 치료를 받고 있는 동안에는 암은 계속 진행되어 뼈가 썩어가고 있었을 뿐이었다. 그 뼈가 재생 회복된 것은 거슨 박사의 지도에 의한 섭취에서 이루어졌다. 자연의 신선한 음식과 물 속에 있는 유효한 성분만을 섭취하게 되었던 것이다. 그들 유효한 성분이 환자의 자연 치유력을 높여 주었던 것이다.

그리하여 그와 같이 유효한 성분을 충분히 섭취하여 활용하면 암도 고칠 수가 있다는 것을 거슨 박사는 30년간의 연구와 실적에 의해 훌륭하고도 확실하게 증명해 보였던 것이다. 암환자 치료에 관한 그 오랜 결과들을 종합하여 발표한 책이 바로 '암식사요법'인 셈이다.

이 책을 일본어로 번역한 이마무라 씨에 의하면 40년쯤 전에 이루어진 거슨 박사의 라디오 인터뷰의 녹음이 지금도 남아 있다고 한다. 인터뷰에서 "다른 의사들은 암을 고칠 수가 없는데 어째서 박사께서는 고칠 수가 있습니까?"라는 질문에 거슨 박사는 다음과 같이 대답했다고 한다.

"의학계는 종양만이 암이라고 착각하고 있습니다. 이것이 최대의 잘못인데, 암의 종양이 암의 증상 중의 하나인지는 모르겠으나 암의 전부는 아닙니다. 암이란 암세포나 종양을 만들어 내는 것과 같은 전인체의 영양대사의 흐트러짐입니다. 그래서 암이란 모든 질병 중에서 영양대사가 가장 심하게 잘못된 병입니다. 종양 그 자체에 눈을 돌릴 것이 아니라 몸 전체의 영양대사를 바르게 해주면 그것으로 암은 낫게 됩니다."

그리고 거슨 박사는 다음과 같이 말했다.

"의학계에 깊이 침투하고 있는 암에 대한 비관주의들을 안전히 일소해 버릴 수가 있는 좋은 시기가 다가오고 있습니다."

"나만이 암치료에 성공하게 된 것은 내가 의학계의 정설을 아주 무시한 요법을 실천했기 때문입니다."

거슨 박사는 암은 전신의 영양장해, 대사장해에 의한 질병이라고 생각했다. 즉 종양 덩어리가 생긴 국소의 질병이 아니라는 뜻이다. 이 점에 대하여 현재에도 대부분의 일반인들은 오해를 하고 있다. 의사들중에서도 이와 같이 오해를 하고 있는 분들이 많이 있다.

위암은 위의 병으로, 폐암은 폐의 병이라고 생각한다. 현대에 와서 암의 전문의들은 암을 전신적인 질병으로 간주하고 있을 것이다. 그러나 치료를 하게 되면 암의 종양을 떼어내는 것만을 위주로 한다. 확실히 위암은 위병임에 틀림이 없다. 그러나 위만의 질병은 아닌 것이다.

암이 국소의 질병이 아니고 전신성의 질병이라는 인식은 오늘날에는 널리 알려져 있다. 그러나 현대의학의 역사를 되돌아 보면 오랫동안 국소의 대증요법(그때 그때의 증상에 따라 하는 치료)이 현대의학의 정통치료법으로 인식돼왔다. 이 점에서는 보통의 치료법은 현재에도 다르지 않다. 더욱이 현대의학은 유전자 치료에만 치중하려고 한다.

암덩어리가 있으면 우선 그 국소만 제거해 낸다. 남은 세포가 있으면 다음엔 방사선치료를 하고 그래도 아직 암세포가 남아 있다면 항암제를 쓴다. 나는 이러한 치료법들을 전면적으로 부인하려는 것이 아니다. 암덩어리가 있으면 수술이 가능한 경우에는 우선 그것을 떼어내는 것이다. 그러나 그것은 결과적으로 겉으로 나와 있는 덩어리를 떼어내어 버리는 것일 뿐이므로 근본적으로 치료를 해서 고쳤다고 할 수가 없다.

현대의학에서는 따로 전이가 된 것이 확인되지 않을 경우 원발

(原發)의 암을 수술하여 떼어 내면 근치요법을 행했다고 한다. 그러므로 유명한 사람이 암에 걸려 수술이 무사히 끝나면 '암에서 생환' 하였다고 매스컴에서 보도를 하게 된다. 가만히 놔두면 생명이 끊어지므로 수술로 절제를 하면 일시적으로 생환했다고 할 수가 있을 것이다. 그러나 근본적으로 나았다는 뜻은 아니다.

현대의학의 자세가 이러하므로 일반인들이 암은 국소의 병이라고 생각하는 것은 무리가 아니다.

감수자 주

막스거슨 박사의 암치료법이 세상에 알려지기 시작한 지 80여년이 지난 현재 전세계 의학계는 거슨박사의 암을 비롯한 질병에 관한 이론과 치료법을 대체의학 또는 통합의학이라는 이름으로 명명하면서 사실상 정통의학으로 인정, 최신 암치료 및 예방법의 한 방법으로 수용하고 있다.

우리나라도 막스거슨 박사의 암 발생 원인에 대한 이론과 치료에 관한 식사, 영양요법이 서울대병원, 삼성의료원, 아산병원 등 초대형 대학병원들을 중심으로 확산일로에 있다.

다른 식사요법과는 어떻게 다른가?

'암식사요법'을 읽어 보면 알게 되겠지만 일반요법외 여러 가지의 대체요법들 중에서 거슨 요법이 암치료의 효과에 있어서 가장 뛰어나다. 식사요법에도 여러 가지가 있는데 그들 모든 식사요법 중에서 거슨식사요법이 가장 효과가 좋다고 할 수 있다.

암의 식사요법으로 거슨 요법 외에도 일본에서는 고오다요법(甲田光雄)이나 모리시다요법(森下敬一) 등이 있으며 구미에서는 켈리요법과 가레비시요법 등이 있으나 그들의 원류라고 할 수가 있는 것이 바로 거슨 요법이다. 그리고 거슨의 요법을 기본으로 출발한 것들이 리빙스톤요법이나 콘트레라스요법, 프리스트롤 암헬프센터의 요법들이라고 할 수가 있다 (콘트레라스요법은 거슨 요법을 따랐으나 일본의 의사들은 일본인 니시 가쯔조가 제시한 니시건강법에 따랐다; 역주) 거슨 요법과 고오다요법, 모리시다요법은 기본적으로는 아주 비슷하다. 거슨 요법의 중심은 현미 등의 곡류와 야채이며 고오다요법, 모리시다요법도 기본은 현미밥과 채식이다. 그리고 지방이나 동물성 단백질의 제한은 모두 다 공통되어 있다.

그러면 어떻게 다른 것일까. 기본적인 것으로 명확히 다른 것은 염분의 섭취이다. 거슨 요법에서는 염분이 암세포의 영양이 된다고 하여 염분의 섭취는 극력 제한한다.

한편 고오다요법과 모리시다요법에서는 오히려 염분이 필요하다고 하여 적극적으로 권하고 있다.

또 야채즙은 고오다요법에서도 뺄 수가 없으나 거슨 요법과의 다른 점은 그 양이다. 정식의 거슨 요법에서는 하루 13회의 합계 2,000~3,000cc라고 하는 대량의 야채즙을 섭취해야 한다. 거슨 박사는 야채가 항암제의 화신이라고 보았던 것이다.

그외에 고오다요법은 단식을 권하고 소식을 위주로 하고 있으나 거슨 요법에서는 단식이나 소식 등을 권하지 않는다. 오히려 영양분을 적극적으로 많이 취하게 하고 있다.

거슨 박사의 생각에 의하면 암환자의 대부분이 영양결핍증에 처해 있다고 한다. 그러나 칼로리의 결핍은 아니다. 영양 그것도 비타민과 미네랄의 결핍증으로 영양 장애에 빠져 있는 상태란 뜻이다. 그러므로 단식이나 소식은 맞지가 않다. 되도록 좋은 식사로 더 좋은 영양을 섭취하는 것이 좋다는 것이 거슨 요법의 기본이다.

거슨의 식사요법은 다른 여러 가지의 식사요법에 비하여 효과가 매우 뛰어나다. 나 자신도 이 요법을 실천함으로써 암의 재발에서 벗어날 수가 있었다. 더욱이 나는 지금까지 수십명의 환자들을 지도하면서 그 효과를 눈여겨 보고 있다. 그들의 데이터에서도 거슨 요법의 효과는 대단하다는 것을 보여 주고 있다. 거슨의 요법은 대단히 엄격하여 먹어서 좋은 것과 먹어서는 안되는 것의 구별을 위시해서 많은 제한과 규칙이 있다.

그 기본은 다음과 같다.

1. 완전 채식주의(적어도 치료를 시작한 처음 수개월 동안에는 동물성 식품은 일체 섭취하지 않는다.)
2. 당근즙 등 대량의 야채와 과일즙의 섭취
3. 엄격한 무염식
4. 칼륨과 요오드의 보급
5. 곡류는 정백하지 않은 것을 섭취
6. 커피관장

실제로 거슨 요법을 원칙대로 실천하기란 대단히 어려운 일이라고 할 수가 있다. 나의 경우 원칙대로 한 것이 아니고 생략해도 좋다고 판단되는 것은 생략하여 실천하기로 했다. 그정도로 해도 효과가 대단하다는 것을 나는 체험에서 얻은 결과로 그렇게 말할 수가 있었다. 내가 개량하여 실천한 그 구체적인 방법에 대하여는 다음의 장에서 상세히 소개하겠다.

거슨 요법에 의하여
검사에 이상이 없이 순조롭게 경과

　1990년 10월에 대장암의 간장전이가 두 군데나 발견되어 이것들을 우선 에타놀국부 주사요법으로 부수었다. 그러나 재발한 암이므로 인체의 어딘가에 미소한 암이 남아 있었을 것이다.
　그것들을 그냥 두면 또 재발할 것이다. 어쨌던 국립암센터의 통계에 의하면 나의 5년 생존율은 0퍼센트였던 것이다.
　생명의 뒤안길에 서서 거슨 요법과 함께 죽을 각오로 거슨 요법을 실천하기로 했다. 그 요법에 따르는 모든 식사는 아내가 만들어 주었다.
　거슨식사요법을 시작한 지 얼마 지나지 않아 나는 효과를 실감할 수가 있었다. 그렇게 말할 수가 있었던 것은 종양 마카에 의한 검사치가 내려갔던 것이다.
　대장암이나 위암에서는 암세포가 늘어나면 CEA(암태아성항원)

라는 물질이 혈액 안에서 늘어난다.(간혹 불어나지 않는 사람들도 있다) 이 수치는 5.0 이하가 정상이라고 보고 있다. 거슨 요법을 시작했을 때에 나의 수치는 정상인 수치인 5.0이었다. 그런데 1개월쯤이 지나자 그 수치가 2점대로 내려갔던 것이다. 그후 수개월마다 이 수치를 조사하고 있는데 계속하여 2~3점대를 유지해 오고 있다.

수개월에 한번씩 렌트겐사진과 흉·복부의 CT촬영을 하고 또 한편으로 간장의 초음파검사를 매월 받고 있으나 현 시점에서는 다 이상이 없다.

무엇보다 몸의 상태가 좋아졌다. 특히 최근 1~2년 동안에는 강연 활동도 늘어서 주 1일의 휴일이 없을 정도로 다망한 생활을 계속하고 있으나 거의 피곤을 느끼지 못한다. 암이 발생하기 전에는 미식의 덕택으로 체중이 80킬로그램이나 나갔었다.

신장은 170센티미터이다. 그동안 비만이 해소되어 체중이 62킬로그램으로 안정되었다.

거슨 요법은 아내에게도 생각지 않은 효과를 가져다 주었다. 아내는 대단한 요리전문가는 아니고 그저 남편을 위하는 마음으로 거슨식사요법에 따르는 요리를 열심히 만들고 또 나와 함께 먹어 주었다. 그랬더니 아내의 혈중 콜레스테롤치가 정상이 되었다.

그전에는 수치가 높았던 것이다. 아내의 경우 그 전에는 가끔 몸이 나른하다고 하면서 낮잠을 자기도 했는데 이제는 하루 종일 발랄하게 움직이고 있다.

이것은 여담인데, 거슨 요법의 덕택으로 우리집 애견의 질병도 고치게 되었다. 우리집의 개는 심장에 기생충이 들어가는 필라리아 병에 걸려 죽게 되어 있었다. 당시 12 살의 고령이었다. 적극적인 치료를 할 수가 없었기 때문에 증상이 더 진행되지 않기만을 바라고 있었다.

내가 거슨 요법을 실천하게 되면서 그때까지 나와 함께 미식을 먹고 있던 애견도 거슨식을 하지 않을 수가 없게 되었다. 그랬더니 상당히 진행되던 필라리아가 수개월내에 나아버렸다. 그 개는 16세 까지 아주 장수하였다.

최초에 대장암으로 수술을 받은 후부터 금년(1998년) 3월로 만 8년이 되었다. 재발을 면할 수 있었을 뿐만 아니라 몸이 이전보다 더욱 건강하게 되었다. 지금도 거슨 요법을 계속하고 있어서 경과가 대단히 좋다.

거슨 요법에서
환자에게 불가결한 암의 고지

■ **환자가 모르면 투병할 수가 없다**

환자에게 암의 발병을 고지(告知 : 알려주다)한다는 말에는 차거운 감이 있으나 일반적으로 사용하고 있고 또 달리 적절한 용어도 없으므로 이 말을 감히 쓰려고 한다. 거슨 요법을 행하는 데에는 암의 고지 즉 환자 본인에게 암이라는 것을 알리는 것이 불가결하다고 생각한다. 그렇게 할 수밖에 없는 것은 거슨 요법이 아주 엄격한 식사요법으로 대단히 장기간 즉 적어도 2~3년간 계속하지 않으면 안되는데 본인이 암에 걸렸다는 사실을 모르면 실천하기가 불가능하기 때문이다. 거슨 박사도 30년 이상의 임상 경험에서 암의 극복에 가장 중요한 것은 환자 자신이 병을 치유하겠다는 의지라고 했다.

식사요법이므로 본인이 진짜의 병명을 모르더라도 가족이 만들어 주는 식사를 그냥 환자가 먹으면 되지 않느냐고 생각할 사람도 있을는지는 모르겠으나 그것은 인간의 본성을 모르고서 하는 말이다. 거슨 요법의 식사와 현대인들이 먹는 보통의 식사는 재료와 맛에 크게 차이가 나기 때문이다. 솔직히 말해서 구미풍의 식사에 익숙해 있는 사람들에게는 거슨식사가 맛이 없다.

그와 같은 식사가 설령 건강에 좋다고 환자에게 권해본들 과연 환자가 먹겠는가. 모든 가족이 환자에게 거슨의 식사를 권해도 그는 듣지 않을 것이다. 그리고 의문을 갖는 환자도 있을 것이다. 보통의 사람으로서 하루에 2,000~3,000cc의 야채즙을 마실 사람은 아마 없을 것이다.

환자 본인에게 암에 걸렸다는 것을 알려주는 것만으로는 의미가 없을 것이다. 최근 일본에서는 일반적인 경향으로 초기의 암환자로서 나을 가능성이 있는 분들에게는 고지를 하지만 진행암이나 말기 암 환자들에겐 별로 고지를 하지 않는다. 내가 근무하고 있는 대학병원에서도 진행암의 환자들에게는 별로 고지를 않고 있다.

더욱이 만일 고지를 한다고 해도 암이라는 것만을 알려주는 것으로 그치는 경우도 많이 있다. 진행암으로 재발의 우려가 있어도 환자 본인에게는 '암인데 수술로 깨끗이 제거되었습니다.'라고 전할 뿐 그 이상의 것은 말하지 않는다. 물론 환자의 가족에게는 진실을 전한다.

암이라는 것만을 알고 있을 뿐이라면 가족이 아무리 권해도 환자가 반드시 거슨 요법을 실천할 생각이 날지는 의문이다. 환자가 그렇게 생각하게 되는 것은 담당의사가 환자에게 병의 진실을 알려주지 않았기 때문에 본인이 '암이지만 나의 경우에는 별일 없겠지' 하고 왕왕 심각하게 받아들이지 않기 때문이다.

이러한 환자에게 거슨 요법을 권하려면 진실을 밝히지 않으면 안 된다. 병명, 암의 종류, 진행도, 현대의학에 의한 치료의 불가능성, 예상되는 재발과 전이의 가능성 등에 대하여 확실하게 말해서 거의 전부를 정확하게 알려야만 한다.

본인이 병의 증상을 정확하게 인식하지 못한다면 주위의 사람들이 아무리 본인을 생각해서 열심히 권한다고 해도 본인은 들은 체도 하지 않을 가능성이 있다. 유감스럽게도 인간이란 그러하기 때문이다.

거슨 요법은 여러가지 암의 식사요법 중에서도 최고로 엄격한 식사요법이다. 나의 경우에도 그러했지만 이것만이 살아날 길이라는 막다른 골목길에 들어섰다고 판단되었기 때문에 실행할 수밖에 없었다. 생명에 대한 여로가 달리 있다는 판단이 조금만 열려 있었어도 그렇게 엄한 방법은 실천하고 싶지 않았을 것이다. 인간이란 그러한 동물인 것이다.

물론 환자에게 고지한다는 것은 어려운 일이다. 그렇게 될 수밖에 없는 이유는 암이라는 사실을 알게 되면 사람마다 받아들이는 모습이 다 다르기 때문이다. 암이라고 하면 절망적이 되어 자살하는 사람도 가끔 있다.

나의 경우에도 가벼운 우울 상태에 빠졌으니까.

고지로 인한 쓰라린 실패담도 있다. 환자는 신주쿠현에 거주하는 남성으로 상당히 진행된 대장암이었다. 부인이 거슨 요법을 알게 되어 꼭 그 요법을 시키고 싶다고 상담을 해왔다. 진행도와 병의 증상을 들어보니 소생할 수 있는 길은 거슨 요법을 실천하는 것 외의 방법은 없을 것으로 나는 판단했다.

본인은 암이란 것을 알았지만 의사로부터 '암을 떼어 내었다' 라고 전해 들었으므로 병이 나았다라고 믿고 있었다. '될 수가 있으면 환자에게 진실을 말하는 편이 좋습니다. 본인이 모르고 있으면 계속 치료하기가 무리입니다.' 라고 하면서 환자에게 알려줄 것을 권했지만 부인은 그렇게 하기가 어렵다고 했다. 그래서 할 수 없이 본인에게 알리지 않고 치료를 해보자고 했다.

그래서 다음날부터 부인은 남편을 위해 거슨 요법의 식사를 열심히 만들었다. 병에 좋다고 하면서 식탁에 늘어놓은 식사를 열심히 권했으나 남편은 '종양이 있었지만 수술로 떼어 내었는데 왜 이렇게 힘든 식사를 해야 하는가' 라고 하면서 화를 내고 식사를 거부했다. 그래도 부인은 남편을 생각해서 다음날에도 그리고 그 다음날에도 똑 같은 식사를 준비했다. 그러나 남편은 역시 받아 주지 않았다. 4~5일이 지나자 부인도 지쳐버려 거슨식사를 준비하지 않게 되었다. 그후 그 환자가 어떻게 되었는지 나는 모른다.

여러 분야에서 진보가 많이 되었다고 하는 일본인이지만 암의 고지에 대해서만은 진보가 되지 않고 있다. 세계의 각국에서도 고지율은 아주 낮은 편이다. 완전히 고지하는 쪽이 20퍼센트 정도에 그친다고 한다. 그러나 암고지의 선진국인 미국에서는 고지율이 거의 100퍼센트이다.

미국에서는 암뿐만 아니라 환자에게 의사가 정확하게 알려주지 않음으로써 환자가 불이익을 당하게 되면 의사는 고지하지 않은 데 대한 책임이 추궁되어 재판을 받게 된다.

'인폼드 콘센트(informed consent)'라는 말을 들어보신 적이 있을 것이다. 적절한 표현이 될는지 모르겠으나 일반적으로는 '고지에 의한 동의'라고 번역할 수가 있다.

즉 의사는 병명, 병의 증상을 환자에게 설명하고 또한 유효하다라고 생각되는 치료법을 제시할 의무가 있으며 한편 환자측에서는 그러한 정보를 받을 권리가 있다고 하는 사고법이다.

과거에는 의사는 환자에 관한 정보를 자기만의 것으로 감추고 그 환자에게 병이나 병의 증상에 대해서 터놓고 알려주는 일이 거의 없었다. 그에 대하여 미국이나 유럽에서 환자의 권리를 주장하는 목소리가 높아지게 되었다.

'의학정보는 의사만의 것이 아니고 환자의 것'이라는 일종의 인권 선언의 목소리가 높아지기 시작한 것이다. 인권사상이 구미에서 발달되어 왔듯이 그에 못지 않게 의료에 대한 권리도 구미에서 발달되어 왔던 것이다. 그러나 유감스럽게도 일본에서는 그에 비해 아주 늦다.

암에 대해서도 병명이나 증상을 정확하게 설명해 주지 않는데 그것은 치료에 대한 동의를 얻는 것 그 자체 이전의 문제이다. 그래서 환자 자신은 거짓 정보를 받고는 속임수의 말에 설득되어 치료에 동의를 하고 마는 것이다.

환자 자신이 진짜의 병명이나 병의 증상을 알 권리가 있다고 한다면 의사가 우선 환자가 아닌 가족에게 병명을 알린다는 것도 우스운 일이다.

환자의 권리는 전혀 무시되고 있다고 할 수밖에 없다. 이 점에 대하여 의사로서는 환자보다 가족과 더 잘 어울리는 편이 중요하다고 할 수가 없다.

> **감수자 주**
>
> **최근에는** 환자의 인권과 권리에 대한 요구가 시민단체 등을 통해 표출되면서 과거에 비해서는 많이 개선되기는 했다.
> 우리나라도 검사결과 열람이나 의무기록 등 일부는 법에 의해 보호를 받게 돼있다. 그러나 아직도 많은 부분은 의료기관이나 의사들 편의위주로 의료시스템이 짜여져 있어 개선이 필요하다.

거슨 요법에서
불가결한 파이팅 스프리트

■ 환자들이여 암과 싸우라

환자에게 병명 등을 소상히 알려주는 것 이외에도 거슨 요법을 실행하려면 몇 가지의 선행 조건이 더 있다. 그중의 하나는 투쟁 정신을 갖고 앞을 향해 적극적으로 나아가는 것이다. 나의 경우에도 처음엔 그러했지만, 일본인들은 일반적으로 암이라는 진단을 받으면 정신적으로 위축되어 무기력하고 우울해지는 경향이 많다. 이렇게 해서는 앞을 향해 적극적으로 암과 싸울 수가 없다. 그리고 아예 살 수가 없다고 단념해버리는 경향도 구미인에 비해 강한 것 같다.

게다가 또 하나 일본인의 특성으로서 의사에 의존하는 체질이 강하다. 이와 같은 일본인 특유의 정신 풍토에서는 암에 적극적으로 대항하는 자세를 쉽게 가지지 못한다.

구미인은 일본인에 비해서 자립의식이 강해서 그런지는 모르겠으나 병은 스스로 고치는 것이라는 의식이 널리 확산되어 있다. 특히 미국 등에서는 의사와 환자의 관계가 서로 대등해서 '어른' 대 '어른'의 계약 관계인데 비하여 일본에서는 아무래도 환자는 자기의 생사 여탈권을 모두 의사에게 맡기고 있다. 그래서 '어른' 대 '아이'의 관계가 되어버린다. 민족성 또는 국민성이라고 할 수가 있는 이러한 인간관계의 취급법이나 사고법이 암에 걸렸다고 해서 갑자기 변해지지 않는다.

거슨 박사는 30년의 임상 경험에서 '암의 극복에는 가장 중요한 것이 환자 자신의 병을 고치겠다는 의지이다'라고 말한다. 그리고 그 흐름을 따르는 거슨병원이나 콘트레라스병원에서는 식사요법과 함께 심리요법(카운셀링)을 중요시 하고 있다.

그러나 거슨 요법을 일본에서 실시할 경우 일반적으로 의사의 이해와 협력을 얻기가 힘들기 때문에 스스로 판단해서 실행하지 않으면 안된다. 더구나 정기적인 검사나 최소한의 필요한 치료(예를 들어 소화 흡수력이 떨어졌을 경우의 소화효소제 등)는 계속 받지 않으면 안되기 때문에 의사의 협력이 필요한 것이다.

즉 치료를 하는데 어떤 부분은 의사에게 맡기면서 다른 부분은 자기 자신이 판단하면서 해야 하는 것이다. 이와 같은 치료법을 장기간 실시하려면 앞을 바라보면서 적극적으로 나아가려는 의지가 강한 자세, 독립 독보의 정신과 어느 정도의 지혜로움이 필요한 것인데, 나의 경험에 의하면 일본인들에게는 곤란한 점이 한두 가지가 아닌 것 같다.

그리고 또 하나는 추상적인 것이 아니라 구체적인 것이라는 점이다. 당연하지만 거슨 요법은 식사요법이므로 누군가가 식사를 만들어 주는 사람이 있어야 한다. 하루에 야채즙을 1,500~2,000cc를 마시려면 그것만으로도 하루 종일 야채나 과일 그리고 녹즙을 짜야 한다.

그러므로 사회에서 일을 하고 있는 사람으로서는 스스로가 그러한 식사를 준비한다는 것은 실제로 무리이다. 그러한 사람이 진실되게 거슨 요법을 실천하려면 반년 내지 일년간은 휴직을 한 후에 전념하지 않으면 안될 것이다.

그리고 수술 후 바로 스스로 그러한 음식을 만들려고 해도 몸이 말을 듣지 않을 것이므로 그렇게 할 수가 없을 것이며 그때에는 누군가 집안의 가족이 거들어 주어야 할 것이다.

지금까지 거슨 요법을 실행해서 암을 극복하고 있는 분들의 대부분은 가족의 협력에서 이루어지고 있다. 나의 경우에도 그렇거니와 남성의 경우에는 거의 모든 환자들이 아내들의 헌신적인 도움을 받고 있다. 거슨 요법은 대단히 엄격해서 남자들의 거친 손으로는 요리를 해내기가 어렵다. 틈틈히 할 수가 있는 요리법도 아니며 제 삼자가 엄격하게 지켜내기도 어렵다.

단 예외적인 분도 있기는 하다. 일을 하면서 가족들의 식사와 자신의 식사를 따로 만들어 암을 훌륭히 극복한 케이스도 있다. 다음의 체험담에서 상세히 소개할 것이므로 그 항을 참조하시기 바란다. 따라서 된다, 안된다라는 것은 전적으로 개인의 노력 여하에 달렸다고 할 수가 있다.

또 한가지 구체적인 것으로서 음식 재료의 문제이다. 일본에 처음으로 거슨 요법을 소개한 이마무라씨에게 물어보더라도 일본에서 거슨 요법을 행하면 거슨병원이 있는 멕시코에서 행하는 것만큼 효과를 내지 못할 것이라는 것이다. 왜 그럴까.

그 이유의 하나로서는 음식물의 재료에 차이가 있다는 것이다. 구체적으로 말하면 일본산의 영양가가 떨어진다는 것이다. 비타민 C와 B류, 카로틴(인체내에서 비타민 A로 바뀌는 물질), 미네랄 등의 함유량이 멕시코산에 비해서 일본산이 현저히 낮다고 하는 것이다. 미국산도 일본산과 비슷할 것이라고 한다. 그렇게 되는 이유는 농약을 많이 사용해서 토양이 나빠졌기 때문이라고 한다.

식사요법을 행하면서 식품, 특히 야채의 영양가가 낮다는 것은 아주 큰 문제이다. 거슨 요법에서는 될 수 있는 대로 무농약으로 재배한 유기농법의 야채와 곡류, 감자류, 과일 등의 섭취가 절대로 중요한 조건이 된다. 이들 조건들을 가려내어 더욱 영양가가 높은 식품들을 입수하는 것이 어려운 일일 것이다. 그러나 가능한 노력을 기울여 이상적인 식품을 구입하여 사용히는 것이 중요하다.

일반요법(수술, 방사선, 항암제)과의 병행은 어떻게 하는가

　암의 치료에서 일반요법을 하면서 대체의료법이나 민간요법을 병행하기란 대단히 어렵다. 암이 낫게 되는 가장 좋은 방법 또는 좋은 조합 방법을 알아야하나 그에 대한 표준적인 안내나 지표가 없기 때문이다. 또 그러한 요법들을 지도해서 도움을 줄 만한 전문가도 전혀 없다고 하는 것이 당연하며, 암에 좋다는 건강식품들을 잘 조합해서 안내를 하여 확실한 효과를 보이게 할 수가 있는 안내자도 없으며 그러한 식품들이 확실히 효과를 보이는가에 대해서도 명확하지가 않다.

　병원에서 일반적인 요법 이외의 치료를 행하고 싶은 경우에 반드시 이러한 문제에 직면하게 된다.

　실제로 암환자들 중에서 몇 퍼센트는 이러한 사실을 염두에 두고 고민을 하게 되며 그러한 분들은 좋은 선택을 원하지만 좋은 결론을 얻기는 참으로 힘이 드는 일이다.

그들 중에서는 현대의학의 치료법을 모두 부정, 거부하고 병원과 일체의 인연을 끊고 말하자면 민간요법에 전념하는 분들도 있다. 의사의 한 사람으로서 그러한 방법을 나는 찬성할 수가 없다. 의사와 완전히 인연을 끊으면 최소한의 필요한 정기적인 검사를 받을 수가 없으며 소화효소제와 같은 필요한 약도 공급받을 수가 없게 된다.

어려운 방법은 현대의학의 체계에 중심을 두고 거기에 더해서 대체의료법이나 민간요법을 병행하는 것이 좋을 것이다. 그러나 그와 같은 병행의 요법으로 효과를 얻을 수가 있을까 하는 것은 별개의 문제이다.

거슨 요법을 실행할 경우에 한해서 이야기를 진행해 나가겠다. 거슨 요법을 행할 경우에 거슨 요법을 주된 것으로 그리고 일반요법을 종으로 생각하는 것이 원칙이다. 이 원칙을 단단히 지켜나가지 않으면 후에 이상한 결과가 초래할지도 모른다.

거슨 요법과 현대의학의 일반요법을 병용하는 데 따라 생각할 문제를 구체적으로 따져서 나 나름대로의 의견을 말해 보겠다.

우선 수술을 어떻게 하느냐의 문제이다. 나는 원칙적으로는 수술이 가능한 경우에는 수술을 받는 편이 좋다고 생각한다. 내가 그렇게 생각하는 것은 암덩어리가 클 경우에는 거슨 요법만으로 그것을 소실시키기가 어렵기 때문이다. 수술을 받기가 싫어서 수술을 거부하고 거슨 요법만으로 완전히 고치겠다는 환자들도 있다. 그러한 사람들을 만나보았더니 결과적으로 암을 퇴치하기가 어려운 경우도 많았다.

물론 거슨 요법만으로 암을 퇴치시킨 분들도 있었다. 그러한 경우에는 암이 크게 진행되지 않았으며 종양도 비교적 작은 경우에서였다. 진행암으로 종양도 어느 정도 크게 되었을 때에는 거슨 요법만으로 종양을 소실시키려고 하는 것은 조금은 억지라고 할 수가 있겠다.

수술을 권하는 이유로서 악액질(惡液質)을 들고 싶다. 어느 정도 이상의 암덩어리가 몸에 있으면 악액질이라 불리는 전신쇠약상태를 불러 일으키게 된다. 그 원인의 하나로서 암과 몸에 있는 정상기능과의 싸움이 행해지고 있는 상태를 생각하지 않을 수가 없다. 암세포측에의 영양공급이 우세해지고 정상세포의 영양섭취 기능에 장애가 일어나 전신이 쇠약해지는 상태, 그것이 악액질이 되게 하는 것이다.

암에 걸려 인체의 면역력이 저하되고 있는데 악액질이 되면 그 면역력은 더욱 더 떨어지게 된다. 이러한 상태에서는 아무리 면역력을 높여주는 영양요법이나 식사요법을 행해도 효과를 별로 기대할 수가 없다. 우선 암덩어리를 수술로 떼어내지 않으면 악액질의 상태가 더욱 심해질 뿐이다. 이러한 점에서 암이 어느 정도 이상 진행되었을 경우에는 수술이 가능한한 절제하는 편이 현명하다고 할 수가 있는 것이다. 그리고 항암제와 방사선의 병용을 어떻게 하느냐도 결정하기가 어려운 문제이다.

　방사선치료로 유효한 암과 무효한 암이 있으며 유효한 암에서도 환자에 따라 그 효과가 다 다르다. 이러한 점 때문에 판단을 하기가 매우 어렵다. 나로서도 한 마디로 어떻게 하라고 말하기가 어렵다. 이미 거슨 요법을 시작했다면 한동안 행해보고 그 효과와 부작용을 비교해본 후에 어떻게 할 것인가를 결정하는 방법도 있을 것이다.

　거슨 요법을 행하고 있으면 부작용이 어느 정도 경감되기도 한다.

　항암제의 치료를 어떻게 할 것인가. 이것 또한 어려운 문제이다. 암의 종류에 따라서 듣는 것이 있고 듣지 않는 것이 있다는 것은 앞 장에서 이미 말했다. 일반적으로 항암제가 별로 효과가 없다고 생각되는 암의 경우 항암제 치료는 하지 않는 것이 좋지 않겠는가.

　거슨 박사에 의하면 항암제를 너무 많이 사용하면 암에 대한 면역력 등 자연치유력이 저하되어 거슨 요법의 효과가 없어져버린다. 방사선 치료와 마찬가지로 항암제는 간장 안의 비타민류, 미네랄류, 특히 비타민 A, B, C군을 파괴시킨다.

　또한 근년에 항암제에 의한 치료를 해도 수년 후에는 2차암이 발생할 위험성이 있다는 지적이 나오고 있다. 그 대표적인 것들이 항암제 멜화란을 사용하면 급성백혈병이, 그리고 시크로포수파미드를 사용하면 방광암이 발생할 수가 있다는 설 등이다.

　한편 거슨 요법과 항암제를 병용하면 항암제의 부작용이 경감하거나 거의 나타나지 않는 경우도 더러 있다. 방사선 치료와의 병용의 경우에서도 같은 결과가 일어나고 있다. 이것은 거슨 요법에서는 어느 정도 대량의 비타민류와 미네랄류를 보급하게 되기 때문이다.

이 두 현상은 사물(事物)의 겉과 속이라고 할 수가 있을 것이다.

수술도 그러하지만 방사선치료와 항암제의 병용을 어떻게 할 것인가는 최종적으로 환자의 판단에 맡겨야 할 것이다. 병용에 대해서는 개인에 따라 플라스가 되는지 마이너스가 되는지는 알 수가 없으며 예상을 하기도 어렵다. 그저 확실히 말할 수가 있는 것은 거슨 요법과 병용하면 방사선이나 항암제의 부작용이 적어진다라는 것이다.

의사의 협력은
어떻게 얻을 것인가?

▰ 영양학을 잘 모르는 일본의 의사들

암환자들은 병원의 일반요법 이외의 요법을 행할 경우 반드시 병원의 주치의와의 사이에 문제가 일어나게 된다. 이것은 실제로 경험한 사람들은 잘 알것이며 의사가 대체적으로 부정적 존재가 되어 가로 막는다.

우선 의사는 자기의 병원에서 행하지 않는 치료법을 환자가 희망할 경우에 무조건 싫어한다. 그것은 대학병원의 수준에서도 마찬가지이다. 예를 들면 전국에서 두세 곳의 대학병원만이 치료를 행하고 있는 치료법이 있다고 하자. 그 치료법이 자기와 같은 종류의 암에 유효하다는 말을 듣고 환자가 주치의에게 "자기도 그 치료법을 받았으면 좋겠는데요"라고 주치의에게 상담하면 주치의는 어떻게 대응할 것인가. 틀림없이 들은 체도 하지 않거나 아니면 이런식으로 대답할 것이다. "그 요법이 효과가 있다고 일반적으로 알려져 있지 않다." "꼭 그 치료법을 받고 싶으면 퇴원하여 그 병원으로 가시오"라고 말할는지도 모른다.

일반적으로 의사는 자기가 모르는 치료법은 우선 첫번째로 부정해버린다. 사실상 모르기 때문이기도 하다. 대학병원의 의사라면 더욱 관심을 가질 것이라고 일반인들은 생각할 수가 있겠지만, 그것은 일반인들의 상식에 불과하다.

대학병원의 수준에서도 그렇거니와 일반병원에서 대체의료법이나 민간요법을 해보겠다고 환자가 말을 꺼내면 의사는 대부분 싫은 얼굴을 할 수밖에 없다.

일본의 의사들은 일반적으로 영양학에 무지하여 보통의 요법 이외에는 관심을 두지 않으며 알려고도 하지 않는 것 같다. 이 때문에 암환자가 대체요법을 병행하려면 큰 일일 수밖에 없다. 대부분의 암전문의들은 그 모든 요법들을 '속임수'라고 한데 묶어서 치워버리려고 한다. 그래서 환자들이 그러한 요법들을 해보려고 하지만 결과적으로 의사와 환자가 충돌을 하게 된다. 물론 그들 중에는 대체요법에 관심을 가지는 의사들도 있기는 하다.

그러므로 거슨 요법을 실천하고 싶을 때에 주치의에게 말하면 그가 협력해 주리라고 기대해서는 안된다. 대부분의 암전문의들은 영양요법이나 식사요법으로 암이 나을 수가 있다고 생각하지 않는다. 나 자신이 1990년에 대장암이라는 진단을 받았을 때만 하더라도

거슨 요법은커녕 옛날부터 있어 왔던 기타의 영양요법이나 식사요법에 대해서도 전혀 모르고 있었던 것이다

왜 일본의 의사들이 영양요법에 대하여 잘 모르는가. 기본적으로는 대학의 의학교육에 결함이 있다고 생각된다. 일반적으로 일본의 의사들은 영양학이라든가 비타민학을 경시하고 있다. 그러한 분위기는 현재에도 마찬가지이다. 이런 이유로 대부분의 의학부에서는 영양학의 강의가 없다.

내가 졸업한 대학에서는 영양학의 전문 교수가 있어서 10시간쯤의 강의를 들었다. 그러나 그가 가르치고 있었던 수준은 비타민 A가 부족하면 눈병을, 비타민 C의 결핍은 괴혈병(잇몸이 출혈해서 전신이 쇠약해지는 병)을 일으킨다는 정도의 수준이었다. 진정한 영양학이나 대사에 대해서는 거의 가르쳐 주지 않았다.

전술한 바와 같이 거슨 요법은 분자영양학에 관한 것이다. 분자영양학은 미국에서 발달해 왔으나 유감스럽게도 일본에는 분자영양학을 배운 의사가 매우 극소하다.

거슨 요법을 하는 경우 병원과는 전혀 인연을 끊는 것도 현명하다고 할 수가 없다. 그렇게 말할 수밖에 없는 것은 투병과정에서 병원 그것도 대학병원의 수준급이 되는 병원에서 치료나 도움을 받을 필요가 있기 때문이다. 예를 들면 수술을 받은 후에 항암제의 치료를 권유받았는데도 그것을 거절한다고 하면 의사는 이렇게 말할 것이다.

"우리 병원은 이러한 종류의 암에는 수술로 절제한 후 반드시 항

암제 치료를 합니다. 그것을 거부하려면 우리 병원에 입원해 있어도 의미가 없습니다."

그러면서 은근히 퇴원의 압력을 넣을 것이다. 그들 중에는 "퇴원을 하시라"고 직설적으로 말하는 경우도 실제로 있는 것 같다. 그래도 수술후의 치료가 끝나지 않았으므로 그대로 퇴원을 할 수도 없다. 다른 병원으로 옮긴다고 해도 그러한 환자를 받아줄 병원이 없기 때문이다.

항암제의 치료는 받고 싶지 않으나 수술후의 치료는 끝까지 꼭 받고 싶다고 생각되면 환자는 어떻게 해야 할 것인가. 그때에는 환자가 자신의 의사를 확실히 전하고 자신의 희망을 들어 달라고 할 수밖에 없다.

또 암환자는 수술이 끝나고 퇴원한 후에도 통원을 하면서 정기적인 검사를 받아야 한다. 그러므로 병원, 그것도 대학병원이라든가 종합병원 수준의 병원과 연을 끊어서는 안된다.

한가지 방법으로는 자기가 하고 있는(혹은 하려고 하는) 요법에 대하여 의사에게는 말하지 않고 그냥 희망을 가지고 밀고 나가는 것이다.

이러한 경우에 오로지 일념으로 자기를 낮추어 간청을 할 수밖에 없다. 머리 숙여 부탁하더라도 귀찮아 하겠지만, 그럴수록 머리를 숙일 수 밖에 도리가 없지 않는가.

가장 좋은 방법은 될 수가 있으면 주치의가 이해할 수 있게 노력을 하는 것이다. 의사들은 자존심이 강해서인지 의학에 대하여 자기가 모르는 것을 환자가 말하면 그만큼 화를 내는 분들이 많다. 그러므로 "이러한 요법이 있는 것 같은데…"라고 은근히 조심스럽게 상담을 하는 것처럼 말하는 것이 좋으리라고 믿는다. 그리고 정중하고 공손히, 끈기 있게 말하는 것이 좋을 것이다.

의사는 문헌에는 약하기 때문에 책이나 문헌을 보이는 것도 좋은 방법이다. 더구나 학회에서 인정된 치료법이라면 그만큼 신뢰를 하기도 한다. 문헌, 그것도 영어로 된 문헌이면 더욱 좋다. 일본의 의사들은 해외의 문헌들을 높이 평가하는 경향이 있기 때문이다.

수술 가능한 암은
우선 떼어내고

■ 재발 방지에는 100퍼센트 가까이 유효한 거슨 요법

 거슨 요법이 암의 재발 방지에는 100퍼센트 가까이 유효하다고 나는 생각한다. 모든 일에서 100퍼센트라는 것은 없으며 그렇기에 단언할 수도 없으나 나는 그 유효성에 확신을 갖고 있다.
 그래서 수술이 가능한 암은 우선 수술을 하여 절제를 하는 것이 치료의 선결조건이다. 왜 암덩어리가 있을 때에는 우선 수술을 하여 절제하는 편이 좋은가에 대해서는 앞항에서 이미 설명해 두었다.
 만일 수술을 하기 전에 거슨 요법을 알고 있었다면 그 시점에서 바로 거슨 요법의 실천을 시작하는 것이 좋을 것이다. 또한 수술이 끝났을 시점에서 거슨 요법을 시작하면 재발을 막을 수가 있다. 나는 전이성 간장암의 재발로 입원했을 때에 주치의와 교수의 허가를 얻어 병원식 대신에 아내가 집에서 만들어서 가져다 주는 음식을 먹게 되었다. 병원식은 버리기가 아까워 아내가 대신 먹었다.

거슨 요법을 행하여 암의 재발을 극복하고 그 사실이 매스컴에 알려지자 암환자의 상담이 줄을 잇게 되었다. 그리고 정기적으로 열리는 의성회(醫聖會)의 강습회에서도 강사로 참가하여 체험담을 발표하게 되었다. 거기에서도 환자들이나 그들의 가족들과 상담을 하게 되었다.

어떤 경우이든 그들의 반 가량은 암이 재발, 전이되어 거슨 요법을 실천하고 싶어하는 환자들이거나 그들의 가족들이었다. 그 단계가 되어야 사람들은 암에 대한 공포심이 극도에 달하게 되는 것이다. 그러한 시기가 되어서야 현대의학의 일반요법으로는 완치될 가능성이 없다는 것을 알게 되어 대체요법을 갈망하게 되는 것이다.

그러한 사실이 대단히 유감스러운 일이다.

암을 수술하기 직전이나 또는 직후에 상담을 원하는 사람은 거의 없다. 아무리 거슨 요법이 최고로 좋다고 하더라도 재발, 전이한 말기암을 고치기는 용이한 일이 아니다.

초기암의 단계 또는 수술의 직후부터 거슨 요법을 시삭한다면 확실히 재발하지 않는다. 암에 걸렸다는 사실을 알았을 때부터 거슨 요법에 관심을 가지는 것이 좋다.(이렇게 말하는 나 자신도 거슨 요법을 엄밀하게 실천하기 시작한 것은 재발 이후였으니…)

거슨 요법이 아무리 뛰어난 요법이라고 하더라도 그것은 단순하게 말하면 식사요법이다.

　식사요법으로 효과가 나타나기 시작하기까지는 최저 3~6개월 이상이 걸린다. 그러므로 말기암에는 효과가 나타나기 전에 생명이 끊어지게 될 것이다. 이러한 관점에서 보더라도 암이라는 사실을 알게 된 시점이나 수술을 한 직후부터 거슨 요법을 실천하는 것이 좋을 것이다.

자기가 암에 걸리면 대체요법을 선택하는 의사

■ 의학계의 모순

뒤에서 상세히 말하겠지만 미국의 OTA 리포트나 펜실바니아대학 암센터의 조사에 의하면 자기가 암에 걸렸을 때에 일반적인 요법만이 아니고 대체요법(민간요법)을 선택하는 환자는 예상외로 지식계층에 속하는 사람이나 학력이 높은 사람이 더 많았다고 한다. 잘 생각해 보면 그것도 당연한 것이, 주치의가 대체요법을 가르쳐 주지 않으므로 환자 자신이 여러 가지의 책이나 문헌을 찾아 조사하지 않으면 안되기 때문이다.

이와 같이 의사에게만 의존하지 않고 자신이 독립심을 가지고 앞서서 적극적인 자세로 공부해서 자력으로 병을 고치려고 하는 것은 지식층이 실행하기가 더 쉽기 때문이다.

우리들 의사들도 이 점에서는 예외가 아니다. 미국의 애리조나주나 멕시코의 티후아나시에 있는 거슨병원이나 오아시스병원에는 미국의 의사들이 제법 많이 입원하고 있는 것 같다.(물론 이들 병원의 입원비가 높은 것도 하나의 이유가 되겠지만)

내가 근무하는 대학병원에서도 내과나 소아과 의사가 대장암이나 위암에 걸려 거슨 요법을 선택한 분이 지금까지 4명이나 된다.(그중 두 명은 현재 양호한 상태에 있다)

일반의 입원환자에게는 일반요법을 권하면서 자기가 암에 걸렸을 때에는 대체요법을 선택하는 의사들이 있다는 사실을 알게 되면 독자들 중에는 분노하는 분들도 있을 것이다.

일반적으로 농협 등의 판매용의 미곡류나 채소에는 많은 농약을 쓰면서 자기들이 먹을 농산품에는 농약을 별로 쓰지 않는 것과 거의 비슷한 행위이다.

그러나 위에서 말한 사실들은 현대의 일본 의료시스템이나 농업시스템에 전반적으로 문제가 있는 것이기 때문에 의사나 농민들만을 탓할 수도 없다. 의료에 관해서는 암환자들을 대상으로 식사요법이나 카운셀링 등을 적극적으로 행한다고 해도 여분의 노력과 시간만 소요될 뿐 병원에는 전혀 이익을 주지 못하는 현재의 보험진료 체계에도 문제가 있다고 하겠다. 앞으로는 암치료로 수술, 항암제, 방사선 등의 일반요법만이 아니고 영양요법, 면역요법, 카운셀링(멘털케어)도 할 수가 있는 보험진료체계를 만들지 않으면 안된다고 생각한다.

PART 02

호시노식 거슨 요법

거슨 요법의 기본원리

▰ 엄격함이 거슨 요법의 특징

거슨 요법은 식사요법이며 영양요법이다. 그리고 엄격한 것이 특징이라고 하겠다. 거슨 요법에서는 먹어서는 안될 식품을 가려내어야 하는 것을 위시하여 제약이 많다. 특정한 식품 즉 야채를 대량으로 섭취하는 것이 보통의 식사이다.

거슨 박사가 정한 암치료식의 기본 원칙을 여기에서 소개하려고 한다. 막스 거슨 박사의 '암식사요법'에서 인용한다.

암식사요법과 그 준비

이 치료식은 보통의 식사와는 완전히 다르다.

과일, 야채류, 근채류 등에서 짜낸 녹즙. 자연 그대로 또는 잘게 썰어서 먹는 대량의 생과일과 야채, 신선한 야채와 과일 샐러드, 물을 붓지 않고 야채 속의 수분만을 이용하여 찐 야채찜, 과일찜이나 찐 감자, 오트밀, 그리고 히포크라테스 수프, 무염의 귀리빵, – 나의 치료식으로 먹는 것은 이러한 음식들로 제한한다. 치료를 시작한 후 6~12 주일이 지나면 자연산의 치즈나 자연산의 우유로 만든 동물성 단백질(우리나라에서는 구할 수가 없다)도 먹을 수가 있다.

이 식사가 치료의 기본으로 이 치료식은 인체 조직에서 나트륨(염분)을 가능한 한 빼어 내고 대신에 칼륨을 체조직에 가능한 많이 흡수시키려는 원리에 따르는 것이다.

일반 식사보다 하기가 쉽고 또한 소화가 빨리 되는 것이 이 식사의 특징이다. 이 식사는 대사의 부담을 가능한 한 가볍게 해서 대사 중에 발생하는 이상한 대사의 중간물질과 동시에 유해물질의 배출을 촉진한다. 칼로리의 양은 적고 소화가 빨리 되므로 대량의 식사를 자주 할 필요가 있다. 환자는 될 수 있는 대로 대량으로 마시고 동시에 먹어야 하므로 야식을 더 원하는 환자들도 있다.

금지 식품

담배, 소금, 강한 향신료(생이나 건조한 약초는 허용), 홍차, 커피, 코코아, 초컬릿, 알코올, 흰설탕, 흰밀가루, 캔디, 아이스크림, 과자, 땅콩류, 버섯, 콩과 콩제품, 절인 김치류, 오이, 파인애플, 모든 주스류, 물(녹즙에 들어 있는 물로 대체하기 위하여), 아보카도.

통조림이나 보존 식품, 유황으로 표백한 완두콩, 렌즈콩, 기타 모든 콩류, 냉동식품, 훈제식품이나 염장의 야채, 건조 또는 분말화한 식품, 병에 든 주스.

모든 기름, 소금과 같은 제품(특히 중탄산 나트륨, 식품, 치약, 가글링에 함유되어 있는 것도 불가), 머리염색제.

일시적으로 금해야 하는 식품(특히 최초 수개월 동안)

우유, 치즈, 버터, 생선, 육류, 달걀.

먹을 수가 있는 식품

과일(통조림은 불가), 사과, 포도류, 망고, 복숭아류, 오렌지류, 살구, 바나나, 탕혜린류, 서양배, 자두류, 수박(멜론류), 파파이야, 감류 등.

배나 자두류는 쪄서 먹으면 소화가 더 잘 된다. 과일은 찜으로 먹어도 된다. 건조한 과일, 예를 들면 자두, 복숭아, 포도, 살구 등은 몇가지의 과일을 섞어 먹어도 좋다. 단 유황으로 표백하지 않은 것이라야 한다. 이러한 과일들을 물에 불려 찜으로 만들어도 좋다.

녹즙에 대하여

반드시 바로 짜낸 것을 마셔야 한다.(하루분의 녹즙을 아침에 한꺼번에 짜서는 안된다). 마시는 양을 소량에서 시작하여 점점 늘려 나가야 한다.

야채의 조리

모든 야채는 물을 붓지 않고 약한 불에 천천히 조리하여야 야채의 자연향을 보존하게 되고 소화 흡수가 잘 되기 때문에 약한불로 조리하는 것은 대단히 중요하다. 센불에 조리하면 야채의 세포가 파괴되어 미네랄이 원래의 클로이드 상태 내에서 밖으로 유출되어 인체에 흡수되기가 어렵다.

생야채나 과일을 갈아서 먹을 경우에는 될 수 있는 대로 빨리 먹어야 한다. 생으로 살아 있는 조직은 어떤 식으로 조리를 하든 조직의 생명이 변하기 때문이다. 녹즙도 마찬가지이다. 그러나 조리한 식품 즉 수프나 과일 등은 냉장고에서 48시간 정도는 보관해도 된다.

특히 필요한 것

과일과 야채즙, 신선한 송아지의 간즙(현재에는 권하지 않는다. 신선한 송아지를 구할 수가 없기 때문이다.). 생식품은 특히 중요하다. 적어도 의사가 지시하는 양을 먹고 마시지 않으면 안된다. 호전반응(다음의 17장 참조)이 나오게 될 때에 그만한 양을 먹으면 반응이 더욱 강해지지만, 그렇더라도 그대로 행해야 할 필요가 있다.

그리고 그 기간 중에는 환자 자신이 조리하지 않은 음식, 사과, 녹즙, 껍질을 벗기지 않고 생째 간 사과즙이나, 간 바나나를 더 원하게 된다. 그래서 간 바나나나 사과는 푸레(puree)를 만들어 포크로 집어 먹을 수도 있다.

환자의 민감함, 또는 장의 과민함을 생각하면 생즙을 묽게 쑨 오트밀에 섞어서 마시게 해도 좋다. 환자의 호전반응이 심한 상태에서는 과일즙과 멀건 오트밀을 반반으로 섞지 않으면 안된다. 그 후에는 호전반응이 끝날 때까지 액상(液狀)의 오트밀은 큰 스푼으로 두 개만 넣어도 된다.

생으로 갈아서 짠 사과는 대량으로 먹을 것. 생으로 먹을 경우에는 소화의 부담을 가볍게 하고 찌꺼기의 배출을 줄이기 위하여 껍질을 벗기는 것이 좋다. 사과는 생으로 잘게 간 것, 구운 사과, 사과소스, 건포도를 넣은 콘포테 등 여러 가지의 형태로 먹는 것이 좋다.

당근도 생으로 먹어야 하는데 가장 좋게 먹으려면 같은 양의 사과와 함께 갈아서 먹어야 한다. 그외에 조리를 하거나 가볍게 볶아서 자연의 꿀이나 빵가루를 섞어서 먹어도 좋다. 감자류는 굽는다. 반드시 껍질채 오븐에 넣어 푹 익을 정도로 굽는다. 그것을 짓이겨 샐러드를 만들어도 좋다. 셀러리를 섞은 샐러드에 식초나 레몬즙을 넣어 먹어도 된다.

거슨 요법의 기본이 얼마나 엄격한가를 말하기 위해서 '암식사요법'의 일부를 소개했다. 이것으로 그 엄격함을 잘 알았으리라 믿는다.

나의 경우에는 이와 같은 방법을 그대로 택한 것은 아니다. 거슨 요법을 받아서 그대로 실시하는 콘트레라스병원의 요법(그대로 실천하지 않는다; 역주)이나 그외에 프리스톨암센터의 영양요법, 리빙스톤클리닉의 요법 등이 있다. 그들의 방법도 참고하여 나는 나 나름대로 간략판이라고도 할 수가 있는 거슨 요법을 행했다.

  독자 여러분에게는 번거로울지 모르겠으나 다음 장에서는 거슨 요법의 기본을 살리면서 내가 행한 구체적인 방법을 소개하고자 한다.

간략한 거슨 요법

■ 호시노식 거슨 요법이란

나는 거슨 요법을 실천하여 전이성의 간장암을 극복했으나 내가 행한 것은 엄밀한 거슨 요법은 아니었다. 나는 의성회의 강습회에서 강사로 지도하고 있는데 내가 행한 방법을 '호시노식 거슨 요법'이라고 칭하고 있다. 사실은 그것을 거슨 요법이라고 지칭한다는 것이 외람된 일로 거슨 박사에게 죄송스럽다는 생각이 들기도 한다.

명칭이 어떻든간에 내가 행했으며 또 암환자들에게 지도하는 식사의 방법은 거슨 요법의 간략판이다. 몇 가지의 원리와 원칙은 지키고 있으나 거슨의 원리를 엄밀하게 다 지키는 것은 아니다. 왜 내가 원리대로의 방법을 다 행하지 않았는가 하면 그대로 다 실행하기가 힘들 것으로 믿었기 때문이다.

　원래의 거슨 요법은 야채즙을 1회에 200~300 cc씩 하루에 13회 마시지 않으면 안된다. 그리고 커피관장을 하루 2~3회 이상 하지 않으면 안된다. 야채즙을 하루에 13회나 마신다고 하면 거의 하루 종일 야채즙을 만들어야 한다. 그 양도 대단하여 약 2,000~3,000 cc나 된다.

　거슨 요법대로 하려면 거슨병원에 입원하지 않으면 안된다. 또 생활의 걱정을 하지않고 가족을 부양할 입장이 아니고 누군가 식사를 만들어 줄 사람이 있다면 집안에서도 그렇게 실행할 수가 있겠지만 나에게는 아내와 두 아이가 딸려 모두 3명의 부양 가족이 있었다.

　대학병원의 월급은 세상 사람들이 생각하는 정도로 그렇게 많지가 않다. 일년간 아니 반년간이라도 휴직해서 치료에 전념할 수 있는 경제적 여유도 저축도 나에게는 없었다. 생명과 생활의 어느 쪽이 중요한 것인가라고 해도 나의 현실은 일을 하면서 병을 고치지 않으면 안되었다. 그래서 그 때문에 내가 할 수 있는 방법을 나름대로 모색하게 되었던 것이다.

　간략판이라고 해도 거슨 요법의 몇가지 원칙은 반드시 지켰다. 염분이나 동물성 단백질, 지방 등의 섭취는 제한하고 야채즙도 하루에 1,200~1,500cc는 마셨다. 그대신 거슨 요법의 기본법에는 없는 방법도 몇가지 행했다. 거기에는 생략한 거슨 요법을 보완하자는 의미도 있었다.

이들 방법 중의 하나는 비타민류의 대량 섭취였다. 이것은 콘트레라스병원의 영양요법에서 행하고 있다. 비타민 C, 비타민 B류의 영양보조식품을 복용했다. 그리고 라에트릴(살구씨에서 추출한 물질. 알약도 있음; 역주)주사도 맞았다.

면역요법으로 쇠뜨기, 쑥 등의 약초차의 음용과 요료법도 실천했다. 약초 중에는 면역력을 높여주거나 항암작용을 하는 것도 많이 있다. OTA(미국의회기술평가국)의 리포트에 의하면 암치료에 쓰이고 있는 약초들도 있다. 그리고 프리스톨의 병원에서도 간장의 기능을 높여주기 위해서 약초차를 마시게 하고 있다.

요료법은 뒤에 설명하겠지만 암치료에는 놀라운 효과가 있다는 것을 알고 있었으므로 꼭 실행하지 않으면 안된다고 생각했다.

이상과 같이 내가 행한 것은 두가지 이유로 엄격히 말해서 거슨 요법이 아니다. 즉 하나는 거슨 요법의 한 부분을 생략한 것이며 나머지 하나는 다른 방법을 병용했기 때문이다.

어쨌든 나는 내가 선택하여 인용한 방법으로 암의 재발을 면할 수가 있었던 것이다. 거슨 요법에 착안한 환자들은 대개 '암식사요법'을 읽는다. 그래서 그중 대부분의 환자들이 거슨 요법의 엄격함과 그 내용에 압도당하고 만다. 놀라운 요법이라고 생각하나 자신은 그와 같이 엄격한 일을 할 수가 없다고 체념해버린다.

그러한 환자들을 많이 보아 왔기 때문에 나 역시 현실에서 할 수가 있는 방법이 아니면 의미가 없을 것이라는 것을 강하게 느끼게 되었던 것이다. 그러므로 나를 위시해서 일반의 암환자들의 사정을 생각하면 엄격한 거슨 요법을 다 행하지 않아도 좋다고 생각한다. 가능한 한 70~80%의 엄격함으로도 좋지 않겠는가. 생략하는 부분은 간단히 할 수가 있는 다른 방법으로 보완하면 좋다고 생각한다.

그래서 충분히 효과를 볼 수가 있다고 생각한다. 거슨병원에 반년이나 일년간의 장기간 입원하여 치료를 받는다면 별 문제가 아니지만 자택에서 혼자서 행하려면 100% 엄격하게 행하는 것과 70~80% 정도 엄격하게 행하는 것 사이에 치료효과의 차이는 없다고 나는 생각한다.

그리고 실제 행하고 있는 환자들을 보고 있으면 100% 엄격하게 행하다가 오히려 중도에서 좌절해버리는 경우가 있다. 암환자는 모두 불안감이 강하기 때문에 완벽하게 하지 않으면 효과가 없다든가 낫지 않는다라고 생각하는 경향이 강한 것 같다. 그 때문에 무리해서 하다보면 도중 하차하고 만다.

거슨 요법의 원리에 충실한 방법을 택하든, 아니면 나와 같이 간략한 방법을 택하든 간에 암환자는 최저 2~3년간은 계속하지 않으면 안된다. 아무리 암이라는 어려운 병으로 생의 갈림길에 서 있다고 하더라도 무리는 금물인 것이다.

간략한 거슨 요법의 다섯 가지 기본

뒷 페이지의 표 1을 보시기 바란다. 거슨 요법의 본래 방법을 기본으로 내가 고안하여 실천한 간략판 거슨 요법의 기본인데 다음의 다섯 가지의 원칙이 있다.

1. 무염식
2. 기름기와 동물성단백질의 제한
3. 다종류의 야채즙을 많이 마실 것
4. 알코올, 카페인, 담배, 정제된 설탕, 인공 식품 첨가물(착색제, 보존제) 등을 금지
5. 감자류, 정백하지 않은 곡류(현미, 배아미, 전립분) 등의 탄수화물, 두류, 신선한 야채나 과일(일본산), 견과류(호두, 땅콩, 아몬드 등), 해조류를 중심으로 한 식사

이들 다섯 가지 원칙은 기본적으로는 거슨 요법에서 주장하는 식

사요법의 내용과 합치한다고 생각한다. 물론 세세한 점에서는 차이가 있다. 거슨의 식사 내용을 이 장의 서두에서 소개했다. 거슨의 요법에서는 금지식품에 콩류가 들어 있다. 그러나 나의 경우에는 두류, 특히 콩이나 콩의 가공식품(두부, 띄운콩 등)을 적극적으로 섭취했다.

 동물성 단백질의 섭취를 금할 경우, 콩종류(특히 노란 콩)는 귀중한 단백질의 보급원이다. 동물성 식품을 먹으면 그것만으로 필수 아미노산이 모두 섭취되나 식물성의 식품에서는 한 가지의 식품으로는 필요한 것을 모두 섭취할 수가 없다. 정백류의 곡류와 노란콩을 함께 섭취하면 필수 아미노산이 대부분 보충된다.
 더구나 암환자에게는 콩종류가 마이너스로 작용한다고 생각되지 않는다. 정직하게 말하자면 거슨 박사가 왜 콩류를 금지했는지 그 이유를 나는 모르겠다. 거슨 요법을 지도하고 있는 의사에게 물어보아도 정확한 이유를 대지 못했다.
 콩에 함유된 알기닌이라는 아미노산에는 다음에서 설명하는 바와 같이 항암작용이 있다. 그래서 인체에 여러 가지 좋은 작용을 한다. 그래서 나는 스스로 판단하여 두류 특히 노란콩이나 콩제품을 적극적으로 섭취하게 되었다.(역자의 후기를 읽어 보시길 바란다; 역자)
 그리고 매일 마시는 야채즙의 양은 본래의 방법에 비하여 적은 것으로 1회 400cc씩 하루에 3~5회씩 마셨다.

표 1. 호시노식 거슨 요법의 다섯 가지 기본

1. 무염식
1) 소금, 간장, 소스, 된장 등의 염분을 함유한 음식을 극력 배제
2) 소량의 감염 간장 또는 무염간장(KCL), 레몬, 식초, 마늘, 약초, 꿀, 흑설탕 등을 연구하여 음식의 맛을 낸다.
3) 특히 처음의 몇 달 동안에서 2년간은 이 조항을 철저히 지킨다.

2. 지방질과 동물성 단백질의 제한
1) 처음엔 모든 지방질(동물성, 식물성), 육류, 어패류, 유제품, 계란 등 모든 동물성 단백질을 제외
2) 단백질로는 가능한 식물성을 취한다. 즉 콩단백질(띄운 콩, 두부, 얼린 두부, 유바(일본명. 반죽을 하여 얇게 만들어 튀긴다; 역주), 두유, 프로테인 또는 소맥단백질(구르텐) 등에서 취한다.
3) 빵으로는 국산의 통밀로써 만든 것만을 취한다.(시판의 빵은 사먹지 않는다)
4) 몇 개월이 지난 후부터 흰살생선, 작은 생선(멸치, 병어포) 등을 먹기 시작해도 좋다.

3. 여러 종류의 야채즙을 대량 섭취.
1) 당근, 감자, 국산 레몬, 사과, 무청, 무 등과 계절에 따라 나는 푸른 채소로써 만든 즙을 1회에 400cc씩, 1일 3회 이상 마신다.
2) 이상의 야채는 가능한 무공해의 자연농법으로 재배한 것을 취한다.
3) 될 수 있는 한 신선한 야채를 생으로 많이 먹는다.

4. 알코올, 카페인, 담배, 정제된 설탕, 인공식품첨가물(착색제, 보존제 등) 등은 금지.

5. 감자류, 정백하지 않은 곡류(현미, 배아미, 통밀가루) 등의 탄수화물, 콩종류, 신선한 야채와 과일(국산), 견과류(호두, 땅콩, 아몬드) 등과 해조류를 중심으로 한 식사

위에서 설명한 바와 같이 스스로 나름대로 선정해서 음식을 취했으며 다음의 요법들을 병행했다.

1. 비타민 C의 대량 섭취
2. 비타민 B류의 섭취
3. 라에트릴정제의 먹기와 주사
4. 약초차의 마시기(쇠뜨기, 쑥, 어성초 등)
5. 요료법 실천
6. 현미식초, 검은깨, 아마인유 등

상기의 내용 중에서 약초차 마시기와 아마인유(아마씨로 짠 기름) 등은 거슨 요법에서도 설명하고 있다.

소금을 제외한 식사와 맛내기 공부

　염분이 암발생에 아주 중요한 역할을 하고 있다는 것은 거슨 박사의 특유한 사상이다. 세포의 수분 대사는 나트륨과 칼륨의 일정한 균형을 원활하게 유지하고 있다. 나트륨의 과잉섭취로 그 균형이 깨어지면 세포는 일종의 부종상태가 되어버린다.
　거슨 박사는 암세포는 나트륨 과잉의 부종상태에 있다고 본 것이다. 거슨 요법에서는 대량의 야채즙을 섭취케 하여 야채에 함유된 칼륨으로 나트륨과의 불균형을 정상으로 되돌릴 수가 있다고 생각한 것이다.
　그러나 염분은 나라와 민족을 막론하고 요리의 맛을 내는 데에 대단히 중요한 역할을 담당하고 있다. 소금을 넣어야 맛을 내게 되어 맛이 날 수가 있다. 그러나 거슨 요법을 실천하자면 이러한 상식을 버리지 않으면 안된다.

그러면 음식의 맛을 어떻게 내느냐가 문제가 된다. 소금, 간장, 된장, 소스 대신에 조미료로써 무염간장이나 레몬, 초, 마늘, 꿀, 흑설탕 등을 사용한다. 이들을 잘 배합하여 이용하는 것이다. 예를 들면 데친 야채에는 무염 간장과 꿀 또는 흑설탕으로 맛을 낸다. 야채 샐러드의 드레싱은 무염간장과 레몬, 현미식초와 마늘을 배합해서 만든다. 이 드레싱을 띄운콩에 쳐서 먹어도 좋다.

일본 음식의 맛내기는 보통 간장, 설탕, 조미술, 소금 등을 이용한다. 거슨 요법에서는 조미료를 사용할 수가 없으므로 일반적으로 사용하는 조미료도 이용할 수가 없다. 이와 같이 조미료를 일체 사용하지 않고 음식의 맛을 내기란 참으로 어려운 일이다. 그러므로 연구를 해서 자신의 입에 맞는 맛을 내어 거기에 익숙해져야 한다.

염분 제한(가능하면 무염식)은 거슨 요법에서 중요한 사항이다. 최저 2~3년간은 엄격하게 지켜나가야 한다.

거슨 박사에 의하면 염분은 애초에 인간의 몸에 필수적인 것이 아니며 염분의 과다섭취는 암을 증식시키는 원인이 된다는 것이다.

후술하겠지만 1870년대에 중앙 아프리카에 백인이 가서 그 지역에 유럽의 소금이 대량으로 들어가기 전까지는 암은 거의 찾아 볼 수가 없었으나 그 이후 현재에 이르기까지 도시를 중심으로 암이 늘어나고 있다고 한다.

거슨 박사의 저서에 따르면 식품 중에 자연히 함유되어 있는 염분만으로 제한한 식사를 장기간 계속해도 환자의 위산의 PH치는 정상이며 단염 때문에 식욕이 떨어지는 것도 아니라고 한다. 그리고 무염식을 하면 곧 바로 몸의 발한작용이 억제되어 몸속의 나트륨이 필요 이상으로 빼앗기지 않도록 항상성을 유지하는 메커니즘이 인체에는 있다는 것도 알게 되었다고 한다.

그리고 나의 임상 경험에 의하면 일본 사람들 중에는 극단으로 염분을 제한하면 전신 권태감이나 토증과 부정맥을 토로하는 사람들이 더러 있다는 것을 알게 되었다. 이 경우 혈중나트륨과 칼륨의 농도를 조사하면서 소량의 감염간장을 이용하도록 한다. 그리고 요료법을 병용하면 이 전신권태감이나 부정맥은 며칠 가지 않아 개선이 되는 것 같다.

어쨌든 염분을 취하지 않는 것이 거슨 요법의 요점이다.

대량, 다종류의 야채즙을 자주 마신다

■ 손이 노랗게 될 때까지

다종류의 야채즙을 대량으로 마시게 하는 것도 무염식과 함께 거슨 요법의 큰 특징이다.

거슨 요법에서는 하루에 13회씩, 모두 3000cc의 녹즙을 마시게 한다. 그렇게 하기 위해서는 하루 종일 녹즙을 짜야 한다. 그래서 나는 1회 400cc씩 하루에 3회 이상씩 마시라고 권한다. 나의 경우에 하루에 1200~1300cc 정도 마셨다. 한편 상당히 진행된 암이나 말기암의 경우에는 하루에 2000~3000cc의 많은 양을 권하고 있다. 거슨 요법에서는 다종류의 야채로 만든 대량의 녹즙이 항암제의 역할을 한다고 보고 있다.

여기에서 중요한 것은 당근즙과 그외의 즙(잎사귀즙)을 별도로 나누어 마신다는 것이다. 그 이유는 당근에는 푸른 채소의 비타민 C를 파괴하는 아스코르기나제가 함유되어 있기 때문이다. 그래서 다른 종류의 야채와 함께 녹즙기에 혼합하여 즙을 짜면 비타민 C가 파괴된다. 될 수가 있으면 당근즙은 단독으로 만들어 다른 야채즙이나 과일즙과 섞지 않고 단독즙으로 마셔야 한다.

만일 꼭 섞어야 할 경우에는 우선 당근즙에 레몬즙을 몇 방울 떨어뜨린다. 그러면 산성이 되어 비타민 C의 파괴효소가 활동하지 않아 다른 채소나 과일즙과 함께 혼합시켜도 비타민 C가 파괴되지 않는다.

당근만의 단독즙이나, 거기에 사과를 섞어 혼합즙을 만들면 마시기에 아주 좋다. 당근과 사과의 혼합즙을 만들려면 우선 당근즙에 레몬즙을 떨어뜨려 비타민 C의 파괴 효소를 억제시켜야 한다.

당근도 그러하지만 각종의 야채와 과일에는 파이터케미컬이라는 항암작용을 하는 특수 물질이 함유되어 있다는 사실이 최근의 연구에서 밝혀졌다. 이에 대해서는 다시 밝히겠다. 야채즙을 항암제로 정의한 거슨 박사가 아주 오래전에 그 사실을 알았다는 것은 참으로 놀라운 일로서 그의 선견지명에 탄복할 뿐이다.

거슨 요법에서는 당근즙을 단독으로 마시게 할 뿐만 아니라 아주 대량으로 마시게 한다. 대부분의 야채가 항암제를 갖고 있지만 당근즙을 대량으로 마시게 하는 이유는 거기에 베타카로틴이나 알파카로틴 등 여러 가지의 카로틴이 많이 함유되어 있기 때문이다.

파이터케미컬을 베타카로틴이나 알파카로틴이 뛰어난 물질이라고 하는 것은 이제는 널리 알려진 사실이다. NCI(미국암연구소)는 암예방을 위하여 하루에 6mg의 베타카로틴을 섭취해야 한다고 권하고 있으나 그보다도 당근즙을 대량으로 마시는 것이 더욱 유효하다. 당근즙에는 여러 가지의 카로틴이 들어 있기 때문이다. 특히 알파카로틴은 베타카로틴에 비해 두배의 항암 작용이 있다.

참고로 나의 손바닥은 황색으로 변색되어 있다. 하루에 1,200~1,500cc의 당근즙을 마시면 손의 피부색이 변해버린다.

야채즙 만드는 법

▬ 물을 마실 여유가 없다

거슨 요법에서는 항암제로서 여러 종류의 야채즙과 과일즙을 대량 마시게 한다. 실제로 경험해 보면 알게 되지만 하루에 1,200~1,500cc의 야채즙을 마시면 생수를 마실 여유가 없다. 야채즙으로 충분해진다. 수분의 공급은 야채즙으로 충분하므로 치료를 위한 생수를 따로 마실 필요가 없어지게 된다. 본 항에서는 녹즙을 만드는 방법과 녹즙을 마시는 방법에 대하여 설명하겠다.

1). 야채즙을 만드는 데에 필요한 재료.

당근, 감자, 레몬, 사과, 무청, 배추, 상추, 양배추, 순무, 근대, 질경이(차조기), 케일, 파셀리, 셀러리.

이에 반하여 가지, 피망, 오이, 부추 등은 쓰지 않는다. 이들은 즙을 짜기가 어렵다.

이들 야채는 샐러드와 같은 요리의 재료로 쓰인다.

재료는 될 수 있는 한 무농약으로 유기재배한 자연농법의 것을 사용해야 한다. 만일 이러한 재료를 구입할 수가 없을 때에는 보통의 농법으로 재배한 것으로 대용하겠지만 그러할 때에는 껍질을 벗기든가 표면을 깎아내든가 깨끗이 씻지 않으면 안된다.

2). 당근즙과 푸른 잎사귀즙을 합쳐서 하루에 1,200~1,500cc를 마시라고 했는데 즙을 짤 때에는 당근즙과 다른 즙을 따로 따로 만드는 것이 좋다.

1회에 마시는 양은 대체로 400cc 정도가 알맞다. 당근즙 200cc와 푸른 잎사귀즙 200cc로 하는 것이 좋다. 그것을 하루에 3~5회 이상, 계 1,200~1,500cc 이상씩 마시라고 나는 권하고 있다. 진행암이나 말기암 환자들은 하루에 2,000~3,000cc정도를 마시는 것이 좋을 것이다. 힘이 들 경우에는 하루에 4회로 하고 2회에는 당근즙을 다른 2회에는 푸른 녹즙을 마셔도 상관이 없다.

3). 야채즙을 만드는 방법

야채즙의 재료는 최소한 7~8 종류는 되어야 한다. 종류가 많을수록 여러 가지의 영양소를 고루 섭취할 수가 있다.

초기의 거슨 박사는 채소를 짓찧어 짜는 방법을 취했다. 요즘은 녹즙기가 있으므로 그것을 이용할 수가 있다. 이상적인 기구는 압축기이다. 이 타입의 기구를 사용하면 채소가 잘 부스러져 많은 영양소가 충분히 추출된다.

그에 비하여 시판되고 있는 일반적인 전동 회전식의 녹즙기는 짓찧는 작용이 약하다고 할 수가 있다(한국산의 녹즙기는 매우 성능이 좋아서 거슨치료소에서도 인정하고 있다; 역주).

따라서 영양소가 충분히 추출되지 않는다고 한다. 파이레이 박사 등의 보고에 의하면 전동회전식의 녹즙기는 압축식의 녹즙기에 비하면 비타민 C가 대부분 파괴되며 미네랄의 추출량도 적어진다고 한다. 그러나 제대로 된 압축기는 가격이 비싼데 대당 미국에서 $1,900 정도나 나간다.

나는 다소간 영양의 추출에는 차이가 있긴 하나 시판되고 있는 보통의 녹즙기로도 필요한 만큼의 영양소는 추출해 낼 수가 있다고 믿는다. 실제로 나는 국산을 대당 삼만엔을 주고 사서 사용하고 있는데 현재까지 세 대나 소비했다.

그리고 두세 가지를 더 첨언하고자 한다.

녹즙을 짤 때에는 물은 절대로 첨가해서는 안된다. 보통 믹서를 사용할 때에 야채만으로 기계가 회전이 되지 않으므로 물을 섞는다. 그렇게 하지 않아야 한다.

녹즙의 재료는 일일이 물로써 잘 씻어 적당한 크기로 짜른 후에 녹즙기에 넣는 것이 좋다.

그리고 녹즙을 미리 만들어 두어서는 안된다. 마실 때에 만들어야 하며 만들게 되면 즉시 마셔야 하는 것이 원칙이다.

  냉장고에 몇 시간씩이나 보관했다가 마시는 것도 절대로 피해야 한다. 야채는 살아 있는 물질이어서 시간에 따라서 변하기 때문이다.

  외출중에 마셔야 할 때에는 포트에 담아서 휴대하는 것이 좋을 것이다. 만든 후 반드시 2~3시간 내에 마셔야 한다.

야채는 가능한 무농약 유기농법으로 재배한 것을 사용

 녹즙의 재료인 야채나 과일은 가능한 무농약, 유기재배의 자연농법으로 기른 것을 사용해야 한다. 농약에는 발암물질이 함유되어 있다.
 거슨 요법에서는 곡류, 감자류, 근채류도 적극적으로 섭취한다. 곡류는 정백하지 않은 것을 섭취하는 것이 원칙이다. 현미나 보리, 좁쌀, 통밀가루 등을 주식으로 했으나 정백을 하면 밀기울이 떨어져 나가서 좋지 않다고 한다. 그러므로 거슨 요법을 하려면 무농약, 유기재배의 자연농법으로 기른 곡류를 사용하는 것이 중요한 조건이 된다. 농약에 오염된 재료를 항암제로 사용해서는 오히려 더 해롭기 때문이다.
 화학비료와 농약으로 재배한 곡류와 야채 그리고 질병과의 관계를 거슨 박사는 '암식사요법'에서 소상하게 지적하고 있다. 즉 화학비료와 농약은 토양을 오염시킨다. 구체적으로는 토양속의 미네랄이 결핍된다. 그렇게 되면 식물이 여러 가지의 질병에 걸린다는 사실이 많은 연구에 의해 밝혀졌다.

병에 걸린 식물에는 원래 있어야 할 여러 가지의 영양소가 부족하게 된다. 우리들 인간들이 그러한 식물을 섭취하게 되면 그 결과가 어떻게 될까.

기대한 대로의 영양소를 다 섭취하지 못하게 되면 그것이 원인이 되어 암을 위시한 여러 가지의 질병을 일으키게 된다. 이상과 같은 사실을 지적하면서 거슨 박사는 그것을 해결하는 방법은 자연농법의 식물을 섭취하는 것이라고 말한다.

우리나라에서는 보통의 슈퍼마켓이나 시장에서는 무농약, 유기재배한 과일이나 야채를 구입하기가 곤란하다.

곡류도 마찬가지이다. 그래도 전국의 각지에는 자연농법의 곡류나 야채를 생산하는 단체와 그러한 식품을 전문으로 취급하는 자연식품점이 있다. 그러한 곳들과 계약을 하여 언제든 좋은 식품을 구입할 수 있게 준비해 두어야 한다.

지방과 단백질의
섭취방법

■ 오메가3 불포화지방산과 식물성 단백질을 중심으로

거슨 요법에서는 지방류와 단백질에 대해서도 섭취해서 좋은 것과 나쁜 것을 엄밀히 구별하고 있다.

1) 지방류

지방질로서 섭취해도 좋은 것은 원칙으로는 오메가3 계열에 속하는 다가불포화지방산만으로 더욱이 날것으로 섭취해야 한다.

오메가3 계열의 다가불포화지방산에는 아마인유, 차조기유, 들깨 등에 많이 함유되어 있는 알파리놀렌산, 연어, 꽁치, 고등어 등 등 푸른 생선에 많은 에이코사펜타엔산(EPA), 도코사해키사엔산(DHA) 등이 있다. 거슨 요법에서 아마인유를 하루에 큰 숟가락으로 하나 정도(15cc)를 마시는 것을 기본으로 하고 있다.

좀더 구체적으로 설명하면 거슨 요법에서는 섭취해서 좋은 기름과 좋지 않은 기름을 명확히 구별하였다. 여러 가지 기름이 있으나 거의 다 먹을 수가 없는 것들이다. 지방산은 크게 나누어 동물성과 식물성의 지방산이 있다. 그리고 지방산은 표 3에서 설명한 내용과 같이 포화지방산과 불포화지방산의 두 가지로 분류한다.

포화지방산이란 동물성지방의 주성분으로 육류, 유제품, 계란 등에 함유되어 있는 지방이다. 이들은 암세포를 즐겁게 해주는 지방산 즉 암세포를 분열, 증식시키는 지방산이므로 거슨 요법에서는 적어도 처음에는 극력 제한한다.

불포화지방산에는 단가불포화지방산과 다가불포화지방산이 있다. 다가불포화지방산에는 필수지방산인 리놀산과 알파리놀렌산이 있다.

다가불포화지방산에는 주로 오메가3 계열과 오메가6 계열의 두 종류가 있다. 오메가3 계열에는 식물성 기름의 알파리놀렌산이나 생선에 많은 EPA 등이, 오메가6 계열에는 식물성 기름으로서 리놀산이나 아라키돈산 등이 있다. 이들 두 종류중에서 오메가3 계열은 암을 억제하는 한편 오메가6 계열은 암을 증식시킨다.(생으로 섭취했을 경우에 기본적으로 그러한 성질이 있다고 한다)

일반적으로 생활이 풍족해질수록 지방이 많은 식사를 하게 되며 지방중에서도 오메가6 계열의 지방을 많이 먹게 된다. 그 이유는 경제가 발전할수록 가공식품이나 튀김요리를 많이 먹게 되기 때문이다. 가공식품이나 튀김요리에 사용되는 식물성의 오메가3과 오메가6의 비율은 우리나라의 경우 평균 1:5 정도이다. 즉 오메가6쪽의 사용이 오메가3의 다섯 배나 된다.

이에 대하여 생선, 콩, 곡류, 야채, 해조류 등에서 주로 지방을 섭취하고 정제된 기름을 그만큼 사용하지 않는 전통적인 식사로는 반대로 오메가3의 이용 비율이 더 높아지게 된다.

그러나 오메가3 계열에도 문제가 있다. 그러한 문제는 오메가3 계열에만 국한하지 않고 다가불포화지방산은 가열을 하면 체내에서 활성산소(free radical)와 결합하기가 쉬운 성질이 강해지므로 발암의 원인 물질이 된다.

다가불포화산에 가열을 하면 포화지방산이나 단가지방산이 되기보다 활성산소와 결합하여 과산화지질이 되기가 쉽다는 사실이 최근의 연구로 알려지게 된 것이다. 식물유를 햇빛이 잘 드는 곳에 놓아 두면 산소를 흡수하여 점점 검은 빛으로 변하여 최후에는 타르상으로 변하고 악취를 내게 된다. 이것은 식물유중의 불포화지방산이 급속하게 발암물질의 과산화지질로 변해가는 증거인 것이다. 가정에서도 튀김기름을 몇번씩이나 사용하면 악취가 코를 찌르게 되는데 이것이 과산화지질이 점점 붙어나고 있다는 증거이다.

불포화지방산으로 오메가3 계열의 기름(아마씨기름 등)을 생으로 섭취하는 것이 바른 방법으로 거슨 요법에서는 하루에 큰 숟가락으로 하나분(15cc)을 마시게 한다(단 지방산은 공기에 접촉되면 산화하므로 될 수 있는 한 신선한 것을 권한다. (미국에서는 냉압으로 신선한 기름을 짜기 때문에 잘 산화하지 않는다; 역주).

임상영양학의 세계적 권위자의 한 사람인 미국의 의학박사 라이트씨는 다음과 같이 말하고 있다.

"나는 모든 환자들에게 가열 요리를 할 때에는 올리브유를, 샐러드에는 아마씨기름을 쓰도록 권하고 있다. 아마씨기름은 오메가3과 오메가6의 비율이 5:3이라는 이상적인 비율로 구성되어 있기 때문이다. 이러한 비율이 현대인의 무너져가는 필수 지방산의 균형을 잘 맞추어 주면서 많은 생활습관병을 개선시켜줄 수가 있다."

그러므로 원칙으로는 아무리 좋은 기름이라고 하더라도 가열을 해서 사용하는 것은 잘못이라고 생각해야 한다. 반드시 기름을 사용하여 요리를 해야 할 경우에는 단 한 가지 구제가 될 수 있는 길이 있다. 그것은 단가불포화지방산의 기름을 사용하는 것이다. 단가불포화지방산은 가열해도 성분이 변하지 않는 것이 특징이므로 암의 원인이 되는 과산화지방질이 잘 만들어지지 않는다. 단가불포화지방산의 대표적인 기름이 올리브유이다. 우리집에서는 기름을 사용해야 할 요리를 만들 때에는 소량의 올리브유를 사용한다. 단 올리브유의 경우 한번만 짠 것을 권하고 싶다. 거기에는 산화방지의 자연물질이 들어 있기 때문이다.

2) 단백질

다음으로 단백질로는 식물성 단백질을 섭취하고 동물성 단백질로는 포트치즈(pot cheese, cottage cheese를 말함. 천연의 자연산 치즈. 미국에서도 구하기가 거의 불가능함; 역주), 저지방치즈, 저지방 요구르트 이외에는 일체 섭취하지 않는 것이 거슨 요법의 원칙이다. 동물성 단백질의 과식이 암의 원인이 될 가능성이 있기 때문이다.

필수 아미노산을 한 가지 식품에서만 섭취하려고 하면 식물성의 식품이 동물성 식품에 미치지 못할 수도 있다. 동물성 고기는 모든 식품 중에서도 필수 아미노산의 균형이 가장 잘 유지되어 있기 때문에 좋다고 한다. 그렇기 때문에 식물성 식품만을 위주로 해서는 필수아미노산의 균형이 잘 유지가 되지 않을지도 모를 것이라고 생각할 사람들도 있겠으나 그러한 걱정은 할 필요가 없다. 정백하지 않은 곡류와 콩류만으로도 필수 아미노산을 충분히 그것도 균형 있게 섭취할 수가 있기 때문이다.

일반적으로 식물성 식품의 단백질은 모두 단독으로는 필수 아미노산의 무엇인가가 부족해서 동물성 단백질과 비교하면 질이 높지 않다. 그러나 두 종류 이상 배합해서 먹으면 과부족이 상쇄되어 질이 높아지게 된다. 콩류와 곡류를 섞어 먹으면 아주 좋아지는데 곡류의 부족한 리딘이 콩류의 풍부한 리딘으로 메꾸어지기 때문에 이상적이 된다. 거꾸로 메티오닌과 트리프로판은 콩류에는 부족하고 곡류에는 많이 있다. 그래서 곡류와 콩류를 2 : 1의 비율로 섞으면 이상적인 균형을 이루게 된다.

동물성 식품을 거의 먹을 수가 없는 가난한 국가의 대다수의 사람들이 건강하게 지내는 것은 쌀과 콩 또는 밀과 콩을 섞음으로써 균형이 맞는 단백질을 섭취하고 있기 때문이다.

원래 일본사람들은 정백하지 않은 곡류와 콩을 단백원으로 해왔다. 동물성 단백질은 별로 섭취하지 않았다. 그것이 바로 암에 잘 걸리지 않게 하는 식습관이었다.

정백하지 않은 곡류나 콩류는 또한 식물성 섬유가 풍부하므로 좋다. 식물성 섬유의 부족은 간접적인 대장암의 원인이 된다. 당연한 일로서 동물성 육류에는 식물의 섬유가 거의 포함되어 있지 않다. 정백하지 않은 곡류에는 식물성 섬유가 많이 포함되어 있어서 양에 비하여 칼로리가 적기 때문에 단백질의 섭취 효율이 높다. 그에 비하여 동물성 육류에는 양에 비하여 칼로리가 많기 때문에 단백질이나 지방 섭취율이 과하게 되어버린다.

다시 말하겠지만 식물성 단백질은 동물성 단백질에 비해서 알기닌이라는 아미노산이 풍부하게 함유되어 있어서 그것이 암에 대한 면역력을 높여 주거나 암 증식을 억제할 수가 있다는 것이 최근의 연구로 알려지게 되었다.

식물성 단백질이 좋은 또 하나의 이유는 콩종류가 고농도의 단백질과 분해효소의 프로테아제(단백분해효소) 억제 인자를 함유하고 있다는 점이다. 이 프로테아제 억제인자는 장내의 발암물질 작용에 대항한다고 생각되고 있다. 뉴욕대학의 월터 톨 박사는 실험용 쥐에 콩을 먹여서 그 효과를 확인한 바가 있다. 유방암을 발병시키는 것으로 알려진 강력한 X선을 조사(照射)시켜서 대조군과 비교해 보았던 것이다.

그 결과 콩을 먹고 있는 쪽은 44%가 발병하는 것에 그쳤는데 거기에 비하여 콩을 먹지 않은 쪽은 77%가 발병했다. 박사의 말에 따르면 모든 정상 세포 안에는 발암물질이 존재하고 있으나 발암으로 이어진다고 생각되는 발암 유전자가 활성화하는 것을 프로테아제 억제인자가 소멸시켜주기 때문에 암으로까지 진행되지 않는다고 한다. 프로테아제 억제인자는 보통의 콩에만 있는 것이 아니고 땅콩 등 콩류 식품에는 일반적으로 함유되어 있다.

거슨 요법에서 동물성 단백질의 섭취를 금하는 데에는 또 한가지의 다른 이유가 있다. 그것은 동물성단백질은 질소를 많이 함유하고 있는 등의 이유로 간장이나 신장에 과중한 부담을 주기 때문이다.

거슨 박사는 암환자들은 대부분 간의 기능이 저하되어 있다고 한다. 간의 기능저하가 암발생의 원인들 중의 하나가 된다고 그는 주장한다. 간기능이 저하된 상태에 있으면서 간장이나 신장에 부담을 주는 동물성 단백질을 섭취하면 어떻게 될 것인가. 암이 점점 더 진행이 되어갈 뿐일 것이다.

그리고 동물성 육류는 살코기라도 대부분 지방이 분리시킬 수가 없는 상태로 함유되어 있다. 살코기의 단백질이라고 히디라도 거기에는 상당한 비율의 지방이 들어 있다. 결과적으로 지방을 섭취하게 되므로 동물성 육류는 피해야 하는 것이다.

거슨 요법은 탄수화물, 고비타민, 고미네랄 중심의 식사요법이다

거슨 요법은 기본적으로 복합 탄수화물과 야채를 중심으로 한 식사요법이다.

왜 이러한 형식의 식사요법이 이루어졌을까. 여기까지 본서를 읽으신 분들은 아시리라 믿는다. 생활이 풍요로워지면 탄수화물의 섭취가 줄어들고 동물성 지방의 섭취량이 늘어나며 또 식물성 단백질의 섭취가 줄어들고 동물성 단백질의 섭취량이 늘어나게 된다. 이것이 정석으로 되어 있는 식사의 형태이다.

미국에서도 그러했고 일본도 고도 경제성장의 시대를 경계로 그렇게 되어 왔는데 그 결과는 어떻게 되었는가. 식사가 원인인 암이 미국에서 다발하더니 이제는 일본도 그 뒤를 따르게 된 것이다. 거슨 요법은 이러한 현상에 착안한 암식사요법이라고 할 수가 있다.

그러므로 지방과 단백질의 섭취를 제한하고 탄수화물(정백하지 않은 곡류)과 야채의 섭취를 권해야 하는 것이다.

지방과 단백질도 일반적으로 사람들이 생각하는 것 만큼 많은 양을 먹을 필요가 없다. 단백질의 하루 섭취량은 체중 1kg당 0.75g으로 충분하다. 지방과 단백질의 과다 섭취는 암을 늘일 뿐이라는 사실을 알아야 한다.

곡류, 야채, 감자류 등의 채식인 거슨 요법은 또 고비타민과 고미네랄을 취하는 식사라고도 할 수가 있다. 비타민은 필수 미량영양소와 보조효소로서 세포내 대사에 없어서는 안되는 물질이다. 그리고 미네랄은 필수 미량영양소로서 혈액 속의 다종류의 효소 활성기(活性基 활성시키는 재료)의 역할을 하는 데 절반드시 필요한 물질이다.

대용단백질의 섭취법

■ 구르텐과 프로테인 등

　정백하지 않은 곡류나 콩종류 등의 식물성 식품의 섭취만으로는 단백질이 부족해지지 않을까 하고 불안해 하는 사람들이 있을 것이다. 그러나 단백질은 일반적으로 생각하고 있는 것 만큼 많이 섭취할 필요가 없다. 현대의학과 현대영양학은 일시에 양질의 단백질을 많이 섭취하는 것이 좋으며 하루에 70~80g의 섭취를 권장해 왔다.

　그러나 현재에는 세계보건기구 WHO의 보고서에 의하면 체중 1kg당 0.75g의 섭취로 충분하다고 한다. 그뿐만 아니라 오늘날은 단백질의 과잉 섭취 특히 동물성 단백질의 과잉 섭취가 간장이나 신장에 과중한 부담을 주게 된다고 간장병이나 신장병의 전문가들이 일치된 견해를 보이고 있다.

단백질 특히 양질의 동물성 단백질을 섭취하지 않으면 안된다는 상식은 현대영양학이 가져온 잘못된 상식이었다.

거슨 요법으로 정백하지 않은 곡류나 콩류에 들어 있는 단백질의 섭취만으로는 불안을 느끼는 사람은 식물성단백의 가공식품을 이용하면 된다. 그것은 대용단백이라고 불리는 것으로 프로테인이나 밀단백의 구르텐이다.

콩단백의 프로테인은 콩프로테인이라고 부르고 분말로 가공되어 건강식품으로 약국이나 건강식품점에서 판매되고 있다. 물에 타서 마시거나 야채즙에 타서 먹을 수도 있으며 밥이나 반찬에 버물어 먹을 수도 있다.

밀의 구르텐은 인공육이라고 해서 가공된 대용육으로 햄버거 등을 만들 때에 이용하고 있다. 나는 구르텐을 사용하는 요리들을 때때로 먹고 있다. 역시 맛은 육류와 비슷하나 그렇게 맛이 있는 것은 아니지만 잘 연구를 하면 맛있게 먹을 수 있는 방법이 있을 것이다. 그것은 여러 가지 요리의 재료로 이용되므로 단백질을 보완하는 목적에만 한하지 말고 잘 이용하면 편리할 것이다.

밀구르텐은 자연식품점에서 구입할 수 있다.(대체로 염분이 함유되어 있으므로 많이 사용하는 것은 좋지 않다)

암을 만드는 식사와
예방하는 식사

■ 발암물질로 가득한 현대의 식사

 우리들 현대 일본인들의 식생활 내용은 암에 걸릴 위험에 노출되어 있다. 호들갑이 아니라 1억 2천만 명의 국민들이 암을 유발하기 위한 식사법을 열심히 장려하고 있다고 할 수가 있다.
 뒷페이지(124) 표 2의 '암을 만드는 식품과 예방하는 식품'을 꼭 참조하시기 바란다. 이 표에 있는 '암을 만드는 식품'은 동물 실험에서 확인된 것으로 인간에게서는 아직 입증되지 않은 것들도 있으나 우리들이 늘 먹고 있는 음식에 얼마만큼 발암물질이 많이 함유되어 있는지 알 수가 있을 것이다.
 이러한 사실은 일본만의 문제가 아니므로 일상 사용하는 식품에는 발암작용을 하고 있는 물질이 가득한 것이다. 우리 일본인들의 식생활은 경제의 고도 성장기를 중심으로 급속히 단백질과 고지방 위주의 구미형 식사법으로 기울어져 왔다. 그 결과 유방암, 대장암, 일부의 폐암 등 미국인들에게 많은 암이 일본인들에게도 늘어나고 있다고 생각된다.

한 때에 '41세 수명설'(1959년 이후 출생한 사람의 평균 수명이 41세밖에 되지 않으리라는 일본인 니시마루 신야씨의 주장; 역주)이 매스컴을 떠들석하게 했는데 지금과 같은 식생활을 계속한다면 수명이 길어지는 것은 고사하고 현재의 20대나 그 이하의 사람들에게는 여간해서 장수하기는 어렵다고 해야 할 것이다. 요즘의 아이들은 초등학교에서 벌써 지방간이나 고콜레스테롤, 혈압, 동맥경화증 등 어른들의 생활습관병이 나타나고 있다.

만드는 데에 그다지 손이 가지 않으며 몸에 나쁜 대표적인 식사에는 다음과 같은 것들이 있다. 즉 카레라이스, 아이스크림, 샌드위치, 튀김국수, 스파게티, 계란구이, 햄버거, 햄에그, 토스트, 크림스튜 등이다.

이들 모든 음식들이 젊은 사람들이나 아이들이 좋아하는 음식들이다. 20대와 30대에는 나쁜 식사를 하여도 병이 표면에 나타나지 않을 수도 있을 것이다. 그러나 그들이 40대 이상이 되면 나쁜 식사의 결과 암 등의 생활 습관병이 나타나기가 쉽다. 왜냐하면 암에 대한 면역력 즉 자연킬러세포(NK세포)의 활성 등이 40대에서는 50%로 80대에서는 25%로 내려가기 때문이다. 나이가 들수록 그만큼 암에 걸릴 확률이 높아지게 된다는 것이다.

표 2 암을 만드는 음식과 예방하는 음식

1. 암을 만드는 음식

1) 햄, 소시지, 베이컨(니트로소아민) - 간장암, 식도암, 방광암, 신장암 등
2) 수입 피낫, 콩, 옥수수(아프라톡신) - 간장암, 대장암, 신장암 등
3) 곰팡이가 있는 식품(아프라톡신, 오크라톡신 A) - 간장암, 신장암 등
4) 수입 오렌지, 레몬(OPP) - 간장암, 방광암 등
5) 말린 청어알, 찐 어묵, 우동(과산화수소) - 12지장암 등
6) 튀긴 생선이나 육류(Try-p-I) - 간장암, 위암 등
7) 마가린, 버터(DAB, 황색소) - 간장암 등
8) 고사리, 고비(프타키로사이드) - 방광암, 뇌종양, 폐암 등
9) 대량의 커피(카페인) - 췌장암, 담낭암 등
10) 짜고 매운 것(김치, 고추) - 위암
11) 알코올류(특히 위스키, 소주, 와인 등) - 구강암, 인두암, 식도암, 간장암, 위암 등
12) 뜨거운 식사 - 식도암
13) 사카린나트륨(인공 감미료, 껌) - 방광암 등
14) 샐러드유, 튀김, 버터, 마가린, 말린 생선이나 조개류, 냉동 생선이나 조개류, 절인 생선이나 조개류(BHA와 BHT, 산화방지제) - 간장암 등
15) 수입 땅콩, 콩, 저장 곡물(에칠렌옥시드, 훈증제) - 백혈병, 위암 등
16) 말린 육류, 인스턴트 식품, 스낵과자, 기름에 튀긴 것(과산화지질) - 전신의 암
17) 시판의 혼합 식용유(수입 콘유, 피넛유, 과산화지질) - 전신암
18) 정제된 흰설탕 - 유방암, 췌장암 등
19) 주스류, 과자류, 빵류, 흰밀가루, 찐어묵, 찐제품, 버터, 마가린, 치즈, 통조림 체리, 그린피스(표백제, 산화방지제, 인공착색료, 인공감미료, 인공보존료) - 전신암

20) 시판의 된장, 간장(표백제, 방부제, 인공보존료) – 전신암
21) 시판의 잼(변색방지제, 인공보존제, 타르계의 인공 착색제) – 전신암
22) 육류, 달걀(아초산염, 항생물질, 각종의 식품 첨가물) – 전신암
23) 박고지, 마른 살구, 과일주, 천연 과즙(표백제, 차아황산나트륨) – 전신암

2. 암을 예방하는 음식

1) 암을 억제하는 주식(탄수화물)
– 현미, 배아미, 율무, 보리, 메밀, 조, 고구마, 감자(어느 것이나 국산이라야 하며 무공해로 재배한 것이라야 함)
2) 암을 억제하는 단백질 – 실이 죽죽 나오는 띄운 콩, 콩, 두부(모두 국산이라야 함)
3) 암을 억제하는 야채와 과일
– 당근, 호박, 파셀리, 시금치, 브로콜리, 가지, 파, 부추, 콩나물, 셀러리, 양배추, 아스파라기스, 우엉, 무, 양파, 긴 대파, 마늘, 생강, 곤약, 무청, 꽃상치, 피망, 비타민, 사과, 레몬, 아보카도(모두 국산으로 무농약으로 재배한 것)
4) 암을 방지하는 해조류 – 김, 파래, 톳, 곤푸, 큰실맘, 청각
5) 암을 예방하는 식물 – 쇠뜨기, 쑥, 어성초, 알로에, 식용민들레
6) 기타 – 감잎, 검은깨, 산초나무, 녹차(모두 무공해의 것)

이즈미 구니히코(泉 邦彦) 저 발암물질 사전에서 일부 인용했음.

따라서 40대를 지나면 나쁜 식사를 하지 않도록 해야 한다. 물론 젊을 때부터 나쁜 식품을 섭취하지 않는 것이 좋다는 사실을 모두 다 알고는 있다. 그러나 젊을 때부터 익혀온 습관이 쉽게 고쳐지지 않는다는 사실을 인식하고 있어야 한다.

앞에서 소개한 나쁜 식사들은 거의가 기름, 소금, 동물성 식품으로 만드는 것들이다. 곡류도 사용하고 있으나 대체로 정백한 재료들이다. 좋은 식품인 야채는 거의 사용되지 않거나 쓰더라도 아주 미미하다.

이렇게 말하는 나도 40대가 되어서도 나쁜 식사를 계속하였다. 아니 30대보다 더 심했다고 생각한다. 매일 와인을 마시면서 스테이크, 유부튀김, 햄, 소시지, 만두 등 마치 암의 인체 실험이라도 하듯 나쁜 음식들을 섭취했다. 나는 기름진 음식을 아주 좋아했다.

예를 들면 참새와 같은 작은 새는 새끼에게 벌레 등 동물성의 먹이를 먹이고 키우면서 어미 자신은 아예 곡류나 채소를 먹는다. 우리들도 이러한 사실에 대하여 진지하게 생각해 보아야 한다.

구미형 식사에서 가장 문제가 되는 것은 지방(유지함유)이나 동물성 단백질의 섭취량이 많은 것이다. 특히 지방의 과다 섭취는 유방암, 대장암, 폐암, 난소암 등의 발생과 깊은 관계가 있다고 생각되어진다. 특히 유방암과 대장암은 그러한 경향이 현저하다. 그리고 지방 섭취량이 많은 나라일수록 대장암 발생율이 높은 것도 역학조사(지역이나 집단을 대상으로 하여 질병이나 건강의 원인을 통계적으로 밝히는 조사)에 의하여 알려졌다.

고도 성장기 이전의 일본은 지방 섭취량이 적었던 나라였다. 그런데 경제의 급성장과 함께 보조를 맞추기라도 하듯 지방 섭취량이 급격히 늘어났다. 과거 20~30년 전에 이처럼 지방 섭취량이 늘어난 나라는 세계에서도 그 예를 볼 수가 없다. 마치 일본이 국민들에게 암을 시험하고 있는 것이나 아닌가 하는 생각이 들 정도이다.

지방 섭취량이 늘고 동시에 고단백으로 기울어 야채는 거의 섭취하지 않는다. 무서운 현상이 아닐 수가 없다.

처음에 말한 바와 같이 우리가 일상 이용하고 있는 식품에는 발암작용을 갖고 있는 발암물질이 가득 차 있다. 그것을 없애주는 것이 야채이고 정백하지 않은 곡류이다. 암을 예방하려면 늦어도 40대부터는 지방과 단백질의 섭취를 제한하고 야채나 정백하지 않은 곡류를 적극적으로 섭취해야 할 것이다.

최소 2, 3년은 엄격하게
그 후에는 서서히 완화

거슨 요법은 2,3년 동안에는 엄격하게 행하고 그 후에는 서서히 풀어 주면서 기본 원칙을 지켜나가는 것이 성공하는 요령이다. 이렇게 말하면 많은 분들이 그와 같이 엄격한 식사요법을 그렇게 오랫동안 어떻게 지속할 수가 있겠느냐고 할 것이다.

그러나 잘 생각해보면 알게 될 것이다. 그 정도로 암이라는 질병은 고치기가 어려운 병이다. 그래서 엄격한 요법을 2년, 3년이란 일정한 세월 동안에 지속함에 따라 암이란 질병을 이길 수가 있는 것이다. 암은 한 개의 암세포가 직경 1cm 크기로 자라는 데에는 1년에서 10여년이나 걸린다.

이처럼 암이 덩어리가 되기까지에는 긴 세월이 걸리는 것이다. 그러므로 거슨 요법과 같은 자연요법으로 그것을 낫게 할 경우 2년이나 3년이란 세월이 걸리는 것은 당연하다고 해야 할 것이다. 거슨 박사는 물론이고 거슨 요법을 일본에 소개한 이마무라씨도 '너무 빠른 안심'에 주의하라고 한다.

그것은 암환자의 대부분이 거슨 요법을 해서 그후 2,3년 동안 재발의 징조가 보이지 않으면 암이 다 나은 것으로 안심해 버리는 사람들에 대한 경고이다. 나도 암을 체험했으므로 그 기분을 모르는 것은 아니다. 어느 때라도 빨리 안심을 하고 싶었다.

그러나 안심을 하고서 거슨 요법을 완전히 그만 두고 원래 하던 보통의 식사로 되돌아가서는 안된다. 아무리 2,3년 동안 거슨 요법을 엄격히 실행해서 그로 인해 종양이 없어졌거나 재발의 기미가 없다고 해서 3년 정도의 실천으로 보통의 식사로 되돌아가면 재발의 위험이 충분히 있기 때문이다.

갑자기 보통의 식사로 되돌아 가면 절대로 안된다. 거슨 요법의 기본을 지키면서 서서히 방향을 바꾸어 나가야 한다. 2년, 3년, 또는 5년간 거슨 요법을 엄격히 실행해서 암을 극복했다고 믿고서 갑자기 보통의 식사로 되돌려서 암이 재발한 경우가 적지 않다. 임상적으로 그러한 사람들을 보아온 이마무라씨도 '너무 빨리 안심'한다는 것은 가장 주의해야 할 일이라고 강하게 경고하고 있다.

암은 적어도 5년 동안에는 조심해야 하는데 그 5년 동인 재발하지 않았다고 해서 방심해서는 안된다. 거슨 요법을 시작한 후 벌써 만 7년이 지났으나 나는 거슨 요법의 기본을 깨지 않고 있다. 보통의 식사를 할 때도 있으나 그저 월 2~3회 정도일 뿐이다. 너무 빠른 안심이야 말로 경계하지 않으면 안될 사항이다.

거슨 요법은
어떠한 암에 유효한가

■ 특히 대장암과 유방암

거슨 요법이 아무리 암치료에 빼어난 요법이라고 하더라도 모든 암이 다 낫는 것은 아니다. 지금까지 여러번 말했지만 고지방, 고동물성의 나쁜 식사가 원인이 되는 대장암, 유방암 등에는 특히 놀라운 효과를 보이고 있다.

그리고 뒤에 환자들의 체험수기에서도 있겠지만 위장임, 갑상선암, 폐암, 뇌종양, 악성임파종, 백혈병 등에도 유효한 것 같다. 환자의 사정 때문에 수기로서 발표를 하지는 못했으나 그외에 간장암, 난소암 등에도 유효했다.

그에 비하여 나쁜 식사가 원인으로서 그다지 관계하지 않는다고 생각되는 암의 경우에는 효과가 약했다.

그리고 증식이 늦은 암의 경우에는 효과를 얻기가 쉽고 증식이 빠른 암에는 효과가 별로 나지 않는 것 같다. 증식이 늦은 암으로는 대장암, 유방암, 갑상선암이 있다. 증식이 빠른 암으로는 난소암, 췌장암, 딱딱한 위암, 폐암(특히 소세포암) 등이 있다.

거슨 요법이 증식의 속도가 빠른 암에는 큰 효과를 보이지 않는 것은 효과가 빠른 증식력을 따라잡기가 힘이 들기 때문이다. 그러한 연유때문인지 지금까지 내가 알고 있는 예로서는 진행성의 폐암, 췌장암에는 효과가 없었다. 둘 다 진행이 깊어서 수술을 할 수가 없는 경우였다.

거슨 박사도 말한 바와 같이 거슨 요법이 효과를 나타내기 위해서는 적어도 6개월 이상의 잔여 생명이 있어야 한다. 이러한 경우에 상당히 진행된 경우에라도 수술 직후로부터 거슨 요법을 실천해서 암이 소실되었거나 재발을 막은 환자들도 있었다. 따라서 그 시기를 놓치지 않고 거슨 요법을 실천하는 것이 대단히 중요하다.

'암승리자 25인의 증언'을 저술한 이마무라씨는 거슨병원, 콘트레라스병원, 리빙스턴병원 등에서 치료를 받아서 양호한 경과를 보이고 있는 25명의 암환자들에 대하여 상세한 보고를 하고 있다. 그의 보고에 따르면 결장암, 직장암, 유방안 등과 전립선암, 페임, 악성흑색종, 뇌종양, 호치킨병, 방광암, 췌장암, 다발성골수종, 자궁암, 임파성백혈병 등의 환자들에게도 거슨 요법이 유효했다고 한다.

이러한 환자들은 커피관장을 하고 대량의 야채즙을 마시는 등 거슨 요법을 매우 엄격하게 실시하고 있다.

그리고 거슨병원에서 연수를 하여 거슨 요법을 배운 호주의 란디스병원의 외과의 래슈넬 박사는 역시 유방암이나 대장암의 환자들에게 수정판 거슨 요법을 행하여 상당한 효과를 얻고 있다고 한다.(여기에서 수정판이란 뜻은 호주에서는 구하기가 어려운 송아지 간즙, 갑상선제 등을 사용하지 않았다는 뜻이다)

래슈넬 박사에 의하면 유방암 수술을 받고 전이가 없었던 19명의 환자들에게 거슨 요법을 실천시켰을 때 대조군(거슨 요법을 하지 않은 유방암 환자들)과 비교해서 암의 재발이나 전이가 적었다고 보고하고 있다. 게다가 이미 간장에 전이가 된 3명의 환자들에게도 거슨 요법을 실천시켰더니 대조군의 환자들에 비하여 생존 기간이 두배나 길었으며 항암제의 부작용이 발생하지 않았다고 한다. 그리고 그들 중의 한 명은 아직까지 생존하고 있다고 한다.

한편 대장암 환자 8명에게 거슨 요법을 실시한 결과 역시 생존 기간이 두 배나 길었고 항암제의 부작용이 잘 일어나지 않았다고 한다. 그중 74세의 한 여성 환자는 대장암 수술후 간장의 우엽(右葉)에 크게 전이되고 좌엽에도 작은 전이가 많이 발생하여 수술이 불가능하게 되었는데 거슨 요법을 2년간 실천한 결과 모든 종양이 없어져 CEA(종양마카)검사에도 수치가 정상으로 나타났었다고 보고하고 있다.

래슈넬 박사에 의하면 간장에 전이된 대장암 환자에게는 항암제의 효과가 없으며 거슨 요법외에는 다른 치료법이 없다고 한다.

거슨 요법 원리에 있어서 그외의 병용법

본래 거슨 요법에서는 식사요법에 더하여 병용해야 하는 몇 가지의 요법들이 있는데 그것들을 소개하고자 한다.

1. 커피관장

거슨 요법의 특징 중의 하나가 커피관장이다. 약한 불에 끓인 커피를 사용하여 무화과관장(무화과 같이 생긴 일본의 관장기로 하는 관장; 역주)같은 방법으로 행하는 것이다.

거슨 요법에서 커피관장을 행하게 된 것은 간장의 해독을 촉진시키기 위해서이다. 암세포가 사멸할 때에 암세포에서 대량의 유해물질이나 노폐물이 나온다. 그것을 해독하기 위해서 간장은 큰 부담을 안게 된다. 그 문제를 해결하기 위하여 거슨 박사는 커피관장을 하기로 했다. 담즙(지방을 소화시켜 흡수되기가 쉬운 형으로 변화시키는 소화액) 분비를 촉진시켜 해독을 촉진시키게 된다고 거슨 박사는 생각했던 것이다. 하루에 커피관장을 4~5회 하면 담즙의 분비 촉진에 대단히 유효하다고 거슨 박사는 그의 저서에서 밝히고 있다. 그러나 나는 커피관장을 하지 않았다. 병원에서 일을 하면서 관장을 할 수가 없었기 때문이다(나는 변비가 있어서 라긴베론 등의 하제를 복용했다). 거슨병원에서 사용하고 있는 관장기는 간단한 기구로서 그 안에 끓인 커피를 체온 정도로 식혀 넣는다. 커피관장도 보통의 관장법과 기본적으로 다르지 않다.

2. 갑상선 호르몬제(요오드제)

거슨 요법에서는 환자에 따라서 갑상선 호르몬제로서 요오드제를 사용하기도 한다. 요오드는 해조류에 포함되어 있는 성분이다. 거슨 박사에 의하면 암환자는 갑상선기능이 저하하여 면역력이 떨어져 있는 경우가 많다고 한다. 요오드제를 보급하여 갑상선의 기능을 높여 2차적으로 면역력을 올려주려는 것이다. 우리나라에서도 요오드제를 사용하여 치료를 하는 MMK 요오드요법이 있다.

나는 이 호르몬제를 복용하지 않았는데 반드시 섭취해야 한다고 보지 않는다. 면역력을 높여주는 다른 방법이 있으며 그것으로도 충분하다고 믿었기 때문이다.

3. 간장효소제제

거슨 요법에서는 간장의 기능을 향상시키기 위해서 송아지의 생간즙을 마시게 한다. 이것은 대단히 중요한 것인데 거슨 박사는 암 환자는 대개가 간장의 기능이 저하되어 있다고 보았다. 그리고 환자들의 간장기능이 저하되어 있기 때문에 암이 발생한다고 했다.

거슨 박사는 암은 영양장해, 대사장해에서 오는 병이라고 정의를 내렸다. 간장은 영양이나 노폐물의 대사에 깊이 관계하고 있다. 그러므로 간장의 기능이 저하하는 것으로 암이 발생한다고 거슨 박사는 생각했던 것이다. 그래서 간의 기능을 향상시키는 방법으로 송아지의 생간즙을 권하고 있다.

그러나 이 방법은 멕시코의 거슨병원에서는 가능하나 일본에서는 사용할 수가 없다. 사료에 항생물질을 사용하고 있으며 PCB, BHC 등의 화학물질 오염이 강하기 때문이다. 송아지의 생간즙을 이용할 수가 없을 경우에는 간장효소제를 이용한다. 나는 송아지의 생간즙도 간장효소제도 쓰지 않았다. 간기능의 저하가 있어도 야채즙과 거슨의 식사법으로 인체를 개선할 수가 있다고 믿었던 것이다 (현재 거슨병원에서도 송아지 간즙을 이용하지 못하고 있다. 거기에서도 무해한 식품으로 기르는 송아지가 없기 때문이다. 대신에 당근즙의 양을 늘려 마시게 한다; 역주).

4. 칼륨제

암세포는 나트륨과 칼륨의 미네랄 밸런스가 깨어져 나트륨의 과잉으로 본래 세포 밖에 있어야 할 나트륨이 세포 안으로 들어가 세포안에는 칼륨의 부족 현상이 일어나게 된다. 그러므로 암치료에는 나트륨의 섭취량을 줄이고 칼륨을 많이 섭취할 필요가 있다고 거슨 박사는 생각했다. 거슨 요법에서는 야채즙으로부터 칼륨이 충분히 보급된다. 칼륨제를 따로 섭취하지 않아도 된다고 나는 생각한다. 그래서 나의 경우 별도로 칼륨제를 복용하지 않았다.

5. 아마씨기름

발암의 원인이 되지 않는 유일한 기름이 오메가3 계열의 지방산으로 아마씨기름, 들깨기름, 차조기기름에 함유된 알파 리놀렌산이나 어유에 함유되어 있는 EPA가 있다. 단 이들도 가열하면 발암의 원인물질이 된다. 그래서 거슨 요법에서는 날 아마씨기름을 하루에 15cc 정도 섭취할 것을 권한다.

요리법, 맛내기의 연구가
장기 계속의 요령

거슨 요법은 어찌되었던 장기전이다. 최소 2~3년은 엄격한 식사 요법을 계속하지 않으면 안된다. 도중에서 좌절하지 않고 계속하기 위해서는 요리를 연구하는 일이 필요하다고 생각한다. 조미료는 제한되어 있으며 음식의 재료로 육류와 생선을 이용해서는 안된다. 확실히 연구를 하지 않으면 현대의 식사에 길이 든 사람은 이렇게 맛없는 식사가 어디에 있느냐고 할 것이다. 그러나 자연농법으로 지은 식재료만을 사용한다고 꼭 그렇게 맛이 없는 것만은 아니다, 다만 식재료 비용은 더 많이 든다는 것을 감안해야 한다.

필요는 발명의 어머니라고 한다. 필요에 의하여 생각해서 연구를 하면 맛있는 요리를 만들 수 있다. 나의 경우는 아내가 머리를 써서 맛있는 요리를 만들어 주었다. 부끄러운 팔불출 같겠지만 나는 아내를 '요리의 천재'라고 부른다. 실제로 사용해서는 안되는 조미료와 재료가 많은데 그러한 핸디캡을 갖고서 맛있는 요리를 만든다는 것은 대단한 일이라고 아니할 수가 없다.

하여간 거슨 요법으로 맛있는 요리를 만드는 요령은 맛내기에 있다. 거슨 요법에서 허용되는 조미료는 무염간장, 레몬, 식초, 마늘, 약초, 꿀, 흑설탕 등이다. 이들을 어떻게 배합하여 요리를 만드는가가 요령이다.

그 때문에 누군가 만들어 주는 사람이 있어야 한다. 실제로 암에 걸리면 본인이 스스로 만들라고 하나 본인 스스로가 만들 사람은 한 사람도 없다. 암이라는 어려운 병에 걸려 스스로가 치료식, 그것도 제한과 규칙이 많은 음식을 만든다는 것은 정말 어려운 일이다. 물론 혹자는 가족들에게는 보통의 식사를 해주면서 자신은 암식사법을 만들어 먹어서 암을 극복한 분들도 있다. 그러나 지금까지 많은 환자들을 지도해 왔지만 대부분의 환자는 스스로 식사를 만들기가 무리인 것 같았다.

그러나 자연의 맛 즉 자연의 재료에서 나오는 맛에 길들여진다는 것은 기분을 좋게 할 수도 있다. 나쁜 식사를 계속하고 있으면 거기에 미각이 길들여져 버린다. 맛을 내는 소금, 간장, 소스의 맛에 길들여지게 된다. 그러한 미각을 가진 사람이 갑자기 그들 조미료를 사용하지 않는 요리를 먹는다는 것은 무언가 모자라는 느낌이 들게 되는 것은 당연하다. 자연의 맛을 즐기자. 발상을 전환하는 것도 좋을 것이다.

요리의 메뉴 - 예

거슨 요법은 여러 가지 제한이 많은 아주 엄격한 식사요법이다. 제한이 많기 때문에 보통의 식사에 비하면 아무래도 맛이 없다. 더구나 2년, 3년이란 꽤 긴 세월 동안 계속해서 그러한 식사법을 행하지 않으면 안된다. 그렇게 계속하기 위해서는 요리에 대한 공부가 필요하다.

나의 경우 아내가 매일 노력을 해서 나를 싫증나지 않도록 연구를 하여 맛있는 요리를 만들어 주었다. 나의 식단은 대개 다음과 같은 것들이었다.

나의 일일 식사 - 예
아침 - 당근즙(300cc), 감자와 고구마 1개씩(오븐에 구운 것)
점심 - 당근즙(300cc), 점심 도시락(데친 야채, 볶은 야채, 구르

텐 요리 등)

저녁 - 푸른 야채즙(300cc), 현미밥, 일본식 구르텐 햄버거, 한천젤리

거슨 요법의 식사메뉴

참고용으로 책에 실린 거슨병원의 식사메뉴를 소개한다.

▲ 아침 - 오-트밀, 말린 과일(살구, 무화과, 건포도), 귀리빵, 바나나, 사과 소스, 소량의 꿀이나 흑설탕, 오렌지즙, 무지방푸렌요구르트 1/4~1/3 컵(치료후 6주 이후부터 가능)

▲ 점심 - 히포크라테스 수프(셀러리, 파셀리, 흰파, 양파, 토마토, 감자 등을 약한 불에 오랜 동안 끓인 것), 구운 감자, 생야채 샐러드(상추, 셀러리, 무, 양배추, 토마토, 양파 등을 이용), 찐야채, 생과일(멜론, 수박, 사과, 포도, 오렌지, 파파이야, 망고, 서양오얏 등), 사과와 당근즙, 사과소스, 샐러드에 식초드레싱, 생마늘(생으로 먹을 수도 샐러드에 짓이겨 넣을 수도 있음), 아마씨기름(작은 스푼의 1/2, 치료 개시후 4주간 동안), 무지방푸렌 요구르트 1/3~1/4컵(치료개시 후 6주 이후부터)

▲ 저녁 - 점심과 같다.

거슨 요법의 주의점

■ 체중감소와 호전반응

거슨 요법을 행하면서 알아 두어야 할 것이 있는데 체중감소와 호전반응(병이 낫기 전에 일시적으로 증상이 악화되는 것)이 있다.

거슨 요법을 시작하면 최초의 몇 달 동안에는 체중이 몇 kg쯤 감소한다. 나의 경우에도 최초의 반년 동안 약 8kg이나 줄었다. 그러나 어느 정도 줄어든 후에는 평탄한 상태가 되어 그 이상 줄어들지 않는다.

왜 체중이 감소하는가 하면 두 가지 이유가 있다고 생각된다. 하나는 식물성 중심의 식사이기 때문에 섭취되는 칼로리의 양이 줄어드는 것이다. 그리고 다른 이유는 몸의 여러 가지 대사가 염분과 지방의 제한으로 정상화되기 때문일 것이다. 어느 쪽이든 일반적으로 거슨 요법에 의한 체중의 감소는 걱정을 하지 않아도 좋다.

호전반응은 사람에 따라 일어나는 경우와 일어나지 않는 경우가 있다. 증상도 사람에 따라 다 달라서 중증도도 다르나 주로 전신 권태감이나 구토증, 두통 등이 있다.(내가 지금까지 거슨 요법을 권한 환자 중에서도 일부 이와 같은 호전반응을 일으키는 사람들이 있었다. 그러나 이 경우 요료법을 병용하면 전원 수일내로 개선이 된다고 했다.)

이들의 호전반응은 이상하게 되어 있는 몸의 여러 가지 대사가 거슨 요법에 의하여 정상으로 되기 위해 일어나는 수도 있으나 주원인은 무염식에 있다고 생각된다. 조미료로서 식염을 사용하지 않는다고 해서 소금을 아주 섭취하지 않는 것은 아니다. 곡류, 감자류, 야채 등의 식물에도 아주 소량이지만 나트륨은 함유되어 있기 때문이다.

대부분의 사람들은 무염식을 해도 이러한 증상은 나타나지 않으며 나타나더라도 가볍다. 그래도 그들 중에는 식욕이 한결같이 저하되고 전신의 심한 권태감을 호소하는 사람들이 있다. 이것은 나트륨의 결핍증이다.

식욕이 저하된 상태에서는 몸이 쇠약해져서 좋지 않다. 이럴 때에는 되도록 혈중의 나트륨과 칼륨의 농도를 검사하면서 자연염이나 감염간장 등을 사용하여 소량의 염분을 보급하는 것이 좋다.

나트륨이 높은 비율로 함유된 해조류를 먹는 것도 좋을 것이다. 체력이 회복되면 다시 원래대로 무염식으로 돌아가야 한다. 계속하고 있으면 몸이 길들여져 드디어 이러한 증상은 일어나지 않게 된다.

'거슨 요법' 및 나의 '호시노식 거슨요법'의 구체적인 실시 방법을 이해하셨으리라고 본다. 이것을 엄격히 지키고 계속하는 것, 적극적으로 스스로 암과 싸우려고 하는 강한 의지를 가져야 하는 것이다.

다음의 3장에서는 거슨 요법으로 스스로 암을 극복하여 재발을 방지하고 있는 12명의 체험담을 소개하겠다. 좋은 참고가 되리라 생각한다.

PART 03

막스거슨 요법에 의한
암승리자들의 증언

대장암

마다(眞田幸子 가명, 43세)

인공항문을 만들어야 할는지도 모른다

호시노 요시히코 선생님과 그 부인께 참으로 감사하게 생각하고 있습니다. 대장암으로 수술을 받았을 때가 1993년 3월 30일이었습니다. 6월 4일에 퇴원하여 26일에 호시노 선생님의 댁에서 그분과 상담을 했습니다. 검사를 받은 것은 그해의 1월이었습니다. 남편과 함께 동네에서 집단검진을 받았는데 나만 정밀검사를 다시 받으라는 것이었습니다.

그러고 보니 검사받기 2~3개월 전부터 두세번 혈변이 나온 적이 있었습니다. 우리집 화장실은 수세식이어서 확실히는 모릅니다만 혈변이 있었던 것 같았습니다. 치질인가 하고 생각하기도 했습니다. 나는 배를 타고 낚시를 하는 남편의 일을 거들고 있었습니다. 생선을 말려야 하기 때문에 종일 찬물에 손을 담구어야 했습니다. 쭈구리고 앉아서 종일 손끝이 시리도록 차가운 일을 하니 치질이 생길 수도 있다고 생각했습니다. 요통도 있었습니다.

그 전에도 4년 동안 매년 집단검진을 받았는데 그때까지는 이상이 없었습니다. 막상 주장(注腸)검사(직장이나 결장을 조영하여 투시함과 동시에 X선 촬영을 하고 진단하는 검사)를 한 후에 의사가 필름을 보고 '항문 바로 위쪽에 무언가가 있는데 수술을 해야 할는지도 모르겠다' 라고 말하여 나는 깜짝 놀랐습니다. 큰 병원에서 다시 검사를 받아보라는 권유를 받고 종합병원을 찾아갔습니다.

그 병원에서 암이라는 진단을 받았습니다. 암이라는 것만 알았을 뿐 어느 정도의 크기인지는 몰랐었습니다. 의사가 '강한 의지가 필요하기 때문에 말해드립니다. 인공 항문을 만들어야 되는지도 모릅니다' 라고 단언을 했습니다.

그러나 나는 '설마 인공항문까지야…' 하고 생각했습니다. 그 시점에서는 나의 암이 대단히 지독한 것이라는 사실을 몰랐었기 때문에 그렇게 믿고 있었습니다.

남편은 의사로부터 '진행암으로 4기에 가까운 후반기' 라는 말을 듣고 그 자리에서 주저앉았다고 했습니다. 나에게는 비밀로 했기 때문에 막상 나는 나의 사태가 그렇게 심각한 줄을 모르고 있었습니다.

종합병원에 입원하여 수술을 받을까 했는데 마침 남편쪽의 조카

한 사람이 간호사로 근무하고 있는 병원이 장과 항문분야의 전문병원이어서 거기에 가서 다시 진찰을 받게 되었습니다. 그 병원의 진단 결과는 인공항문까지는 만들지 않고 수술을 할 수가 있겠다고 했습니다. 그래서 그 병원에 입원하여 수술을 받았습니다. 암의 크기가 예상 외로 작아서 인공항문은 필요치 않게 되었습니다.

수술 후 2주일간 링거주사를 맞았습니다. 머리카락이 거의 다 빠지는 것을 보고 항암제라는 것을 알았습니다. 남편은 수술 후의 일에 대하여 의사에게 물어 보았습니다. "이 병원에서 완치가 됩니까?" 의사는 확실하게 대답하지 않았습니다. 남편이 다시 같은 질문을 했을 때에 "4기까지 진행이 되었으므로 재발의 위험도 충분히 있으며, 무어라고 장담할 수가 없다."라고 의사가 말했습니다.

그러자 남편이 "얼마나 더 살겠느냐?" 하고 묻자 역시 의사는 말이 없었고 "2년 정도는 살까요?" 하고 물어 보아도 의사는 말이 없었습니다. 아무래도 아내의 생명은 얼마 남지 않았다고 생각하게 된 남편은 무척 분개를 하게 되었습니다.

퇴원후에야 병의 상태를 제대로 알게 되다

퇴원 후에야 남편으로부터 상기의 이야기를 듣고 비로소 나의 병이 중하다는 사실을 알게 되었습니다. 퇴원을 한 후 일주일이 지난 후에 남편이 느닷없이 후쿠시마에 가지 않겠느냐고 물어 왔습니다. 남편이 "자기의 병을 어떻게 생각하느냐?" 하고 물었을 때에 "암이겠지요. 수술을 했으니까 치료가 되었겠지요." 하고 내가 대답을 했더니 그제서야 남편이 진실을 말해 주는 것이었습니다. 나는 쇼크를 받아 "나는 죽게 되겠군요." 하고 말하면서 눈물을 흘렸지만 이성을 잃지는 않았습니다. 나는 세 아이의 어머니인데 막내는 이제 겨우 초등학교 일년생이어서 결코 죽어서는 안되는 몸이었습니다.

남편은 거슨 요법에 대하여 설명을 해주면서 호시노 선생님께 상담을 하러 가자는 것이었습니다. 시누이가 신문을 통하여 거슨 요법을 알게 되어 남편에게 전해 주었다고 했습니다.

지방판의 칼럼에 거슨 요법을 행하여 대장암을 극복한 어느 분의 이야기가 실려 있었던 것입니다. 뒤에 알게 되었는데 그 칼럼을 쓰신 분이 거슨 요법으로 대장암을 극복한 Y씨의 의형이었습니다. 그 글중에는 스스로 거슨 요법을 실천하여 암을 극복하고 있는 호시노 선생의 이야기도 있었는데 그 분이 Y씨를 지도하고 계셨습니다.

남편은 호시노 선생의 연락처를 알아내어 바로 전화로 상담을 했습니다. "이 요법을 하려면 환자 자신이 병의 정도를 알아야 합니다." 라는 호시노 선생의 말에 따라 남편은 하는 수 없이 괴로운 감정을 억누르며 나에게 진실을 알려주게 된 것이었습니다. 나는 남편의 필사적인 태도에 감명을 받아 하나에서 열까지 모두 시키는 대로 하겠다고 약속했습니다. 그렇게 해서 남편과, 시누이 그리고 나, 세 사람이 6월 25일에 호시노 선생의 댁으로 찾아가게 되었습니다.

면역요법으로 요료법을 시작

　호시노 선생은 거슨 요법에서 요구하는, 먹어서 좋은 음식과 먹어서는 안되는 음식에 대하여 매우 자상하게 일러 주셨습니다. 자신의 체험을 들려주시고 "이 요법을 철저히 지키고 실천하면 반드시 재발이 방지되고 완치됩니다."라고 격려의 말씀도 해주셨습니다.
　무엇보다도 호시노 선생님의 부인께서 따뜻하게 맞이해 주셔서 감명을 받았습니다. 부인께서 우리들을 위해서 거슨 요법의 식사를 만들어 주셨습니다. 현미 잡곡밥에 구르텐으로 만든 만두, 야채 셀러드 그리고 고구마찜 등이었습니다. 분에 넘칠 정도의 감정이 들었는데 맛도 아주 좋았습니다. 요리를 만드는 방법도 가르쳐 주셨는데 제가 그러한 요리들을 만들 수가 있을까 하고 불안스러웠습니다.
　돌아올 때에는 부인께서 통밀로 만든 빵을 구워 주셨습니다. 그리고 선생님께서 "면역요법으로 마루야마 왁진이 좋습니다만 요료법이 제일 좋습니다. 오늘 밤부터 요료법을 시작하세요."라고 말씀하셨습니다. 그러나 요를 마신다는 것은 대단히 힘이 드는 것이었습니다. 내가 잘 못 마시는 것을 아시게 된 아버님께서 모범을 보여 주셨습니다. 아버님께서는 전쟁중에 만주(중국의 동북지방)에 계셨는데 살아남기 위해서 요를 마신 경험이 있었던 것입니다. 아버님께서는 무슨 병을 가지신 것도 아니신데 나를 위해서 일부러 시범을 보여 주신 것입니다. 어름을 넣어 마시면 마시기가 쉽다고도 하셨습니다.

상식을 초월할 정도로 설사를 많이 하다

집으로 돌아오자 바로 거슨 요법을 시작하게 되었습니다. 그런데 나에게는 배변의 장해로 어려움이 있었습니다. 직장의 변이 모이는 부분에 암이 있어서 그쪽을 절제했습니다.

그래서 장이 결장에서 항문으로 직결되게 되어 있었습니다. 변이 모아지는 장소가 없다보니 설사가 아니면 변비가 되어버렸습니다.

나의 경우에는 설사가 되어 바로 배설 되었습니다. 상상을 초월한 설사가 많이 나왔습니다.

수술 후에는 하루 밤에 30회 가까이나 화장실에 가기도 했습니다. 헤아릴 수도 없을 정도의 회수로 잠을 잘 수가 없었습니다. 거슨 요법을 실천하면서 녹즙을 마시게 되자 더 심해지고 현미식까지 하게 되자 변통이 더 잘 되어 화장실의 출입 회수가 더 늘어나게 되었습니다.

매일 매일이 변통과의 싸움이었습니다. 그것은 말로써 표현을 다 하기가 어려운 고통이었습니다. 설사가 계속된 지 반년이 지나자 항문이 막혀 움직여지지 않게 되었습니다. 치질이 발생했던 것입니다.

약을 먹고 주사도 맞았으나 효과가 없었습니다. 호시노 선생께 상담을 드렸더니 "배변 장애는 2년 정도 계속될 것"이라고 하셨습니다. 차거운 야채즙에 민감해졌던 것 같았습니다. 그래서 심할 때에는 2,3일 정도 녹즙 마시기를 중단했습니다.

수술후에 계속 빈혈기가 있었으며 설사가 계속되어서 그런지 "무언가 영양이 기울어져 있는 게 아닐까." 하고 의사가 갸웃거렸습니다. 나는 의사에게 내가 거슨 요법을 하고 있는 것을 숨겼기 때문에 의사는 모르고 있었습니다.

검사에서도 이상현상은 없어

이런식으로 배변과 계속 싸우면서도 거슨 요법을 계속했습니다. 호시노 선생은 절대로 무농약, 무첨가의 재료를 이용하라고 했습니다. 무농약의 유기농법으로 야채를 재배하는 농가가 있어서 거기에서 야채를 공급받았습니다. 현미는 자연농법으로 무농약, 유기재배한 것을 이용했습니다.

녹즙은 사과와 당근을 중심으로 만든 것에 현미식초를 타서 마셨습니다. 처음에는 설사 때문에 울어가며 마셨습니다.

요리는 구르텐을 사용해서 만두를 만들거나 통밀가루에 야채를 넣어 맛있는 구이를 만들어 먹었으며, 또 자연식품 가게에서 산 두부와 야채, 그리고 미역을 섞어 냄비요리를 만들어 식초에 찍어 먹었습니다. 무염간장을 사용했으며 검은 식초를 이용했습니다. 찬거리로 적당한 것이 없을 때에는 현미밥에 미역과 식초, 그리고 무염

간장을 쳐서 먹기도 했습니다.

그 동안에 남편과 세 아이는 보통의 식사를 했는데 그 식사를 내가 만들 수밖에 없었습니다. 거슨 요법에는 제한이 많아서 먹어서는 안되는 것이 아주 많습니다. 내가 사는 동네에는 맛있는 생선들이 많은데 그 모든 것이 금기됐습니다. 보통의 식사를 못한다는 것이 참으로 슬프고 또 나를 괴롭혔습니다.

가끔식 중단을 하기도 했지만 야채즙은 계속해서 먹었습니다. 그러다가도 설사가 심해지면 2~3일간 녹즙 먹기를 중단했습니다. 추울 때에 찬 녹즙을 마시면 몸이 차져서 벌벌 떨게 됩니다. 나는 병이 발생하기 전부터 지독한 냉체질이었습니다.

설사로 고생을 하면서도 1년 반 정도 거슨 요법의 기본 틀을 깨지 않는 식사법을 계속해 나갔습니다. 그후부터 식사법을 바꾸었습니다. 야채즙을 야채수프로 대체했습니다. 나의 장이 따뜻한 야채수프에 더 잘 견디어 내었습니다. 그리고 식사도 보통식으로 되돌렸습니다.

변보기가 전보다 훨씬 더 편해졌습니다. 그래도 열흘 중 2.3일간은 설사를 해야 했습니다.

일년반만에 거슨 요법을 중단한 셈인데 그 효과는 컸다고 믿어집니다. CT(X선과 컴퓨터를 사용하여 인체를 가로로 세밀히 촬영하는 장치)나 초음파 검사를 받았는데 지금까지 이상 증세가 없었습니다. 거슨 요법은 정말 지독합니다. 그리고 현재 보통의 식사를 하지만 육류나 지방질은 거의 섭취하지 않습니다.

수술을 받은 지가 만 4년이 다 되어 갑니다. 그래도 아직 안심을 할 수가 없다고 생각합니다. 될 수가 있으면 거슨 요법의 기본을 지키는 식사법을 다시 해보고 싶습니다. 지금은 야채수프 대신에 녹즙을 다시 마시고 있습니다.(1996년 4월 24일 대담)

뇌종양

미나마다(南田隆 가명) / 딸(南田美紀 6세 가명))

이론적으로 납득하기가 쉬운 거슨 요법

나는 토요일과 일요일의 쉬는 시간을 이용하여 집의 정원을 가꾸고 있습니다. 그것은 나에게는 중요한 일입니다. 내가 재배하는 식물들을 열거하면 다음과 같습니다. 감자, 고구마, 당근, 무, 브로콜리, 꽃상추, 수박, 토마토, 시금치, 양배추, 케일, 배추, 겨자 등등. 이들을 일년 내내 재배하고 있으므로 그것들이 매일 우리집의 식탁에 오르게 됩니다.

원래 야채 재배를 좋아해서 그전부터 재배하고는 있었지만 본격적으로 재배하기 시작한 것은 1994년 봄부터 였습니다. 둘째 딸이 뇌종양(뇌나 그 주위에 나오는 종물의 총칭)으로 거슨 요법을 하게 되었습니다. 거슨 요법에서는 무농약으로 재배한 신선한 채소를 뺄 수가 없습니다. 수년전에 집을 옮겼는데 집앞에 밭이 될 만한 좋은 공지가 있었습니다. 그래서 그 곳으로 이사를 하게 된 것을 좋아하게 되었습니다.

현재 6살이 되는 둘째딸은 두 살 때에 뇌종양이라는 진단을 받았는데 거슨 요법과 요료법으로 그 병을 극복할 수가 있었습니다. 수술, 방사선, 인터페론(암세포나 바이러스 등의 증식을 누르는 물질)의 치료를 받은 후에도 종양이 남아 있었는데 그것이 기적적으로 소실되었던 것입니다. 그후부터 오늘까지 아무런 이상이 없습니다.

둘째딸이 거슨 요법과 요료법을 시작했을 때에는 겨우 세 살이었습니다. 그 어린 아이가 치료식을 아주 잘 먹어 주었습니다. 물론 요도 마셨습니다. 유치원에 다니게 되면서 유치원에서 주는 과자를 먹지 않고 집으로 가져 왔습니다. 설탕이 들어 있는 과자는 먹어서는 안된다는 거슨 요법의 지침을 잘 지켜 주었던 것입니다. 나의 아이지만 어린 나이에 잘 지켜 주었다고 아내와 나는 늘 아이를 칭찬해주어 왔습니다.

수술, 방사선, 인터페론 등 현대의학에서 유효하다는 치료법을 다해 본 후 "모든 치료는 다 해 보았다."라는 의사의 말을 듣고 슬픔에 잠겼던 우리 가족들의 모습이 지금도 눈에 선합니다. 종양의 일부가 그때에도 남아 있었기 때문이었습니다. 악화되거나 전이될 요소가 다분히 있었습니다.

도대체 어떻게 하면 좋을까 하고 생각하면서 민간요법이나 대체요법에 관한 책들을 사서 읽기 시작했습니다. 그들 중 이론직으로 가장 납득이 가는 것이 거슨 요법이었습니다.

종양은 계란 정도의 크기였다

둘째딸의 이상을 알게 된 것은 92년 4월이었습니다. 자주 휘청거렸으며 잘 넘어졌습니다. 그리고 보면 지난 7월경부터 그러한 증상이 있었던 것 같았습니다. 당시의 둘째는 두 살 반이었는데 의아해 하기는 했으나 병원에 데리고 가 보지는 않았습니다.

아내가 그 애를 병원으로 데리고 간 것이 11월에 들어서였습니다. 상세한 검사를 하지 않은 채 "조금 더 두고 봅시다." 라는 의사의 말에 그날은 그냥 돌아오게 되었습니다. 집에서 아내의 말을 듣고 나는 그럴 리가 없을 것이라고 생각하게 되었습니다. 8월 이후부터 그러한 증상이 심해지고 있었기 때문이었습니다. 언어의 장애도 있어 보였습니다. 가정의학이라는 책을 읽으면서 그 증상에 해당되는 뇌종양이 아닌가 하고 의심하기 시작했습니다. 그러다가도 한편으로 '설마, 내 딸이?' 하고 부정을 하려 들기도 했습니다.

그 며칠 후 이번에는 대학병원으로 데려가게 되었습니다. 거기에서 CT검사를 한 결과 소뇌충부의 뇌종양이라는 진단을 정식으로 받게 되었습니다. 뇌중앙의 간뇌에 소뇌가 있는데 그 소뇌와 뇌간이 접해 있는 부위에 소뇌충부라는 것이 있다고 합니다. 그 부위에 종양이 발생해 있다는 것이었습니다. 치료하기가 대단히 어려운 부위이며 종양의 크기는 계란만 하다고 했습니다.

나와 아내는 모르고 있었지만 이미 수두증(수액이 증가하여 뇌안의 공간에 다량 차 있는 상태)이라는 증상이 나타나 있는 상태라고 의사가 설명해 주었습니다. 그리고 의사는 이렇게 말해 주었습니다.

"종양이 뇌를 압박하여 수액(뇌세포나 척추를 보호하는 액)이 뇌에서 내려가지 않고 있습니다. 그 때문에 수두증 증상이 일어나고 있습니다. 이대로 두면 뇌가 파열하여 심장이 멎게 됩니다. 지금 바로 그렇게 될 위험에 처해 있습니다."

긴급히 수술을 해야 했습니다. 수술을 해도 위험이 따르겠지만 수술을 않고 방치하면 생명이 위험하기 때문에 수술 외의 길이 없다는 것이었습니다. 그래서 무엇이든 의사가 하자는대로 동의하지 않을 수가 없었습니다. 그래서 92년 12월 7일에 둘째는 수술을 받게 되었습니다. 종양의 1/3만을 절제할 수가 있었습니다. 적출한 종양의 세포조직 검사를 한 결과 딸의 종양은 메둘라플라스토마(제일 안쪽의 수질에 발생한 암)인 것으로 판명되었습니다.

수술 후에는 되도록 빨리 방사선치료를 해야한다는 의사의 생각에 따라 집중치료실을 나와 4일째부디 방사신치료가 시작되었습니다. 3일 간격으로 두부 전체에, 병소가 있는 국소와 척추(배골안에 있는 중추신경)에 조사(照射)를 했습니다.

다음 해인 1월 초순에 방사선 치료를 끝내고 2월에서 3월까지는 인터페론 치료를 하였습니다. 인터페론에는 알파형과 베타형이 있습니다. 딸이 받은 것은 베타형이나 메둘라플라스토마에는 효과가 없다고 알려져 있습니다. 지금은 그 사실을 알고 있으나 그 당시에는 그러한 사실을 몰랐습니다. 그러므로 인터페론 치료는 아무런 의미가 없었던 것입니다.

무염과 무지방은 철저히 지켰다

　방사선의 부작용은 비참하였습니다. 구토증세로 음식을 먹을 수가 없었으며 머리털은 빠져버렸습니다. 참으로 폐인의 모습이었습니다. 그래도 3월 6일에 퇴원을 할 수가 있었습니다. 방사선으로 종양은 1cm까지 축소가 되었습니다. 그렇지만 남아있는 종양에 대한 치료 방법은 전혀 없었습니다. 항암제가 듣지 않는다는 것도 알게 되었습니다. 그래서 의사에게 항암제 사용을 하지 말자고 했더니, "그렇게 합시다. 하지맙시다."라고 의사가 동의를 해주어서 항암제를 쓰지 않게 되었습니다. 퇴원 후에는 거슨 요법을 실천하고 MMK 요오드를 복용하게 했습니다.

　의사로부터는 그 이상의 방법이 없다고 들었으나 부모로서는 그냥 있을 수가 없었습니다. 암에 대한 민간요법과 대체요법에 관한 책들을 사서 읽다가 가장 신뢰할 만한 것으로 생각된 것이 거슨 요법이었습니다.

　처음에는 책의 내용에 따라 실천했지만 5월의 연휴때에 의성회의 강습회에 참가하여 호시노 선생과 이마무라 선생의 강의를 들은 후 거슨 요법에 대하여 확신이 가게 되었습니다. 그 행사를 기점으로 본격적으로 거슨 요법을 실천하게 되었습니다. 아내가 열심히 식사를 만들었습니다. 거슨 요법에서 강조하는 가장 중요한 원리 원칙인 무염과 무지방을 철저히 지켜 나가기로 했습니다. 기름으로 유일하게 사용한 것은 아마씨기름 뿐이었습니다.

거슨 요법의 기본에 따라 곡류와 야채, 감자류의 식사를 100% 실천하기로 했습니다. 녹즙으로는 사과와 당근의 혼합즙, 푸른 채소와 사과의 혼합즙으로 만들었으며 1회에 두 가지를 섞어서 200cc씩, 하루에 4,5 차례씩, 아이가 집 근처에서 놀이를 하고 있으면 아내가 즙을 들고 가서 거기에서 먹이곤 하였습니다.

무공해의 현미로 밥을 지었으며 반찬으로는 익힌 야채를 중심으로 했습니다. 생야채의 셀러드도 만들어 먹였습니다. 꿀, 흑설탕, 무염간장, 쌀식초 등을 이용하여 음식의 맛을 내었습니다. 향신료는 일체 쓰지 않는 요리법을 아내가 연구해 나갔습니다. 처음에는 오트밀과 구르텐을 먹였는데 아이가 싫어해서 끊어버렸습니다.

조미료를 포함하여 음식의 모든 재료는 무농약, 무첨가제의 것들만 이용하게 되었습니다. 처음에는 의성회를 통하여 야채, 감자류, 과일 등을 구입했습니다. 과일의 양에는 제한이 가해시지 않으므로 계절에 따라서 나오는 과일들을 많이 먹였습니다. 설탕이 들어 있는 과자류는 절대로 먹이지 않았습니다. 아이가 어렸지만 병이 나을 때까지는 그러한 것들을 먹어서는 안된다는 것을 알게 된 듯 했습니다. 그리고 영양보조식으로 베타카로틴이나 비타민 C, 스피루리나, 영지와 산소, 게르마늄 132(유기게르마늄) 등도 복용시켰습니다.

의성회의 강습회에 참가하여 거슨 요법에서는 요오드의 복용도 권한다는 것을 알게 되었는데 강연회에 참가하기 전부터 나는 딸에게 MMK 요오드를 먹였는데 나의 생각이 옳았다는 것을 알게 되었습니다.

종양이 깨끗이 소실되다

1993년 8월 6일 대학병원에서 MRI(자기공명단층촬영장치) 검사를 받아 보았더니 그전보다 종양이 작아졌다는 것을 알게 되었습니다. 주치의는 방사선치료의 잔류효과로 종양이 작아졌다고 했습니다.

그해 11월부터는 호시노 선생의 권유도 있고 해서 요료법도 실시하게 했습니다. 그러나 세 살짜리의 아이에게 어떻게 요료법을 안내해야 할지. 이리저리 머리를 짜내다가 주사기로 요를 뽑아 아이의 입에 넣어 주는 방법을 고안해 내었습니다. 내 스스로가 먼저 해 보았는데 그렇게 하니까 이상하게도 오줌의 냄새가 나지 않았습니다.

"병을 고치기 위해서 마시는 것이다."라고 말하고서 아이의 앞에서 나와 아내가 시범을 보여 주었습니다. 그렇게 했더니 아이도 순순히 따라 주었습니다. 어린이라 선입감이 없어서 그러했는지 아니면 병이 나을 것이라고 해서 그랬는지 하여간 아이가 계속해서 매일 요를 마시게 되었습니다.

거슨 요법을 계속하여 실천하고 요료법도 병행을 하면서 94년 2월에 검사를 받게 되었습니다. 그런데 웬일입니까? 그때까지 남아 있으리라고 믿었던 종양이 깨끗이 소실되고 없어졌습니다. 주치의도 놀란 듯했습니다. "참, 좋습니다."라고 말했는데 그것이 방사선의 잔류효과에 의한 것이라고는 말하지 않았습니다.

나는 아이에게 거슨 요법을 실천시킨 후부터 아이의 병이 자연적으로 나아져 가고 있다고 믿고 있었습니다. 아내도 같은 생각을 갖고 있었습니다. 그것이 사실로 나타나자 우리들은 말할 수 없는 기쁨을 맛보게 되었습니다.

그 해 4월부터 아이가 유치원에 다니게 되었습니다. 거슨 요법을 실천한 지 거의 일년이 지났습니다. 유치원에 입원하게 되면서 그동안 엄격히 지키게 했던 식사요법을 조금 풀어 주었습니다. 그래도 앞에서 말한 바와 같이 유치원에서 주는 과자를 먹지 않고 아이가 집으로 가져 오고 있습니다. 그리고 다시 만 일년이 지난 후인 작년부터 보통의 식사로 되돌렸습니다. 그래도 현미식이 기본입니다. 조리시에 간장과 소금을 조금씩 사용하고 난젓도 조금씩 먹이고 있습니다.

앞에서 말한 대로 나는 작년 봄부터 본격적으로 나의 채원을 갖기로 했습니다. 일년을 통하여 필요한 모든 야채, 감자류, 과일 등이 거기에서 충당됩니다. 가족들의 건강을 위하여 반드시 무농약의 유기농법으로 모든 것을 재배하고 있습니다.

딸이 수술을 받은 지가 만 4년이 되었습니다. 미각이 굳어지지 않은 어린 시절이므로 딸이 거슨 요법이란 엄한 식사요법을 해 내었는지도 모르겠습니다. 혹시 부모의 사랑에 응해준 것인지도 모르겠습니다. 전혀 싫어하지 않고 거슨의 식사요법을 해낸 데 대해서 감사할 뿐입니다.

지금도 거슨의 식사가 우리집 식사의 기본입니다. 그리고 아이를 낫게 한 데에는 아내의 마음가짐이 대단히 중요했다고 생각합니다. 희망을 갖고 가족이 협력한 것이 뇌종양이라는 어려운 병을 이겨내게 한 것입니다. 병을 극복한 둘째 딸이 앞으로 건강하고 밝고 즐겁게 그리고 힘차게 전진하면서 살아가기를 우리들 부부는 소망하고 염원합니다.(96년 2월 26일 대담)

대장암

다카다(高田淳子 가명 49세)

잘못된 식사를 했던 사람일수록 거슨 요법의 효과가 크다

가족들과 호시노 선생님, 그리고 거슨 요법의 덕택으로 대장암에서 벗어나 소생할 수 있게 되었습니다. 복막파종이라고 하여 배속 전체에 암이 흩어져 있었습니다. 그러니 완전히 절망적인 상태의 삶이었습니다. 지금은 수술을 받은지 약 5년이 되었습니다.

현재 저는 건강하게 일을 하고 있습니다. 식사는 거슨 요법의 기본을 깨지 않는 형태의 것을 취하고 있습니다. 당근즙도 마시고 있습니다.

생각하면 암이 발생하기 전의 나의 식사 습관은 몸에 좋지 않은 것만 먹는 것이었습니다. 육류는 물론이고 기름을 이용한 요리를 아주 좋아했습니다. 내가 암에 걸리게 된 것은 그와 같이 좋지 않은 식생활의 영향을 받은 것 같습니다.

다행스러운 것은 호시노 선생의 말씀과 같이 "좋지않은 식생활을 했던 사람일수록 거슨 요법이 효과가 있다."라는 것이었습니다. 호시노 선생에 의하면 그 자신이 그러했다고 합니다. 선생께서 말씀하신 대로 나에게는 거슨 요법이 맞았던 것 같습니다. 그 덕택으로 건강을 회복하여 오늘에 이르고 있으니까요.

그러므로 앞으로도 거슨 요법을 깰 수는 없습니다. 이 식사법만 지키고 있으면 암이 재발하지도 않을 것이며 건강하게 살아갈 수가 있을 터이니까요. 그렇게 생각하면 무서워서 결코 병이 나기 전의 식사법으로 되돌아갈 수가 없습니다. 맛있는 것들을 먹고도 싶지만, 역시 무서우니까요. 나는 좋은 뜻에서 겁쟁이니까요.

오빠를 위시하여 우리집 친정 식구들이 나를 무조건 살려내겠다고 필사의 노력을 했습니다. 지금 돌이켜 보면 93년 1월부터의 3개월간의 체험들, 특히 4월의 열흘간의 체험은 내 인생에서 최대의 난국이었습니다. 나의 몸에 이상이 발생한 것은 그해 1월 후반의 어느 날이었습니다.

변에 피가 섞여 나왔습니다. 근처의 내과에 가서 대장내시경 검사를 받았습니다. 사실은 그 조금 전부터 왼쪽 아랫배가 부어 있어서 때때로 통증이 느껴졌습니다. 신경이 쓰였으나 나날이 매우 바빠서 그대로 두고 있었습니다.

그 검사로 대장암이라는 것을 알게 되었으며 그 결과를 가족들에게 바로 알려 주었습니다. 수술을 받아야 하므로 큰 병원에 가야 한다는 의사의 권유로 대학병원을 찾아 갔습니다.

　대장암(S상결장암)으로 수술을 받은 날이 3월 10일이었습니다. 국소의 임파선(체조직에 영양을 주어 세균 침입을 막는 등 역할을 하는 임파액의 통로인 임파관의 각 부위에 있는 좁쌀 또는 팥알 크기의 소기관)에 전이가 되었을 뿐만 아니라 장막(대장의 제일 외측의 벽)이 찢어져 암세포가 복막파종(復膜播腫)이 되어 있었습니다. 즉 대장의 벽이 찢어져 작은 암이 복강(내장을 싸고 있는 막)내에 흩어져 있었던 것입니다. 호시노 선생의 증상과 같은 것이었습니다.

　수술을 받은 후 의사는 나의 오빠에게 "빠르면 3개월, 늦으면 6개월의 잔여생명."이라고 일러 주었습니다. 물론 그때에는 나는 모르고 있었습니다. 오빠, 여동생, 남동생 그리고 어머니 등 모든 가족들이 충격을 받은 것은 당연했습니다. 그러나 어떻게 하든 살려내겠다고 여러 가지 정보를 찾기 시작했다고 합니다. 나의 아버지가 89년 폐종양으로 돌아가셨기 때문에 가족들의 걱정은 더 컸던 것입니다.

사실은 너의 병이 암이다

　행운의 정보는 후쿠오카에 시집간 언니로부터 들어왔습니다. 실은 그 언니가 그전 해인 92년에 자궁암으로 수술을 받았습니다. 그러한 연유로 언니의 남편인 나의 형부가 암의 민간요법에 대한 특집이 실려 있는 잡지를 들고 오셨습니다. 그 잡지에는 암에 대한 여러 가지 요법이 소개되어 있었습니다. 거슨 요법도 그들 중 하나로 소개되었는데 그 요법으로 암을 극복한 호시노 선생의 이야기도 소개되어 있었습니다.

여러 가지 요법에 대한 기사를 읽고 비교하여 형제들이 거슨 요법이 제일 낫다고 판단하게 되었습니다. 다행이라면 우스운 소리이겠지만 나도 호시노 선생과 같이 대장암에 걸렸다는 사실이었습니다. 오빠가 곧 호시노 선생에게 전화를 걸어 상담을 하게 되었습니다. "퇴원을 하게 되면 곧 바로 본인을 데리고 오세요."라고 호시노 선생이 말씀을 하셔서 그럴 준비를 하게 되었습니다.

수술 후의 회복은 의사가 놀랄만큼 순조롭게 진행되었습니다. 3월말에 동경에 있는 오빠와 동생이 문병을 왔기에 '무엇하러 일부러...' 하고 생각하면서도 나는 뭔가 이상하다는 생각이 들었습니다. 4월 1일 밤에야 그 의문이 풀렸습니다. 문병을 오신 어머니를 낭하까지 배웅 갔다가 병실에 돌아 오니 베개밑에 한통의 편지가 있는 것이 눈에 들어 왔습니다. 봉투를 열어보니 어머니의 편지였습니다. 그 편지에 '너의 병은 암이다.' 라는 내용의 글이 있었습니다.

내가 암에 걸렸다는 사실을 알고는 쇼크를 받았습니다. 수술전 주치의의 말은 대장의 폴립(점막에 생기는 양성 종양)이라고 했습니다. "큰 것이므로 이대로 방치해 두면 배뇨장애가 생길 수도 있으므로 수술을 해야 합니다."라는 것이었습니다. 그래도 어쩌면 암에 걸리지나 않았나 하는 의구심이 생겨서 가족들에게 슬쩍 물어 보기도 했습니다. 그때 나도 단도 직입적으로 바로 묻지는 못했지만 결국 진실은 감추어져 있었던 것입니다.

중요한 기분으로 4월 3일 퇴원을 했습니다. 그 다음날에 더 엄한 현실을 나는 알게 되었습니다. 오빠가 "실은…" 하고 말을 멈추었을 때에야 나는 진실을 알게 되었던 것입니다. 여명이 3개월에서 반년이라는 말을 듣고 흔히 말하듯이 지옥에 떨어지는 기분이었습니다. 물론 오빠도 괴로웠을 것입니다. 오빠는 어떻게든 해서 나를 살려 내겠다고 필사적이었습니다.

오빠는 호시노 선생과 전화로 상담한 내용을 테이프에 녹음해 두었다가 나에게 들려 주었습니다. "호시노 선생은 대장암이 간장에 전이되었는데 이 요법을 실천하셔서 극복하셨다고 했다. 그러므로 너도 해보아라."고 하시는 것이었습니다.

살아야겠다는 용기가 구해주었다

4월 9일 형제들과 함께 호시노 선생의 댁으로 찾아 갔습니다. 선생은 자신이 겪었던 체험을 말해주시고는 정중하게 거슨 요법에 대하여 가르쳐 주셨습니다. 그리고 2년동안 그 방법을 실천하면 암의 재발이 방지된다고 말해 주었습니다. 조리법은 부인으로부터 상세하게 배웠습니다.

그 무렵 선생은 에타놀 주입법으로 간장에 전이된 암을 치료한 후 거의 3년이 지난 뒤였습니다. 그동안 그는 줄곧 거슨 요법을 실천해와서 아주 건강했으며 재발의 징조가 없다고 했습니다. 선생 자신으로부터 이 요법으로 암을 극복하였다는 이야기를 직접 듣고 100% 신뢰할 수가 있었습니다.

호시노 선생은 완전한 거슨 요법을 실천한 것이 아니었으며 그 요법을 고친 간략판이라고 할 수 있는 방법을 실천하셨다고 했습니다. 거슨의 정식요법에 비하면 약간 간단한 것 같았습니다. 나도 그 방법을 실천하기로 그 자리에서 결심했습니다.

호시노 선생을 만나고 오는 길에 그것으로 분명히 살 수가 있겠다는 희망이 용솟음 쳐 이제는 살 수가 있겠다는 생각을 갖게 되었습니다.

호시노 선생이 안계셨으면 오늘의 나도 없었을 것입니다. 호시노 선생의 댁에서 돌아와 다음날부터 요법을 실행하게 되었습니다.

나는 이혼녀로서 어머니와 딸과 함께 셋이서 살고 있습니다. 물론 나 자신이 스스로 만들기도 했지만 어머니가 요리를 열심히 만들어 주셨습니다.

식사의 내용에 대하여 간단히 소개를 드리겠습니다.

동물성의 고기, 소금과 기름은 엄금했습니다. 밥은 현미로 지었으며 물론 압력 밥솥을 이용했습니다. 반찬으로는 야채와 두부, 감자 등을 이용했습니다. 예를 들면 아침 식사는 야채즙, 생야채, 과일, 고구마(감자 또는 토란) 등의 메뉴였습니다. 이때 고구마가 주식이 됩니다.

　점심으로는 현미밥에 야채, 녹즙. 과일 등을 먹었습니다. 저녁에는 현미밥에 두부, 생야채, 데운 야채 등을 먹었습니다. 생야채로는 시금치, 무청, 상추 등 계절 채소를 이용했습니다.

　데운 야채로는 무, 당근, 우엉 등 뿌리류를 쪄서 먹었습니다. 밥은 현미에 율무, 피, 좁쌀, 수수를 꼭 섞고 때때로 팥도 넣었습니다. 율무잡곡밥은 매일 먹어도 질리지가 않았습니다. 때로는 통밀가루로 만든 빵을 구어서 참깨베스토(강정 비슷하게 만든 것)를 발라서 녹차와 함께 먹습니다.

　식사량은 그리 많은 편이 아니었습니다. 병이 나기 전에는 잘 먹는 편이어서 비만기가 좀 있었습니다.

　녹즙은 하루에 3회씩, 식사 때에 400cc씩 마십니다. 아침에 먹는 녹즙의 재료는 주로 당근 다섯 개와 사과와 레몬 등입니다. 낮의 녹즙은 녹황색 야채만 이용했는데 주재료는 양배추, 무청, 배추 등 제철의 야채입니다.

　이런 식으로 나의 식사가 패턴화되었는데 그렇게 하는 것이 만들기가 쉽고 오래 먹어도 질리지가 않았습니다. 음식의 재료는 무첨가의, 무농약의 자연산을 사용합니다. 다행히 나의 집 근처에 농가가 있는데 그들에게 부탁하여 무농약의 유기재배로 지은 야채와 감자를 얻게 되었습니다. 가격이 비싸도 이러한 방법으로 야채를 구하는 것이 거슨 요법에서는 중요한 기본이 됩니다. 그렇게 구했기 때문에 안심을 할 수가 있었으며 녹차도 무공해의 가루차만 마십니다.

거슨 요법에는 다른 여러 가지 방법도 포함이 됩니다. 그들 중에서 나는 라에트릴의 주사요법과 몇가지의 영양 보조식품을 복용하기로 했습니다. 라에트릴의 주사약은 이마무라선생의 사무실에서 구했습니다.

수술을 한 국립병원의 의사에게 거슨 요법을 실천하고 있다고는 했으나 주사를 부탁할 수는 없었습니다. 그래서 개인적으로 아는 개업의에게 부탁하여 매주 2회씩(정맥에 주사) 주사를 맞았습니다. 라에트릴을 정제로도 먹었습니다. 주사는 반년만에 그쳤으나 정제는 지금도 계속 복용하고 있습니다.

건강보조식품으로 비타민 C, 비타민 E, 맥주효모 등을 계속해서 복용하고 있습니다. 처음에는 상어연골과 셀레늄도 복용했으나 일개월 정도에서 끊었으며 그 외에 감잎, 비파잎, 쇠뜨기, 어성초 등의 야초차도 달여 먹었습니다.

직업에 종사할 수도 있게 되다

거슨 요법을 시작한 지 일개월만에 체중이 46kg에까지 떨어졌습니다. 수술전에는 비만기가 있어서 58kg이 나갔습니다. 퇴원시에 53kg이었는데 거기에서 7kg이 빠진 셈이었습니다.

호시노 선생께서 '이 요법을 실천하면 일단 체중이 줄어들지만 어느 정도 지나면 안정이 되니 걱정할 것 없다'고 하셨기 때문에 체중에 대하여 별로 신경을 쓰지 않았습니다. 이 요법을 믿고 있었기 때문에 불안을 느끼지도 않았습니다.

요료법은 호시노 선생의 권유로 식사요법과 동시에 시작했습니다. 사느냐 죽느냐 하는 마당에 무엇을 망설이겠습니까. 그래서 비교적 자연스럽게 실시하였습니다.

식사요법과 요료법을 시작한 후에 특별한 호전반응은 일어나지 않았습니다. 아침에 일어나자 말자 요를 컵에 받아 한 잔 마셨습니다. 가끔 설사를 할 때가 있었는데 요를 많이 마시면 그러한 현상이 일어나는 것 같았습니다. 그렇게 하여 모든 것이 잘 되어 가고 있습니다.

특별한 요법을 하고 있기 때문에 병원의 담당 의사에게 신경이 쓰였습니다. 실제로는 나보다도 오빠의 고생이 더 컸습니다. 수술 후 주치의는 항암치료를 하려고 했습니다. 그러나 항암제 치료를 반대했던 오빠는 외과의 책임자에게 항암제 치료를 하지 않게 부탁하였습니다. 그 의사의 답은 "우리 병원의 치료법을 따르지 않으려면 퇴원해주시는 편이 좋겠습니다."라는 것이었습니다.

그에 대하여 오빠는 "그렇게 해 주세요. 단 수술 후 회복시까지는 반드시 봐주셔야 합니다."라고 대답했다고 들었습니다. 약간의 트러블이 있었으나 오빠가 잘 마무리 지은 셈입니다. 한편 주치의도 이해를 해주셨습니다. 그래서 퇴원후에 검사만 받기로 했습니다.

거슨 요법을 시작했을 때에 주치의는 나에게 "항암제는 듣지 않기 때문에..."하시면서 그리고 "입장상 내가 거슨 요법을 환자에게 권할 수는 없습니다."라고 말하는 것이었습니다.

순조롭게 건강이 회복되어 두달 후에는 일도 할 수가 있게 되었습니다. 딸과 어머니에게는 내가 집안의 대들보입니다. 그래서 일을 하지 않을 수가 없습니다. 대신에 모든 가사는 어머니가 맡아 주셨습니다.

퇴원후에는 검사를 받기 위해서만 병원에 갔습니다.

일년 동안 월 1회의 혈액검사, 흉부렌트겐검사와 간장의 초음파 검사 그리고 CT촬영이 3개월에 한번씩, 대장검사가 반년에 한번씩, 부인과계의 검사가 일년에 한번씩 있었습니다.

혈액검사 결과는 순조로웠습니다. 대장암의 종양혈액검사의 CEA수치는 오늘까지 계속 아무 이상이 없었습니다. 93년 3월 10일에 수술을 한 후 4월에 2.0, 5월에 0.1, 7월에 0.7, 9월에 0.1, 10월에 0.1, 12월에 0.5였습니다. CEA는 5.0 이하가 정상치입니다.

수술 후 반년이 지나고 CEA에 이상이 없다는 것을 안 시점에 주치의가 "겨우 산을 넘었습니다."라고 말해 주었습니다. 일년이 지난 후에는 "아주 좋습니다."라고 했습니다.

현재의 주치의는 세번째의 의사인데 내가 재발의 징후가 전혀 없는 데에 대하여 무척 놀라워 했습니다.

이 의사도 내가 거슨 요법을 행하고 있다는 사실을 알고 있습니다. 그도 효과를 확인하고 있기는 하나 "입장상 환자들에게 거슨 요법을 권하지는 못합니다."라고 말합니다.

몸이 가벼워지고 아침에 일어날 때에도 상쾌

거슨 요법의 효과는 정말로 대단합니다. 병이 나기 전에 나는 식사의 종류에 대하여 전혀 개의치 않았습니다. 육류를 좋아했으며 기름진 음식도 잘 먹었습니다. 게다가 맥주도 아주 좋아했습니다. 일이 바빠서 식사하는 태도가 아주 좋지 않았습니다. 혈압이 높았으며 갑상선기능저하증(갑상선호르몬의 결핍에 의한 질병)이라고 진단을 받아 치료를 받고 있었습니다. 쉽게 피로해졌으며 항상 권태감에 쌓여 있었습니다.

거슨 요법을 행한 후부터 몸이 점점 좋아지기 시작했습니다. 지금은 몸이 아주 가볍고 건강하다는 것을 실감하게 되었습니다. 그리고 갑상선병의 증상도 사라졌습니다.

거슨 요법을 2년 동안 철저히 지켰습니다. 그후로는 약간 늦추어 행하고 있습니다. 외식에서 메밀국수를 먹거나 샐러드바에서 샐러드를 먹거나 합니다. 계속하여 무염간장을 썼는데 지금은 감염간장을 쓰고 있습니다. 내가 오늘까지 무사히 살고 있는 것은 한마디로 가족과 호시노 선생의 덕택입니다. 나는 그들의 은혜를 받은 셈입니다. 그 은혜에 보답하기 위해서라도 지금부터 좀더 참고 계속 노력하지 않으면 안된다고 자신에게 들려줍니다.(95년 11월 3일과 96년 4월 3일 대담)

악성 임파종

시노다(條田紀子 가명, 46세)

통증으로 잠을 잘 수가 없는 날이 계속되었습니다

일개월 전부터였는지 얼마나 되었는지 잘 모르겠으나 악성임파종(체조직에 영양을 주어 세균의 침입을 막는 등의 일을 하는 임파액의 통로인 임파관의 각 부분에 있는 좁쌀 또는 팥알 크기의 소기관이 붓는 악성의 병)이 거슨 요법과 요료법으로 치료되어 현재 재발하지 않고 있습니다.

나의 몸에 이상한 증세가 나타난 것은 91년 4월의 일이었습니다.
그때 친정 아버지가 입원을 하여 내가 간호를 맡고 있었습니다. 그 이전부터 등줄기가 아팠지만 간호 때문에 피로해서 그러했는지 통증이 더 심해졌습니다. 그 병원에서 진찰을 받아 보았더니 요통이라고 했습니다. 그래서 마사지를 받았지만 그리 좋은 효과는 없었습니다. 마사지사는 "통증이 내장에서 오는 것인지도 모른다."라고 했습니다.

통증이 풀리지 않은 채 자꾸만 세월이 지나갔습니다. 8월이 되어 산부인과병원에 가서 진찰을 받았으나 이상이 없다고 했습니다. 정형외과 소개를 받아 거기에도 가보았습니다.

추간판 헤르니아(추골 사이에서 쿠션 역할을 하고 있는 추간판이라고 하는 조직이 파괴되어 생기는 병) 진단으로 진통약을 받았습니다. 그 약을 복용해도 전혀 낫지 않았습니다. 그때에 나는 야간근무를 하고 있었습니다. 좌약을 사용하면 4~5시간을 견딜 수가 있어서 좌약으로 통증을 가라 앉히고 출근을 했습니다.

그래도 좋아지지는 않았습니다. 참을 수밖에 없었습니다. 그러다가 친정집 가까이에 있는 종합병원을 찾아 갔습니다. "피로가 쌓였군요. 입원하여 상태를 봅시다."라고 해서 입원을 하게 되었습니다. 11월 19일이었습니다. 흉부 CT검사를 한 결과 의사가 "가슴에 곰팡이가 있습니다. 대학병원에서 검사를 받는 것이 좋겠습니다."라고 해서 검사를 받기 위하여 후쿠시마현립의대병원에 입원하였습니다.

그때는 주로 허리와 등줄기에 압박통이 있이서 아팠습니다. 견디지 못할 정도의 통증이 계속되었습니다. 아파서 잠을 못자는 날이 계속되었습니다. 12월 4일에 입원했는데 검사가 계속되고 있었습니다. 중순경에 외박 허가를 얻어 집으로 돌아왔는데 걷지를 못하게 되어버렸습니다.

설까지 살 수가 있을는지

　입원한 후로 검사가 계속되다가 12월 중순이 지나서야 진단이 내려졌습니다.
　그때는 진단 결과를 바로 나에게 알려주지 않았습니다. 목의 임파절(임파관의 각부에 있는 좁쌀 크기 내지 팥알 크기의 소기관)의 일부를 채취해서 세포검사를 행하여 악성임파종이라는 진단이 내려진 것 같았습니다.
　종양은 목(경부)뿐이 아니고 폐의 종격, 복막강, 골반부에도 있다고 했습니다. 그리고 내가 입원하고 나서 얼마 지나지 않아 의사가 "설을 맞이할 수가 있을지 모르겠다."라고 남편에게 말했다고 하였습니다.
　새해가 되어 92년 1월에서 5월까지 항암제 주사를 맞았습니다. 항암제의 부작용이 심해서 토할 것 같았으며 식사를 하기가 어려웠습니다. 머리카락이 빠지고 고통스러워 견디기가 어려웠습니다.
　5월10일에 퇴원했으나 며칠 후부터 아랫 배가 팽팽해졌습니다. 복부 임파절의 종양이 커졌던 것 같았습니다. 그 무렵에도 허리는 여전히 아팠는데 좌약을 사용하여 아픔을 달래고 있었습니다.
　20일에 병원으로 되돌아가 20일 간 입원하게 되었습니다. 2개월 동안 방사선 치료를 25회 받았지만 역시 부작용으로 견디기가 힘들었으며 8월이 되어 퇴원했습니다. 그때 허리와 등의 아픔이 사라졌는데 방사선의 효과였던 것 같았습니다.

퇴원 후에 항암제를 복용하게 되었습니다. 부작용 때문에 수족이 뻣뻣해질 때가 있었습니다. 특별한 증상이 없이 아프지 않은 날들이 더러 계속되기도 했습니다. 직장에서 10개월의 휴가를 받았었는데 92년 10월에 직장에 복귀할 수 있게 되었습니다. 정기적 검사를 받고 있었는데 93년 3월에 간장의 임파절이 부어 있다고 했습니다. 입원하여 간동맥주입법으로 항암제 치료를 받았습니다.

내가 암에 걸렸다는 사실을 알게 된 것은 91년 12월에 후쿠시마 의대병원에 입원했을 때였습니다. 회사에 제출할 진단서를 병원에서 써 주었을 때에 보았던 것입니다. 병명은 폐종양이었습니다. 방사선과의 병실에 입원해 있었기 때문에 암이라고 생각하게 되었습니다. 거기에 함께 있는 환자들 모두가 암환자들이었습니다.

임파종의 일부를 채취해서 세포검사를 한 후에 악성임파종이라고 확정한 것 같았습니다. 그래도 폐종양이라고 쓰여진 것을 보았을 때에는 쇼크를 받았습니다. 당시 아이가 겨우 초등학교 4학년이었습니다. 내가 죽을 것이라는 생각을 할 수가 없었습니다.

어쨌던 치명적인 병인 것만은 확실했습니다. 92년 8월에 퇴원하기 전 의사는 "건강하게 된 것은 기적적."이라는 의미의 말을 했습니다.

종양이 완전히 없어진 것은 아니다

이와 같이 병원 치료만으로 지내던 나에게 커다란 전기가 왔습니다. 94년 4월로 기억하고 있습니다. 직장의 선배가 후쿠시마현립 의대병원의 호시노 선생의 댁 근처에 살고 있어서 호시노 선생의 이야기를 나에게 전해 주었습니다. 거슨 요법이라고 하는 식사요법을 하여 선생이 암을 극복하였다는 것과 요를 마시고 있다는 것 등을 이야기 해 주었습니다.

당시엔 바로 거슨 요법을 실천하기가 어려웠습니다. 그래서 요만을 마시기로 했습니다. 처음에는 기분이 나빠서 마시고 난 후에 토하기도 하는 등 익숙해질 때까지 참으로 괴로움의 연속이었습니다. 그러다가 언제부터인가 몸이 요를 받아들이기 시작하여 별 저항감이 없이 실천하게 되었습니다. 매일 아침마다 요를 마신 후부터 감기에 들지 않게 되었습니다.

증상이 제법 가라앉게 된 것을 94년 12월에 드디어 주치의가 나에게 확실하게 설명해 주었습니다. 남편도 입원했을 때에 설을 맞이할지 모르겠다는 말을 의사가 했다고 전해 주었습니다. 그 말을 듣고서 어쨌던 살아날 것이라는 기대가 커져서 그렇게 동요하지 않게 되었습니다. 더욱이 위험한 상태에서 벗어났다는 말도 들었으니. 그리고 나의 병이 암이라는 사실은 이미 오래 전에 알고 있었으니….

그후 95년 1월에 행한 CT검사로 목과 상복부의 임파절이 부어 있다는 것을 알게 되었습니다. 그래서 또 항암제를 복용하게 되었습니다. "임파절의 종양이 부어오를 때마다 항암제를 복용해야 한다."라고 주치의가 그전부터 말해 주었습니다. 아무리 높은 산을 넘어섰다고 해도 불안함을 떨칠 수가 없었습니다.

실제 방사선의 치료로 종양이 작아졌습니다. 주치의로부터 '기적적인 회복'이라는 말도 들었지만 종양이 완전히 사라진 것은 아니었습니다. 아직 낫지 않았던 것입니다.

동물성 단백질과 지방을 금했다

1월의 검사에서 임파절이 부어 있다는 것을 알았을 때에 나의 마음에 변화가 일어났습니다. 직장의 선배에게 거슨 요법에 대하여 물어 보았더니 호시노 선생에게 가서 직접 나의 경우를 상담해 보라는 것이었습니다. 그 선배로부터 용기를 얻어 호시노 선생에게 가서 상담을 하였습니다.

호시노 선생은 자신의 체험도 들려 주시며 나의 병도 극복할 수가 있으므로 거슨식 식사를 하라고 권해 주었습니다.

병이 나기 전이나 병이 난 후에도 식사에 대해서는 별로 신경을 쓰지 않았습니다. 첨가물이 들어 있는 식품을 사용하지 않도록 하는 정도였지, 제한없이 여러 가지를 즐겨 먹고 있었습니다. 그러던 것이 호시노 선생의 말을 듣고는 일변해버렸습니다. '꼭 하지 않으면 안되겠다'고 느끼게 되었던 것입니다.

요리법은 호시노 선생의 부인으로부터 배웠습니다. 그리고 거슨 요법의 요리강습회에도 참가하여 동물성 단백질을 이용하지 않는 요리법도 배웠습니다.

거슨 요법을 시작한 것이 95년 1월 12일부터였습니다. 실제로 해 보니 요리를 만드는 일이 참으로 고통스러웠습니다. 주부로서 직장에 나가고 있었기 때문이었습니다. 보통 때에도 집안을 꾸려가기가 힘이 들었는데 가족의 식사와 다른 식사를 만들지 않으면 안된다는 것이 고통을 주었습니다.

식사의 내용에서 동물성 단백질과 지방을 무조건 끊는 것이 중요했습니다. 소금은 전혀 사용하지 않습니다. 밥은 현미로 지어야 하는데 여간해서 잘 지어지지가 않았습니다. 그러다가 무농약으로 재배한 5분도의 쌀로 바꾸었습니다. 반찬은 야채, 감자와 콩류를 이용했습니다.

녹즙을 마셔야 했는데 300cc의 당근즙을 하루에 4회씩 그리고 90cc의 청즙을 하루 2회씩 마셨습니다. 청즙의 재료로 냉동 케일을 이용했습니다. 처음에는 감자를 갈아 마시기도 했지만 반년쯤 지나서는 그만 두었습니다. 당근은 무농약의 것을 10kg 단위로 구입하여 대개 일주일 가량 사용했습니다.

녹즙을 짜는 일도 쉽지가 않았지만 요리에 여러 가지 제한이 많아서 음식을 만들기가 쉽지 않았습니다.

음식을 맛있게 만들려고 하면 큰 일입니다. 양배추 롤을 만들거나 톳나물과 호박으로 찜도 만들어 먹었습니다. 무염간장이나 현미 식초로 맛을 내었습니다.

반찬 소재로는 처음에는 구르텐을 사용하였으며 그것으로 햄버거도 만들어 본 적이 있습니다. 별로 맛이 없어서 그 후에는 햄버거를 만들지 않았습니다. 비타민 C는 하루에 2000mg씩 먹었습니다. 그외에 쇠뜨기 등으로 만든 야초차나 영지, 표고버섯 균사체 등도 복용했습니다. 이들 중에서 아직까지 먹고 있는 것은 비타민 C와 야초차입니다.

직장에 복귀했을 때 보통의 외식은 할 수가 없었으므로 도시락을 가지고 다녔습니다. 도시락의 내용물은 집에서 먹는 것과 똑 같았습니다. 그리고 직장 가까이에 자연식 레스트랑이 있어서 때때로 그 곳을 이용하고 현미다식(茶食)의 요리도 먹을 때가 있었습니다.

진행도

나의 경우에 식사요법의 효과는 즉각적으로 나타났습니다. 그래서 95년 1월 12일부터 시작하여 3회째의 정기검사를 한 5월에는 흉부, 복부, 골반의 CT검사로 임파종이 없어진 것이 확인되었습니다. 그후에도 10월과 96년 2월에 CT검사를 3월엔 '칼륨신티스캔'이라는 전신의 염증 유무를 검사해 보았으나 다 이상이 없었습니다.

지금도 목 부분을 만져 보면 임파절이 부어 있음을 알 수가 있으나 검사에는 나타나지 않습니다. 다시 말하면 나의 병이 악성임파종이라는 것을 알게 된 것은 93년에 재입원해서 퇴원을 한 직후였습니다.

그전의 비참한 상태에서 벗어난 나를 보고 남편이 비로소 진실을 말해 주었던 것입니다. 남편이 진실을 털어 놓은 것이 나에게는 좋았다고 생각됩니다. 그래도 남편은 내가 병이 나서 입원한 그 해에 해를 넘길지 모르겠다는 의사의 말에는 쇼크를 받았다고 했습니다. 당시 나 자신도 암일 것이라고 생각은 하고 있었으나 설마 그렇게까지 나쁜 상태일 것이라고 상상도 하지 못했던 것입니다. 그러한 상태를 생각하고 싶지 않았는지도 모르겠습니다.

의사는 소견에서 "완전히 낫는다고는 생각할 수가 없다."고 했으며 그 후 항암제를 처방해 주었습니다.

"CT에서 이상이 없는데 왜 항암제를 써야 하나요?"라고 물어 보았더니 재발 방지를 위해서라고 했습니다. 일주일동안 약을 먹었더니 토기가 있고 기분이 나빠졌는데다가 구내염이 생겨서 항암제를 끊어버렸습니디. 주치의가 약을 먹기 시작하기 전에 "기분이 좋지 않으면 그만 두어도 좋다."라는 말을 했기 때문에 쉽게 중단할 수 있었습니다. 그후부터 지금까지 항암제는 복용하지 않고 있습니다. 주치의가 "그대로 지내다가 상태를 보아 임파절이 부으면 입원 치료를 합시다."라고 말했습니다. 그때 주치의는 내가 식사요법을 하고 있는 것을 알고 있는 것 같았으나 그 요법이 구체적으로 거슨 요법이라는 것은 모르는 것 같았습니다.

몸이 피로하지 않게 되었다

거슨 요법을 시작한 후부터 무엇보다 기분을 좋게 하는 것은 몸이 피로하지 않다는 것이었습니다. 시작한 지 반년 만에 체중이 8kg이나 줄어들어서 그래도 괜찮을까 하고 불안해졌습니다. 호시노 선생에게 전화를 걸어서 물어 보았더니 "어느 정도까지 내려가면 그 이상은 빠지지 않으니 걱정하지 말라."라고 하셨는데 사실 그러했습니다.

오늘날까지 나에게 암이 재발하지 않게 된 것은 거슨 요법과 요료법의 덕이라고 생각하고 있습니다. 주치의 선생은 "완전히 나은 것은 아니다."라고 하지만 93년 3월의 입원으로부터 5년이 경과되면 한시름 놓아도 된다고도 말하고 있습니다.

지금도 식사요법은 지키고 있습니다. 반찬으로 두부를 그대로 먹고 야채는 나물로 해서 먹습니다. 동물성 식품은 먹지 않으며 기름과 소금은 사용하지 않습니다. 그외 콩과 감자류를 먹습니다. 아주 가끔 외식을 할 때가 있으나 일반식을 해야 할 자리이면 가능한 참여하지 않습니다.

방심은 금물이라고 스스로에게 말합니다. 암은 무서운 질병임에 틀림없습니다.

최초에 입원했을 당시 같은 병실에 입원했던 환자(암환자들)들은 거의 다 살아 있지 않습니다. 그 사람들은 모두가 자신의 진짜 병명을 몰랐던 것 같습니다.

내가 암을 극복했다고 해서가 아니라 거슨 요법과 같은 엄격한 식사요법은 환자 자신이 모르고 있으면 실행할 수가 없다고 생각되기 때문입니다. 그점에서 나는 병명을 알게 되어 참으로 좋았다고 생각됩니다. 앞으로도 가끔 중요한 지침을 다 실천하지 못할 수도 있을 것이나 거슨 요법의 기본은 꼭 지켜 나갈 생각입니다.(1996년 4월 13일 대담)

위암

도리다(島田眞人. 가명 39세)

위를 전부 적출했다

88년에 위암으로 수술을 받았는데 이제 만 8년이 되었습니다. 퇴원 후에 거슨 요법을 기본으로 한 식사요법을 해서 지금까지 아무 이상이 없습니다. 일은 바쁘지만 충실히 하고 있으며 건강하고 즐거운 나날을 보내고 있습니다.

88년 7월 20일 금요일 밤의 일이었습니다. 술을 마시고 귀가 중에 토했는데 피가 섞여 나온 것 같다고 생각하였습니다. 나는 당시에나 지금이나 미디어분야의 일을 하고 있습니다만 그때 새로운 프로젝트에 참가해서 식사 시간도 없을 정도로 바쁜 나날을 보냈습니다. 그리고 그 얼마 전부터 위가 아프기 시작했습니다.

그런 증상이 계속되어서 근처의 내과의원에 가서 진찰을 받았습니다. 위염 정도라고 진단되었지만 다음날의 일요일에는 상태가 더 나빠졌습니다. 안색도 상당히 나빴던 모양입니다. 월요일에 국립병원에 가서 다시 진찰을 받았습니다. 그때까지의 경과를 얘기했더니 즉시 입원하게 하였습니다. 담당의사의 말로는 십이지장궤양일 것이라고 했습니다. 입원해서 2, 3주간 지나는 동안 검사를 몇 종류나 받았지만 의사로부터 아무런 말도 듣지 못했습니다. 그때부터 아내를 비롯하여 가족이 걱정하기 시작한 것 같습니다. 아내가 주치의에게 상담하러 갔을 때 "종류(腫瘤)가 있지만 양성인지 악성인지는 지금은 검사 도중이므로 답을 할 수 없습니다. 만일 나쁜 것이라면 검사에서 아래쪽을 찌르면 곤란합니다."라고 했다는 것입니다.

그리고 8월 17일에 위암으로 진단되었습니다. 24일에 수술을 받고 위를 전부 적출했습니다. 수술후에 조기암은 아니고 진행암인 것을 알았습니다. 종양의 덩어리는 새끼손가락 한 개 정도의 크기였습니다. 버섯 모양으로 융기하여 암화되어 있었다고 합니다. 위벽을 뚫고 지나가지는 않았다고 합니다. 위벽의 임파관 (체조직에 영양을 주어 세균의 침입을 막는 등의 작용을 하는, 임파액의 통로)에 전이가 된 곳이 한 곳 있어서 그것도 절제했습니다. 다른 데에는 전이가 되지 않았다고 했습니다.

수술후의 회복은 비교적 순조로웠으며 9월 20일이 지나서 퇴원할 수가 있었습니다. 나의 병이 위암이라는 것을 퇴원 후에 아내로부터 들었습니다. 그러나 진행암이라는 사실을 아내는 말하지 않았습니다. 그래서 그렇게 심각한 상태가 아니며 수술로 다 나았다고 당시에는 생각했습니다. 안심이 되지 않는 병세라는 것은 그후 아내의 입을 통해서 알게 되었습니다. 그러므로 지금까지 말한 대부분의 내용은 후에 아내로부터 알게 된 것이었습니다.

식사요법으로 재발을 예방하려고 생각했다

거슨 요법은 아내가 이마무라씨의 저서 '암 승리자 25명의 증언'이라는 책을 읽고 알게 되어 시작하게 되었습니다. 애초에 장모가 분자영양학(分子營養學)을 공부하고 있었는데 아내도 거기에 흥미를 갖고 있었으며 거기에 대한 지식이 있었던 것입니다. 그 관계로 알게된 건강식품 회사직원으로부터 "생즙이 좋다"라는 말을 듣고 현미 죽과 생즙을 만들어 내가 입원해 있던 병원으로 가져왔던 것입니다.

퇴원 후에는 고단백 식품으로서 계란이나 퓨린을 먹게 했습니다. 그것은 세포를 만드는 주된 영양이 단백질이라는 생각때문에 더구나 위가 없는 상태에서 흡수하기 쉬운 음식을 택하느라고 그렇게 했습니다. 물론 그것은 아내의 생각에서 였습니다. 그때부터는 위가 없었으므로 한꺼번에 많이 먹을 수가 없었습니다. 위가 없어지는 것이 대단한 것이라고는 생각하지 않고 있었는데 실제의 체험에서 처음으로 그 괴로움을 실감했습니다. 겨우 보통 식사의 양을 먹게 되기까지 2, 3개월 걸렸습니다.

또 수술 후에 처방된 경구 항암제 UFT를 복용하고 있었으나 퇴원 후에는 복용을 중단했습니다. 월간「문예춘추」지에 경응의숙대학의학부 방사선과의 곤도씨의 항암제의 무효성과 피해를 비판하는 리포트가 실려 있었습니다. 그 글중에 'UFT는 미국에서는 사용하지 않고 위암에는 무효'라고 쓰여져 있었습니다. 그것을 읽은 아내가 "그만 두는 것이 좋겠습니다."라고 말해 주었습니다. 항암제를 그만두는 대신에 식사요법으로 재발을 예방하려고 생각했습니다.

수술 후의 회복은 순조로웠다고 생각됩니다. 수술 전에는 60~61kg이었던 체중이 수술후 식사가 부실하여(섭취가 잘 되지 않아) 한때는 55.5kg까지 내려갔으나 그것도 그쳤습니다. 10월 중순에는 직장에 복귀할 수가 있었습니다.

거슨 식사요법을 2년간 계속했다

이마무라씨의 책을 아내가 보게 된 것이 10월이었습니다. 거기에서 거슨 요법에 대해서 알게 되었으며 거슨 요법에서 제시히는 식사로 바꾸었습니다. 처음에는 아내가「암식사요법」을 읽고서 음식을 만들어 주었습니다. 그리고 다음해 89년 3월에 의성회의 강습회에 둘이서 참가 했습니다.

그 당시 어떤 식사를 했는지 간단히 설명하겠습니다.

나의 경우 완전한 거슨식 식사는 아니었습니다. 그러나 거슨 요법을 기본으로 한 식사를 아내가 신경을 써서 만들어 주었습니다.

우선 기름은 일체 사용하지 않았습니다. 단 의성회를 통하여 아마씨기름을 입수하게 된 뒤에는 샐러드의 드레싱용으로 사용하게 되었습니다. 소금은 거슨식 식사에서는 엄금입니다. 그러나 아주 쓰지 않고 요리하기는 어렵기 때문에 맛간장이나 맛난이 등을 아주 소량씩 썼습니다. 그것으로 국이나 샐러드의 맛을 내었습니다.

주식으로는 현미죽을 먹었습니다. 좁쌀, 수수, 피, 누른보리, 율무 등을 섞었으며 맛을 내는 재료는 절대로 이용하지 않았습니다. 결국 먹기가 힘이 들었지요. 당근즙과 녹즙을 하루에 두차례씩 1일 2회, 1회에 약 360cc씩 마셨습니다.

생야채로 만든 샐러드를 잘 먹었습니다. 예를 들면 아침식사로는 통밀가루로 만든 빵과 샐러드 그리고 야채즙을 먹었습니다. 감자를 익혀서 조각낸 것을 빵에 얹어서 먹기도 했습니다.

다른 반찬으로는 히포크라테스 수프(여러 가지 채소를 양념없이 5시간 정도 낮은 불에 끓여서 걸러낸 수프; 역주)나 보통야채 수프도 가끔 식탁에 오릅니다. 또 야채를 쪄서 만든 만두도 아내가 잘 만들어 주었습니다.

수술을 받은 그해 10월의 중순에 직장에 복귀했으나 외식을 할 수는 없었습니다. 현미 주먹밥과 야채 반찬으로 된 도시락을 갖고 출근했습니다.

거슨 요법에서는 당연히 육류와 생선은 일체 먹지 않습니다. 콩제품도 금기이므로 단백질 섭취는 현미만으로 해야 하는데 그것으로 괜찮을까 하고 불안해 했습니다. 단백질이 너무 직은 것이 아닌가 했지요. 우유나 요구르트는 먹어도 되지 않을까 하는 의문이 있었습니다. 수술후에 살이 빠졌는데 그 이상 더 빠지면 어쩌나 하는 불안감도 있었습니다. 또 "거슨 요법을 행하는 데에는 소화기가 제대로 되어 있어야 한다."고 의성회의 강습회에서 이마무라 선생이 말해주었기 때문에 그 점에서도 불안했습니다.

첨가물이나 농약이 없는 소재를 이용하는 것에도 신경이 쓰였습니다. 정수기를 구입하여 수돗물을 정수하여 이용했습니다. 거슨식 사법을 시작한 88년 11월부터는 곡류, 감자류, 야채, 과일 등은 의성회에 주문하여 정기적으로 가져왔습니다.

이런식으로 약 2년 동안 거슨식사법을 실천했습니다. 거친 현미가 싫어서 도중에 배아미로 바꾸었습니다. 전체적으로는 그렇게 괴롭다든가 하지는 않았습니다. 상태가 나쁘지도 않았으며 암 재발에 신경을 쓴 적도 없었습니다.

제일 괴로웠던 것은 수술 후 몇 달 동안 먹는 것이 참으로 힘들었던 일입니다. 한번에 조금씩밖에 먹을 수가 없었으며 곧 배가 차 버렸습니다. 당시에는 하루에 식사 회수를 4, 5회로 나누어 했습니다.

지금은 다망하지만 일을 즐기고 있다

암에 대한 대체요법이나 민간요법으로 여러 가지 방법이 있습니다. 최초에는 그들 중에서 이 거슨 요법을 택하는 것이 좋을 것인가 하고 의문도 가졌습니다. 한가지 요법에 매달린다는 생각이 옳은 것인가 하고도 생각해 보았습니다. 그러나 거슨 요법을 실행하는 도중에 여러 가지 다른 요법도 알고 있는 것이 오히려 자신에게 도움을 주어 안심시켜 준다고 생각하게 되었습니다.

거슨 요법에는 많은 자잘한 규칙이 있습니다. 강습회에 참가했을 때는 음식에 대해서 여러가지 질문을 했습니다. 그래도 계속 다니는 중 자잘한 것은 필요 이상 신경쓰지 않게 되었습니다. 자기의 몸상태를 봐가면서 실행하면 좋다는 것을 알았기 때문입니다.

식사가 중요한 것은 체험적으로 알고 있으나 자기에게 의식적으로 기분이 좋은 상태를 만드는 것이 중요하다는 생각이 들었습니다. 식사, 영양, 그리고 정신적인 것이 중요하다고 생각합니다. 그런 생각에서 스포츠 클럽에서 운동을 하거나 음악을 듣거나 하는 것이 좋습니다. 암이 생기기 전에는 안달복달 하면서 일을 했는데 지금은 다망하지만 일을 즐기고 있습니다.

항암제를 끊고 거슨 요법에 생을 걸어 재발을 면하게 되었습니다. 수술을 하고 만 8년이 됩니다. 지금은 보통의 식사이지만 그래도 야채를 많이, 고기는 조금이리는 기본은 시키고 있습니다. 케일 녹즙을 매일 마시고 있습니다.(96년 6월 9일 대담)

악성 임파종

이와자키(岩崎光治. 가명 46세)

청천 벽력과 같은 악성임파종 발병 소식

작년(97년)초부터 또한번 원점으로 돌아가 식사요법을 철저히 하고 있습니다. 악성임파종에 걸렸음을 알고부터 2년 2개월이 지났습니다. 거슨 요법으로 임파종이 소실되어 발병 전보다 훨씬 더 건강하게 되었습니다.

학창시절의 나는 유도가 5단이었습니다. 지금 생각하면 두 사람 몫의 삶을 사는 것처럼 삶을 서둘렀었다는 인상을 남에게 주었습니다. "그렇게 많이 먹는가"라고 할 정도로 초과식을 되풀이 해왔습니다. 불고기 등은 7~8인분을 먹는 것이 보통이었고 보통의 식사도 3인분 정도를 먹어 치웠습니다. 야채는 전혀 먹지 않았으며 소금에도 전혀 신경을 쓰지 않았습니다.

대학졸업 후에는 유도정복(柔道整復)을 공부한 후 정골원을 개업해서 지금까지 운영하고 있습니다. 스스로는 건강을 유지하는 생활습관을 이론적으로는 알고 있었지만 실천하지는 못했습니다. 일이 끝나고 아이를 목욕시킨 후 밤 12시쯤에 식사를 하거나 사우나탕에 들어가기도 했습니다. 수면이 부족했으나 다음날 아침에는 아무렇지도 않았습니다.

유도를 통해서 단련된 저금이 아직 많이 남아 있다는 생각에 내가 악성임파종에 걸렸다는 진단은 청천벽력 그 자체였습니다. 지금 되돌아보면 그렇게밖에 되지 않을 수가 없었다고 생각되지만 그전의 나는 그런 자각을 전혀 하지 못했습니다.

"나쁜 병입니다. 입원해서 치료합시다."

악성임파종이라고 진단을 받은 것이 93년 12월이었습니다. 만41세 9개월이 되는 시기였습니다. 그로부터 4개월 전에 가족과 함께 궁성현(宮城縣)으로 여행을 갔엇습니다. 여관에서 팔베개를 하고 편안히 누워있을 때 목에 약간 응어리가 있다는 것을 느꼈습니다. 그 몇 달전부터 치아가 아팠는데 바빠서 내버려 두었습니다. 틀림없이 충치 때문에 임파선이 부었다고 생각했습니다.

여행에서 돌아와 치과에 갈 시간이 없었으므로 친구인 내과의사에게 가서 몇번인가 항생제를 얻어서 복용했습니다. 그런데 그때에 감기 비슷한 증상이 나타났습니다. 코가 막히고 머리가 무겁고, 그래서 틀림없이 감기라고 생각했습니다. 그러나 열은 나지 않았습니다.

며칠 지나고 나니 코는 점점 더 막히고 증상이 아주 심해져 보통 감기로 코가 막히는 것과는 다른 것 같았습니다. 이비인후과에 가보았더니 바로 후쿠시마현립의대 병원에서 진찰을 받아보라는 것이었습니다.

11월 4일에 "나쁜 병입니다. 입원해서 치료합시다."라고 담당의사가 말하는 것이었습니다. 입원하면 우선 가족들에게 병명을 알리지 않으면 안됩니다. 나쁜 병이란 도대체 무슨 병일까?

나는 발병 과정에서의 경로, 검사 내용 등으로 미루어 어느 정도는 암임을 예견하고 있었습니다. 역시 그랬구나 하는 기분과 입원할 때까지의 4개월 동안 제법 커진 목의 임파선 종류(혹), 코가 막히는 상태, 왼쪽 안면이 붓는 것 등의 증상이 진행하는 속도를 생각할 때 나의 명은 얼마나 남았으며 어디에서 죽을 것인가, 그런것들을 생각하니 오히려 기분이 가라앉는 것 같았습니다.

그러나 가족들의 일, 직장의 일 등 여러 가지를 생각해볼 때 그렇게 처져만 있어서는 안될 것 같았습니다. 병의 종류, 진행노, 나을 가능성, 나의 병이 어디까지 진행되었는지 알아야 한다는 생각에서 "나는 직업상 또는 성격을 보더라도 병에 대한 설명을 이해하지 못하지는 않을 것이고 또 어떠한 설명을 들어도 절대로 놀라지도 않을 것입니다. 그러므로 모두 알려주세요. 병을 알고 납득을 해야 여러 가지 일을 잘 정리하고 입원을 할 수가 있을 것입니다."라고 했으나 의사는 "나쁜 병입니다."라고만 되풀이할 뿐이었습니다. 그래서 질문을 바꾸어 "나을 가능성도 있습니까?"라고 물어보니 "있지요. 그러나 아주 힘든 치료가 되겠습니다."라는 것이었습니다.

　의사의 상세한 설명이 없는 채로 다음날에는 격심한 두통에 시달리면서 9일에 급하게 입원했습니다. 나중에 생각해보니 의사는 나의 정신적인 안정을 고려해서 병명이 임파종이나 악성은 아니라고 해 두었던 것입니다.

항암제의 부작용으로 머리카락이 하나도 남김없이 다 빠졌다

　이 이야기는 최근 어머니에게서 들었습니다. 어머니는 입원 할 딩시에 나의 곁을 떠나지 않으셨습니다. 그러나 그 이후 퇴원할 때까지 한번도 병원에서 모습을 볼 수가 없었습니다. 매일 내곁에서 나를 돌봐주는 아내를 대신하여 아이들의 뒷바라지에 전념하고 있을 것으로 생각했습니다. 그렇게는 생각하면서도 때로는 어머니를 뵈면 좋겠는데… 라고 생각할 때도 있었습니다.

　실은 입원시에 의사가 아내에게는 비밀로 하면서 "대단히 악성도가 높기 때문에 최선은 다하겠지민 2~3개월의 여명이라 생각된다."고 어머니에게 병상을 설명했다고 했습니다. 어머니는 내가 점점 약해져 가는 모습을 보는 것이 괴로웠으며 또 언제 죽을지 모른다고 생각하면 두렵고 무서워 병원에 올 수가 없었다고 했습니다.

　의사의 입을 통해 진짜의 병명을 듣게 된 것은 한참 뒤였습니다.

정확하게는 나의 임파종은 미만성대세포형 「세포」라 하여 진행도가 Ⅱ-E. 그렇게 많이 진행하지는 않았지만 이 타입은 악성도가 높다는 것입니다.

목 종양의 멍우리는 상당한 것이었습니다. 4×8cm 정도였습니다. 그 뿐만이 아니었습니다. 코가 막히게 된 것은 코속의 임파선에도 종양이 발생해 있었기 때문이었습니다. 눈에도 위화감이 있었으며 안와(眼窩- 안구가 들어있는 뼈의 쑥 들어간 곳) 속에도 종양이 있었습니다.

12월 22일부터 항암주사를 맞기 시작했습니다. 두 주일간 계속해서 맞고 일주일간 쉬는 것이 한 사이클이었습니다. 사전에 의사가 "이 병은 이 약에 굉장한 반응을 나타냅니다." 그러므로 효과가 있다는 의미의 말을 해주었습니다. 역시 항암제 주사를 일주간 계속 맞으니 목의 멍우리는 일시적으로 눈에 보일 정도로 줄어들고 동시에 몸의 상태는 아주 나빠졌습니다. 그런데 치료가 끝나고 며칠이 지나 몸의 상태가 좋아지니까 목의 종양도 또 다시 부풀어 오르는 것이었습니다.

새해 1월 4일에 제1사이클이 끝나고 곧 5일부터 제2사이클이 시작되었습니다. 그러나 제1사이클 때와 아주 똑같은 경과가 발생하면서 일시적으로 종양이 줄어들었으나 얼마가지 않아 다시 부풀었습니다. 항암제의 부작용에 대하여 말은 들어봤지만 상상 이상이었습니다. 심한 부작용에 휩싸였습니다. 제2사이클을 끝낸 시점에서 머리털이 하나도 남김없이 다 빠졌습니다. 2사이클을 행하고 항암제의 효과가 없다는 것을 확인하여 방사선 치료로 바꾸기로 했습니다. 눈에서 코, 턱에까지 얼굴의 우측 하반부와 목에 이르기까지 상처의 범위가 아주 컸습니다. 눈에 조사하는 것은 솔직히 말해 무서웠습니다.

그러나 그대로 방치하면 실명을 한다니 할수없이 치료를 받을 수밖에 없었습니다. 코와 턱 그리고 목에 관한 치료를 1월 26일부터 3월 2일까지 25회, 눈의 치료는 2월 23일까지 2회 조사했습니다.

코, 턱, 목에 10회 행한 시점에서 의사가 "방사선도 별 반응이 없습니다. 항암제를 다시 써 볼까요?"라고 했습니다. 항암제와 비교하면 방사선 치료가 몸에 그다지 부담을 주지 않았기 때문에 방사선 치료를 받기로 했습니다. 그러나 방사선 치료도 부작용이 전혀 없는 것은 아니어서 입안이 크게 데인 것처럼 헐어서 딱딱한 음식은 먹지 못했습니다. 그리고 그 치료로 지금도 얼굴의 왼쪽 부위에서는 수염이 나오지 않고 위축되어 있습니다.

신문에 난 조그만 기사가 눈에 띄었다

내가 위기감을 가지게 된 것은 항암제의 세2사이클이 시작된 무렵이었습니다. 부작용으로 괴로워하면서 이렇게 심한 치료를 받고 있지만 낫지 않는 것이나 아닐까 하고 불안에 휩싸이게 되었습니다. 나을 수만 있다면 얼굴의 반쪽을 떼내어도 좋다라고까지 생각하게 되었습니다. 그 무렵에 죽음을 가까이 느끼고 있었습니다. 신문의 사망기사란을 보는 것이 싫었습니다. 그래서 그러한 기사가 적게 실리는 스포츠 신문만을 읽었습니다.

   항암제의 두 번째 사이클이 시작된 어느날의 일이었습니다. 그날 입수한 신문을 이리저리 훑어보던 중에 어느 기사에 눈이 멈추어졌습니다. 그것은 도서관 세미나에서 있었던 영양사의 강의를 보고한 조그만 기사였습니다. 거기에 식사요법을 하여 자신의 암을 고친 후쿠시마현립의대병원 신경정신과 의사 호시노 요시히코씨의 이야기가 소개되어 있었습니다. 그런가. 자기 암을 스스로 고치는 사람도 있구나 하며 감탄하고 눈이 떠지는 것 같은 느낌이 들었습니다.

   그 이야기를 아내에게 했더니 아내가 도서관에 전화하여 자료를 얻어 왔습니다. 그리고 아내는 호시노 선생의 댁에 전화를 하여 상담하게 되었습니다. 호시노 선생은 "본인에게 암이라는 것을 알리지 않으면 이 요법(거슨 요법)은 정확하게 지킬 수 없습니다."라고 말했다고 합니다. 그리고 그가 "항암제는 면역력(병에 저항하는 힘)을 저하시키는 것이다."라고 하여 아내가 초조한 기분이 들었던 것 같습니다. 당시는 항암제의 두 번째 사이클의 중간이었는데 의사는 아내에게 "세번째도 행해야 합니다."라고 하였기 때문이었습니다.

   신경이 쓰인 아내는 주치의에게 상담하러 갔습니다. 거슨 요법을 이야기했더니 "수술과 에타놀 주입요법으로 암을 고친 호시노 선생의 병과 댁의 남편의 병과는 다릅니다. 게다가 악성도도 아주 높으며 2년 생존률이 20%의 병입니다. 더욱 강한 의지로 견뎌야 합니다."면서 한마디로 의사가 거슨 요법을 부정했다는 것입니다.

아내는 처음에 호시노 선생이 행하는 거슨 요법의 강습회에 참가 신청을 했었습니다. 그런 후에 아내는 참가신청을 보류했습니다. 그러다가 주치의의 말을 들은 후 깊은 절망감에 빠졌으나 '거슨 요법은 악성도가 지독한 암일수록 효과가 있다.'라고 하는 글이 머리에 떠올라 다시 강습회의 참가를 신청했다는 것입니다.

소금을 빼고 야채즙으로 종양 마카의 수치를 정상화하다

항암제의 두 번째 사이클이 끝났을 때부터 거슨 요법을 실천하기 시작했습니다. 그러나 병원에 입원한 상태였으므로 일일이 다 실천할 수가 없었습니다. 그래서 우선 소금을 빼기로 했습니다. 구체적으로 간장을 일체 쓰지 않았습니다. 그리고 야채즙을 마시기 시작했습니다. 염분을 제한하면서 녹즙을 마시는 것들을 행하여 1개월이 지나자 종양 마카(암의 지표가 되는 검사치)가 정상치의 범위로 내려가기 시작했습니다. 주치의는 "이상한 일이다?"라고 했으나 나는 '염분빼기 등의 효과가 나타난 것이겠지.'라고 생각했습니다. 그때는 참으로 캄캄한 밤을 비추는 한가닥 빛이라는 말이 이런 것이구나 하고 생각했습니다. 아무것도 생각하지 않고 곧이 곧대로 빛의 방향을 따라가자라고 생각했습니다.

방사선 치료가 끝난 직후에는 목의 종양이 3×3cm 정도로 축소되었습니다. 또 코의 종양은 바늘구멍 두 개만큼 뚫렸다는 느낌을 주는 정도였습니다. 방사선 치료가 끝난 시점에서 나의 결심은 이루어졌습니다. 퇴원하여 거슨 요법에 맡겨 보겠다고 생각했던 것입니다.

이마무라 선생의 저서「암 승리자 25명의 증언」을 읽고, 암이란 나을 수가 있는 것으로 밝혀졌다는 점에 눈이 휘둥그레졌던 것 같습니다.

아내는 3월에 의성회에서 행하는 거슨 요법 강습회에 참가했습니다. 그리고 그 직후부터 당근즙과 생야채즙, 영지 끓인 물, 현미밥, 야채 반찬 등을 매일 만들어 병원으로 가져오게 되었습니다.

방사선 치료가 끝나고 주치의에게 퇴원해야 되겠다고 했습니다. 주치의는 그처럼 내가 좋아질 줄은 몰랐다며 "항암제를 다시 두세 차례 하면 좋겠습니다."라고 하였으나 항암제의 효과를 도저히 믿을 수가 없었습니다. 지금까지 항암제로 효과를 보았다고는 생각되지 않았습니다. 그래서 "항암제를 맞으면 낫습니까?"라고 의사에게 물어보았더니 "아니 연명용입니다."라고 했습니다.

결국 항암제를 4월4일부터 17일까지 한회만 맞고 25일에 퇴원하게 되었습니다. 예상대로 항암제의 효과는 없었으며 종양의 변화는 보이지 않았습니다.

이마무라 선생의 거슨 요법의 책에 '항암제를 쓸 때에도 동시에 거슨 요법을 하면 좋다.'라고 하는 의미 있는 말이 쓰여져 있습니다. 실제로 최후에 받은 항암제의 치료에서는 전회나 전전회와 달리 발열도 없었고 백혈구(혈액 중 성분의 하나)의 수치도 내려가지 않아 부작용이 전혀 없었습니다. 당근즙과 녹즙의 효과임에 틀림이 없다고 생각되어 그 체험으로 그때까지 반신반의하던 거슨 요법에 대한 신뢰를 확신하게 된 것입니다.

퇴원 후에는 본격적으로 거슨 요법을 시작하다

퇴원을 앞두고 호시노 선생이 나의 병실에 문병을 와 주었습니다. 호시노 선생이 "나도 거슨 요법을 해서 살아났으므로 당신도 이 요법을 하면 삽니다."하고 말해 주어 참으로 기뻤습니다. 호시노 선생의 말씀이 무엇보다 강한 힘을 주는 것이라고 느꼈습니다.

94년 4월 25일에 퇴원한 후에는 본격적으로 거슨 요법을 행하게 되었습니다. 그후 오늘까지 경과만 확인 할 뿐 병원치료는 받지 않았으며 약도 복용하지 않았습니다.

나의 식사에 대하여 정리해서 소개하겠습니다.

무염, 기름빼기의 원칙은 반드시 지킵니다. 밥은 무농약의 현미를 주로 하고 좁쌀, 수수, 피, 율무, 납작밀 등으로 짓습니다. 반찬은 야채나 감자류를 찌든지 삶든지 볶든지 한 것이 중심이 됩니다. 볶을 때의 기름은 올리브유를 썼습니다. 맛내기의 재료로는 무염간장이나 식초, 설탕 또는 식초와 벌꿀을 배합하여 이용합니다. 아내가 연구해 주었습니다.

야채즙으로 당근즙과 청즙을 하루에 두 번 마십니다. 1회의 분량은 각각 500cc씩입니다. 청즙재료는 양배추, 무청, 상추, 브로콜리, 차조기 등 5, 6종을 넣어서 만듭니다. 어느쪽이나 사과를 넣어 맛있게 만듭니다. 병이 나기 전에 먹던 식사와는 선혀 다른 것입니다. 어쨌던 생선은 적당히 먹으나 육고기는 전혀 먹지 않고 메밀이나 우동도 먹지 않습니다.

그외 몇종류의 건강식품을 이용했습니다. 상어연골, 키친키토산, 비타민C 등입니다. 영지는 근처에서 구할 수 있어서 아내와 어머니가 채집해 왔습니다. 매실나무와 복숭아 나무의 영지가 좋다고 해서 그것을 찾아다녔답니다.

지금도 계속하여 영지를 끓여 마시고 있습니다. 상어연골, 키친키토산, 프로폴리스는 1년반 정도 계속 복용했습니다. 비타민C는 처음에는 아주 대량 복용했습니다. 상어연골은 한동안 아주 열심히 복용했습니다. 지금 생각하니 정신력의 효과가 컸던 것 같습니다.

친지가 근처에서 나오는 약효가 뚜렷이 있는 영험한 물을 항상 갖다 주었습니다. 루르드물(프랑스의 루르드에 있는 불가사의한 효능이 있다고 하는 샘물)의 성분과 닮은 물질이 들어있는 물이라고 합니다. 그 물을 항상 마셨습니다.

임파종의 종양이 없어지다

4월에 퇴원하여 반년간은 일도 하지 않고 식사요법을 하면서 회복에만 진력했습니다. 투병에 전념하기로 했던 것입니다. 그리고 식사요법을 정확히 지키고 행하는 것 외에 달리 특별히 할 일도 없었습니다. 매일 산을 천천히 가벼운 걸음으로 산책했습니다. 나중에 생각해보니 반년간 휴직하고 휴양하여 요양에만 전념한 것이 병을 고치는 데 큰 역할을 한 것 같습니다.

그런 식으로 일년반 동안 빈틈없이 거슨 요법을 행했습니다. 일년반이 지난 95년 9월에 경부, 비강, 안와의 임파종이 소실된 것을 확인했습니다. 그것을 계기로 아주 조금씩 식사요법을 늦추기로 했습니다. 예를 들면 출장회의, 학습회 등에서는 메밀이나 생선회 등을 먹게 되었습니다. 단 메밀국수 국물은 마시지 않고 생선회도 무염간장을 갖고 가서 그것을 썼씁니다. 가정에서도 야채를 가득 넣은 메밀국수를 만들어 먹게 되었습니다. 메밀도 반드시 무염의 것을 사용했습니다.

이렇게 해서 그후부터 오늘까지 무사히 살아왔습니다. 96년 감기가 걸렸을 때에는 일말의 불안감이 일어났습니다. 나의 병이 감기와 같은 증상에서 시작했기 때문입니다. 그래서 나쁜 증조인지 모른다고 생각했습니다. 지금까지 순조로왔으나 재발이 된다면 감기 증상에서 시작하는 것이 아닌가 라는 확신에 가까운 생각이 들었기 때문입니다. 그래서 또 한번 엄격한 식사법으로 돌아갔습니다. 그 이후 지금까지 식사법의 강도를 스스로 조절하고 있습니다.

주치의의 말은 반드시 재발할 것이라고 합니다. 임파선 종양이 식사법만으로 사라졌다니 인간의 자연치유력(몸에 본래 지니고 있는 병을 자연히 낫게 하는 힘)은 놀라운 것이지요. 스스로 내몸으로 체험했습니다.(96년 2월 16일 대담)

방신경절세포종 (傍神經節細胞腫)

요시다(吉田恭子. 가명 48세)

영양요법이 나의 생존 스타트

　무엇이라고 해야 할까요. 목에서 귀로 통하는 신경이 둘러싸인 것처럼 되어 버렸습니다. 마치 문어발과 같이 뻗어 뇌안으로 들어가 있었다고 합니다. 수술로 종양(腫瘍)을 완전히 떼어내면 폐인이 되어버린다고 의사가 말했다는 것입니다. 병명은 방신경절세포종입니다. 17~18시간이나 걸려 대수술을 받았는데 다행히 잘 되있다고 했습니다. 그러나 종양을 완전히 떼어낼 수는 없었습니다. 한참 뒤에 알았으나 퇴원시에 가족에게 "일시적인 퇴원입니다."라고 의사가 알려주더랍니다.

　그것을 모르는 나는 건강을 찾게 되었으면 하고 생각했습니다. 그래서 의사에게 물어보았더니 다시 수술을 하기는 어렵고 방사선

치료가 효과를 낼는지도 모른다고 했습니다. 나중에는 의사가 웃음으로 얼버무리는 것이었습니다.

오래 살지는 못하겠지, 앞으로 몇 년 더 살 것인가라고 괴로워하고 있을 때 한 친구로부터 영양요법에 대한 정보를 얻게 되었습니다. 그 영양요법에 대한 강의를 들었을 때 '이 요법으로 살 수 있을 것 같다.' 는 생각을 갖게 되었습니다. 그 영양요법이 나의 생존을 위한 투병의 스타트였습니다. 그리고 그 영양요법을 실천하는 과정에서 거슨 요법을 알게 되었으며 그 이후로는 거슨 요법에 비중을 둔 식사요법을 실천하게 되었습니다. 평소에 알고 있던 후쿠시마 현립의대병원의 호시노 요시히코 선생의 안내로 요료법도 시작하게 되었습니다.

그 덕택에 예전에는 몸이 아주 약했는데 지금은 아주 건강해졌으며 감기도 들지 않습니다. 94년 4월에는 직장에 복귀하게 되었습니다. MRI 검사(자기공명 영상법이라고 하는 촬영방법) 결과로 종양의 증식이 중지되었다는 것을 확인 받았습니다. 그러한 결과에 의사도 놀라고 있습니다.

지금은 거슨식사법을 기본으로 하는 식사를 계속하고 있습니다. 주식은 현미와 감자입니다. 때때로 현미에 좁쌀이나 피를 섞습니다. 부식으로는 제철에 나는 야채를 이용합니다. 야채로는 주로 고단백의 브로콜리나 강남콩, 콩 등을 익혀서 섭취하거나 생야채로도 먹습니다. 그외에 과일도 잘 먹습니다. 조미료로는 현미식초만을 이용하고 일반 조미료는 일체 쓰지 않습니다.

예를 들면 아침식사로는 현미밥에 띄운 콩 돈부리(밥 위에 국같은 것을 얹어 먹는 것; 역주)와 잘게 썬 파나 차조기 같은 향이 많은 야채를 먹습니다.

그외에 푸른 채소를 잘게 썬 것이나 톳 같은 것도 곁들입니다. 이들도 현미식초로 맛을 냅니다. 두부도 자주 먹습니다.

점심으로는 도시락을 만들어서 가져 갑니다. 감자 도시락이라고 부르고 있으나 주식은 찐 감자와 고구마입니다. 반찬으로는 브로콜리와 강남콩, 그리고 생야채와 과일을 곁들입니다.

녹즙도 마시는데 현재 아침과 밤에 마시는 양은 한회에 300~400cc정도입니다. 재료는 당근을 주로 하고 무청, 브로콜리, 양배추, 배추, 사과 등의 계절야채와 과일을 이용합니다. 낮에는 주로 푸른 녹즙을 마십니다.

종양이 뇌 안에까지 들어가 있다

내몸에 처음으로 병의 징조가 있었던 것은 88년 5월이었습니다. 왼쪽 귀가 막히는 것 같은 느낌과 함께 듣기가 힘들어졌습니다. 그리고 조금 뒤에 8월의 종합검사에 들어가서 왼쪽 귀가 난청이라는 것을 알았습니다. 그 후 두 달이 지나고 이비인후과 의사에게 진찰을 받은 결과 고막이 아주 움직이지 않는다는 것입니다. 그래서 병원을 바꾸어 종합병원에서 진찰을 받았더니 삼출성중이염(滲出性中耳炎)이라는 진단이 내려졌습니다. 의사는 "곧 나을 것입니다."

라고 했습니다. 그러나 의사의 말과는 달리 나아지지 않았습니다.

귀가 잘 들리지 않는 상태에서 89년 6월부터는 때때로 현기증이 일어났습니다. 현기증이 빈번히 일어나므로 '단순히 귓병만의 문제가 아니며 이상하다.' 라고 생각하게 되었습니다. 뇌에 무엇인가 이상이 있는게 아닌가 라고 생각하게 되었습니다.

의사에게 뇌의 CT(X선과 컴퓨터를 조합하여 인체를 촬영하는 장치) 촬영을 받았으면 하고 부탁을 드려도 "그런 것과는 관계가 없습니다."라고 하면서 나의 청을 들어주지 않았습니다. 몇번 반복하여 부탁을 해도 들어주지 않았습니다. 91년 10월에 왼쪽 귀 뒤쪽 아래 주변이 부어오르는 것이었습니다. 그때서야 의사도 CT를 찍어 주었고 그 결과 종양이 있다는 것을 알게 되었습니다.

그때까지 시내의 종합병원에 다니고 있었는데 후쿠시마 현립의대 병원의 이비인후과를 소개하면서 거기에서 수술을 하자는 것이었습니다. 한달 동안 기다려서 그 병원에 입원하게 되었습니다. 92년 4월이었습니다. 검사 중간에 종양이 뇌속에까지 들어가 있다는 것을 알게 되었습니다. "대단히 큰 수술이기 때문에 애석하게도 이곳에서는 수술이 되지 않습니다."라고 의사가 말했습니다. 동경에 있는 전문병원을 소개받아 거기에서 수술을 하게 되었습니다.

18시간이나 걸린 대수술

CT의 화상사진을 보고 의사가 "종양이 뇌속으로 문어발처럼 감아 들어가고 있습니다. 수술을 하여 모두 떼어내면 폐인이 될는지 도 모릅니다."라고 말했습니다.

뇌사상태가 될지도 모른다는 뜻이었습니다. 시내의 종합병원에서 종양이 발견되었을 때에는 나 자신도 그리 심각하게 받아들이지는 않았습니다. 그러나 소개받은 전문병원에 가서부터는 내 병이 대단한 것인지도 모른다는 생각으로 바뀌었습니다. 그래도 나 자신이 어떻게 할 수가 없었습니다. 죽게 되는 게 아닌가 하고 생각해 보기도 했으나 의외로 비교적 담담해졌습니다.

11시간이나 12시간쯤 걸릴 것이라는 수술시간이 예상을 뒤엎고 18시간이나 걸렸습니다. 어려운 수술을 하느라고 의료진들도 매우 힘들어 했습니다. 일주일 이상 의식의 혼탁 상태가 계속 되었으며 열흘이 경과한 뒤에야 겨우 의식이 돌아왔습니다. 수술전에 종양을 전부 떼어낼 수가 없다고 했는데 역시 일부는 남겼습니다. 퇴원할 때까지는 MRI의 검사를 두 차례 받았는데 종양의 일부가 남아 있다는 것이 확인되었습니다.

약 3개월 동안 입원하였다가 8월에 퇴원할 수 있었습니다. 대수술이었기 때문에 수술후 회복하기까지 시간이 꽤 걸렸습니다. 퇴원시 겨우 목욕 정도는 할 수 있게 되었습니다.

퇴원시 주치의가 남편에게 "일시적인 퇴원이므로…"라고 말했다는 것입니다. "어느정도나 살겠습니까?"라고 물어 보았더니 "반년 정도 건강하다면… 2년간… 아무일이 없다면…" 여명에 대하여 확실한 대답을 하지 못했습니다.

퇴원후 건강이 회복되어 가는 것이 참으로 즐거웠습니다. 순조롭게 회복되어 퇴원 후 2개월이 되었을 무렵 머리의 한쪽에 남아 있었던 종양에 은근히 신경이 쓰였습니다. 얼마나 살수 있을까?

의사에게 물어보아도 "장래는 모릅니다."라는 말만 되풀이할 뿐이었습니다. 남편에게 물어봐도 확실한 답은 말해주지 않았습니다. 그 후에 생각해 보면 그러한 질문을 한다는 것이 무리였다는 것을 알게 되었습니다. 그 당시엔 나로서는 아주 괴로웠습니다.

정상분자영양학(正常分子營養學)의 실천

그 무렵 친구가 정상분자영양학의 강의가 있다는 것을 알려주었습니다. 그는 꼭 들어 보라고 했습니다. 센다이에 있는 강연회장까지 그 친구가 자동차로 태워다 주었습니다. 강사는 모리야마(森山 眞光) 선생이었습니다. 그 영양학을 실천해서 암환자가 좋아졌다는 이야기를 듣고 "나도 이것으로 살 수가 있겠지…"라는 기분이 들었습니다. 그리고 2, 3일 후 모리야마 선생에게 상담 편지를 썼습니다. 그러자 선생이 전화를 해주셨는데 여러 가지를 알려주었습니다.

정상분자영양학이라는 것은 일반적인 현대영양학과는 이론에서나 실천방법에서나 아주 다릅니다. 정상분자영양학의 이론에서는 병의 원인은 세포내의 분자 수준의 결함에 있다고 생각합니다. 그 결함은 영양소의 과부족에 원인이 있다고 합니다. 그러므로 그 결함은 무첨가, 천연의 동식물 소재의 영양보조식품의 공급으로 교정이 된다고 했습니다.

뒤에 들어서 알게 되었지만 정상분자영양학의 기본은 거슨 요법에서 얻어낸 것이라고 합니다. 그에 대하여 간단하게 설명해 보겠습니다.

먹어서 좋은 것은 곡류, 감자류, 야채, 생선, 계란 등입니다. 한편 먹어서 안되는 것은 동물성 고기입니다. 무농약의 유기 농법에 의하여 재배되고 사육된 식품이라야 합니다.

그리고 영양보조식품의 섭취를 중시합니다. 나는 비타민C, 카로틴(체내에서 비타민A로 변하는 물질)을 보조식품으로 대량 섭취했으며 그 외에 비타민, 미네랄이 함께 들어있는 보조식품도 이용했습니다.

주식은 현미, 감자 등이었으며 부식으로 야채를 삶은 것, 생선, 계란 등을 취했습니다. 그외에는 당근즙을 1회에 200cc씩 하루에 5회 합계 1000cc씩 마십니다.

이와같은 식생활을 계속했더니 3개월이 지난 후에 호전반응(好戰反應- 병이 좋아지기 전에 일시적으로 나타나는 증상)으로 시달리게 되었습니다. 너무나 심하게 졸려서 낮에도 눈을 뜨고 있지 못했습니다. 식사는 남편이 만들어 주었으며 2, 3일씩 계속 잠을 잤습니다. 그것은 비타민의 대량섭취로 인해서 세포의 움직임이 활발히 되어 산소를 많이 소비하기 때문인 것 같았습니다.

반복적으로 그러한 상태가 계속되었는데 3개월이 지나서야 겨우 수마에서 빠져나오게 되었습니다. 그 후에 건강이 더 회복되었기에 빨리 직장에 복귀하고 싶어서 무리를 했더니 1개월만에 몸이 말을 듣지 않게 되었습니다. 그래도 큰 흐름으로 볼 때에는 순조롭게 회복되어 가고 있다고 생각되었습니다.

거슨 요법의 공부를 권유받다

거슨 요법은 정상분자영양학의 식사법을 실천하면서 알게 되었습니다. 그리고 후쿠시마 현립의대 병원 신경정신과의 호시노 선생이 거슨 요법을 실천하여 암을 극복했다는 이야기도 들었습니다. 호시노 선생에게 전화로 상담을 드렸더니 의성회의 강습회에 참가해서 거슨 요법을 배우면 좋겠다는 것이었습니다. 그 강습회에 참가한 이후로는 거슨 요법에 가까운 식사요법을 하게 되었습니다. 93년 9월의 일입니다.

정상분자영양학과 거슨 요법에서 가장 크게 다른 점은 단백질에 대한 견해입니다. 정상분자영양학에서는 생선, 계란 등의 단백질을 적극적으로 섭취하게 합니다. 야채도 브로콜리 등의 고단백의 야채를 중시하며 콩시품도 고단백식품으로 빠트릴 수가 없습니다. 한편 거슨 요법에서는 적어도 처음의 어떤 기간 동안에는 동물성단백질 식품을 일체 금합니다.

이 차이점에 대하여 당황하지 않을 수가 없었습니다. 내가 택한 것은 두가지를 절충시킨 방법입니다. 생선, 계란은 먹지 않고 브로콜리, 강낭콩 등의 식물성 고단백식품을 적극적으로 섭취했습니다. 다시 말하면 내가 섭취하고 있는 것은 「종합 비타민, 미네랄제, 비타민 E, 베타 카로틴, 셀레늄, 칼슘, 비타민 B, 레시틴, 오메가3지방산(DHA, EPA), 비타민 C 등」입니다. 정상분자영양학의 영양요법을 시작했을 때부터 현재까지 계속하고 있습니다. 레시틴과 비타민E 이외는 모두 미국에서 구해 왔습니다.

종양은 더 커지지 않았다

정상치료법이 아닌 식사요법을 하려면 주위에 마찰이나 알력을 일으키게 됩니다. 소개받은 전문병원의 주치의에게는 정상분자영양학의 식사요법을 시작하려고 생각했을 때 관계되는 책을 선물하고 그 취지를 말했습니다. 선생은 "좋다고 생각하는 것을 해보는 것이…."라고 말해주었습니다. 바꾸어 말하면 지금의 의학에서는 어쩔 수 없다는 뜻이었습니다.

영양요법을 시작해서 일년이 지난 어느날 의사가 나에게 들릴 정도로 중얼거렸습니다. "이상하다. 종양이 커지지 않는구먼." 그 말을 듣고 의사가 종양이 자랄 것을 예측하고서 기다리고 있었다는 것을 알았습니다. 그러나 종양이 커지지 않는다는 것을 알고는 처음으로 영양요법에 자신이 생겼습니다.

친정의 양친은 내가 친정에 가서 띄운콩 돈부리를 먹는 것을 보고 '그런 식사를 해서 죽지나 않을까….' 라고 걱정하고 있었습니다. 그러나 호시노 선생이 TV에 출연하여 거슨 요법에 대해서 말하는 것을 본 후로는 나의 요법을 믿어주셨습니다. 언니 부부는 둘 다 대학에서 화학을 연구하고 있는데 처음에는 믿지 못하겠다고 했습니다. 그러나 최근에는 이해해 주어서 알러지를 퇴치시키는 식사 등에 대해서 오히려 거꾸로 의논해 옵니다.

이런식으로 영양요법을 계속하여 94년 4월에는 직장에 복귀할 수가 있었습니다. 그래서 앞에서 말한 것처럼 95년 9월에 MRI검사를 해본 결과 소뇌(小腦)와 간뇌(間腦)에 남아 있던 종양의 증식이 완전히 중지 되었다는 것입니다. 종양이 괴사(壞死-인체조직의 일부나 세포가 죽는 것)되었을까?

그것이 결국 지금까지 오랜동안 싸워온 결과입니다. 수술전에 의사가 수술이 잘된다고 해도 후유증이 나타날 우려가 있다고 했습니다. 혀가 움직이지 않게 되고 미각이 둔해지고 입이 잘 움직이지 않고 부자유스럽게 되어 말을 잘 할 수 없게 된다고 했습니다. 팔이 잘 올라가지 않고 안면마비… 등의 증상이 있을 것이라고 했습니다.

감기도 어깨결림도 다 멀어졌다

수술의 결과로 혈행장해를 일으켜 귀가 괴사 상태가 되어 있었기 때문에 왼쪽귀의 반쪽을 절제했습니다. 종양을 떼낸 다음에 뇌를 떠받치는 뼈까지 절제하고 종양의 자국에 복직근(腹直筋)을 이식했습니다. 내이(內耳)를 전부 떼어 내었기 때문에 왼쪽귀는 전혀 사용하지 못합니다. 종양이 왼쪽에 있었기 때문에 후유증은 얼굴의 왼편에 나타났습니다. 안면신경에 장애가 발생한 것입니다. 그리고 왼쪽 어깨를 움직이기가 어렵게 되었습니다.

수술후의 요양은 우선 서서 걷는 연습부터 하지 않으면 안되었습니다. 그것은 말로써 표현하기가 어려운 것으로 지금의 건강한 나로서도 상상할 수 없는 상태였습니다. 다행히도 안면마비는 조금씩 풀려 지금은 남들은 별로 모를 정도로 개선되었습니다.

어깨도 좋아져 부자유스럽던 팔의 오르내림의 동작도 매우 좋아졌습니다. 정말이지 영양요법의 위력에는 놀랐습니다. 몸을 안으로부터 건강하게 만듭니다. 병나기 전의 나는 허약체질이어서 감기로 자주 고생했습니다. 저는 양호학교의 파트타임 교사로 있는데 지적장애아들을 교육시키는 일입니다. 옛날엔 기력만으로 버티고 있었습니다. 일주일의 반은 위하수로 위가 아파서 견디기가 어려웠습니다.

그런데 영양요법을 시작하고부터는 가족이나 직장의 동료가 감기로 쓰러져도 나만은 감기에 걸리지 않습니다. 위가 아픈 것도 전혀 없습니다. 또 그전에 아프던 어깨도 나았습니다.

어쨌던 이전보다 훨씬 건강하게 되었습니다. 그리고 요료법의 효과도 크다고 봅니다.

정상분자 영양학의 강연을 들으러 갔을 때 내 가까이에 앉아 있던 여성이 요료법을 하고 있었는데 "어쨌던 건강해집니다."라고 그 자리에서 발표했습니다. 그의 이야기를 듣고 나도 해볼 생각이 일어났습니다. 자기의 오줌을 먹는다는 데 별 저항이 없었습니다. 요료법은 지금도 계속 합니다.

직장에 복귀한 직후는 그래도 역시 힘이 들어 무리한 일을 할 수가 없습니다. 현재 종양이 괴사하고 있다면 얼마나 기쁜 일이겠습니까? 그것이 오직 신경이 쓰이는 일입니다.

하여간 어찌되었건 거슨 요법과 요료법으로 뇌에 남아있는 종양의 성장을 억제할 수가 있었던 것입니다. 앞으로도 계속해서 이 두 요법을 실천해 나갈 생각입니다.(95년 11월 3일 대담)

급성골수성백혈병(急性骨髓性白血病)

사또(佐藤忠. 가명 34세)

「혈액에 치명적인 빈혈증상이 있다」

　백혈병에 걸린 이후 7년간 재발하지 않았습니다. 의사도 치유되었다고 보고 있습니다. 물론 병원치료에 의하여 좋은 결과를 얻었다고 보나 거슨 요법이 큰 의지처가 되었음이 분명합니다.

　백혈병으로 입원했던 때가 91년 1월 24일이었습니다. 엉뚱한 일로 내가 백혈병이라는 중대한 병에 든 것을 알게 되었습니다. 백혈병에 잘 나타나는 비혈(鼻血)이라든가 출혈이 멈추어지지 않는다든가 하는 출혈 증상은 전혀 볼 수가 없었습니다. 그러나 연말에 감기가 들어 1월이 되기까지 미열이 계속되었습니다.

　1월 22일에 열은 37.5℃로 오르고 그때까지 경험해 보지 못한 통증이 나타났습니다. 그날 밤중에 응급실에 가게 되었습니다. 맹장

염이 아닌가 하면서 참으로 귀찮은 병에 걸렸다고 생각하였으나 그 예감은 틀렸습니다. 일단 집으로 귀가한 후 외래환자로 초음파 검사와 복부 렌트겐 혈액검사를 받았습니다. 그 결과는 '혈액에 치명적인 빈혈증상이 있다.' 라는 것으로 혈액과의 전문병원에 가보라는 권유를 받았습니다.

우리 시에서 혈액전문과가 있는 병원은 시립의 종합병원밖에 없었습니다. 24일에 그 병원에서 진찰을 받고 바로 입원하게 되었습니다. 한참 뒤에야 백혈병에 걸렸다는 사실을 알았는데 그때에는 그만큼 무서운 병이라고는 생각하지 않았습니다. 입원전날에도 운동경기에 참가했으니까요. 훨씬 뒤에 알게 되었으나 옛날과는 달리 숨이 막힐 때가 있었습니다.

검사결과 병명은 급성골수성백혈병이었습니다. 곧 항암제의 집중치료가 시작되었습니다. 1주일에서 10일 단위로 마시기를 1개월에 한번씩 한 뒤에 1개월은 쉬고 다시 또 다음달에 시작하는 식이었습니다. 그런데 처음에 사용한 항암제가 듣지 않았습니다. 부작용으로 심한 구토증만 나올 뿐이었습니다. 의사는 임상예가 없었던 항암제를 쓰도록 우리 가족에게 이야기한 것 같았습니다. 가족이 동의하여 그 항암제를 썼는데 이번에는 고열로 괴로웠습니다. 40 ℃의 고열이 자주 일어나는 상태가 1개월간이나 계속되었습니다.

몸이 쇠약해져 갔는데 3월초에는 최고로 쇠약해져 생명이 위험할 정도가 되었습니다. 의사의 지시로 가족들은 물론 친척들까지도 나의 머리맡에 모이게 되었습니다.

그러나 기적적으로 회복되어 4, 6월에는 3회째와 4회째의 항암제 치료를 받고 7월 20일에 퇴원하게 되었습니다. 그 단계에서 백혈병의 악성세포는 소실되고 좋은 상태가 된 것 같습니다. 지금까지 말한 것은 후에 가족으로부터 들은 것과 입원에서 퇴원까지의 경과를 간단히 설명한 것입니다.

기름, 육류, 생선, 간장, 설탕, 우유는 일체 금함

  병명에 대하여 의사가 말해준 것은 입원후 1년반이 지난 다음이었습니다. 입원을 했을 때에는 재생불량성빈혈(再生不良性貧血)이라고 들었습니다. 그런 병명을 일찍이 들어본 적이 없었으나 건강 관계의 책을 보면 '죽음에 이르는 병' 이라고 설명되어 있습니다. 그래서 일시적으로 심한 정신적 고통에 빠져 버렸으므로 일년반 뒤에 백혈병에 걸렸다는 것을 알게되었어도 그렇게 큰 충격을 받지 않았습니다.
  가족들은 그 이전에는 의사로부터 '골수의 기능부전' 이란 설명을 듣고 있었으나 정식병명은 몰랐던 것 같습니다. 나는 퇴원 후에 가정의학 책을 보고 백혈병에 대해서 대강 이해하게 되었습니다.
  퇴원후 3, 4개월 지나서 거슨 요법을 시작했습니다. 계기는 어머니가 그전부터 영양요법에 흥미를 갖고 계셨기 때문이었습니다. 영양요법에 관한 책을 여러 가지 보시고 거슨 요법을 택해서 권해 주셨습니다.

거슨 요법의 보급활동을 하고 있는 의성회에 입회하고 야채나 감자류 등을 구입하게 되었습니다. 부모님이 집 가까이 있었기 때문에 식사는 어머니가 만들어 주셨습니다. 다시 말하면 나의 아내는 직장에 다니고 있기 때문에 처음에는 내 식사를 해내기가 어려웠습니다. 내가 복직한 뒤에는 아내가 식사를 직접 맡아오고 있습니다.

나는 거슨 요법의 책을 겉핥기로 읽을 정도였지 한자 한자 숙독할 생각은 없었습니다. 불안한 마음이 너무 강했던 탓인지, 어머니와 아내에게 끌려가는 형식으로 거슨 요법을 시작했습니다만, 엄격히 행하지 않으면… 하는 두려움이 들었습니다. 상당히 세월이 지났기 때문에 상세히 기억이 되지 않지만 대개 다음과 같은 식사법이었습니다.

기름, 육류, 간장, 설탕, 우유는 일체 금했습니다. 생선도 먹지 않았습니다. 주식은 무농약 유기재배의 현미로 지은 밥이며 반찬은 야채, 감자류, 콩 종류를 조리한 것인데 소금, 설탕, 간장을 쓰지 않습니다. 콩과 콩나물을 쪄서 먹었습니다. 그리고 생야채는 샐러드로 만들어 먹었는데 아마씨 기름을 드레싱으로 했습니다. 생당근즙을 하루에 2, 3회씩 마셨습니다. 1회의 분량은 300~400cc였다고 생각됩니다.

의성회에서 오곡빵이나 호두와 살구 등의 견과류, 콩류, 아마씨 기름 등의 조미료도 구입했습니다. 과일로는 사과나 오렌지 등을 잘 먹었습니다. 한때는 야채즙으로 냉동한 케일의 청즙을 구입해서 마셨습니다. 풋내가 나서 처음에는 사과즙을 섞어서 마셨습니다.

이상과 같이 약 1년 반 동안은 엄밀히 실행할 수가 있었습니다. 당시는 휴직을 하고 있었으므로 외식을 할 필요도 기회도 없었습니다.

거슨 요법을 시작하여 2, 3개월 후부터는 프로폴리스, 키친키토산, 비타민 C, 루이보스티 등을 복용하게 되었습니다.

거슨 요법이 마음의 의지처

항암제의 집중 치료는 1년반 동안 계속했는데 1회째는 구토증으로 고생했으며 그동안 6~7차례 했습니다. 2회째는 발열과 탈모에 괴로워했고 그 이후부터는 부작용이 없었습니다.

경과는 순조로웠으며 거슨 요법을 1년반 동안 계속한 후에는 엄격한 제한을 조금 늦추었습니다. 그러나 기본적인 틀은 깨지 않았습니다. 생선과 된장국 정도를 먹게 되었을 뿐입니다.

발병해서부터 금년 97년 1월까지 만 6년이 지났습니다. 의학적으로는 '치유'가 되었다고 합니다. 악성세포는 항암제 치료에 의해서 소실되어 좋아졌습니다. 그후에도 재발의 징조는 없고 오늘까지 무사히 오게 되었습니다.

재발이 예방된 것이 항암제의 효과였을까요. 아니면 거슨 요법의 효과일까요. 증명할 방법이 없으며 어느 쪽의 효과때문인지 나는 모릅니다. 그저 거슨 요법이 마음의 의지처가 되었던 것은 확실합니다. 거슨 요법이 병에 대한 안심을 주었다는 것도 부정할 수 없습니다. 게다가 식사가 몸에 미치는 효용을 알게 된 것이 출발점이 되었다는 사실도 나에게는 좋았던 것 같습니다.

돌이켜 보면 병이 나기 전의 나는 영양이라든가 식품의 안전성에 대하여 전혀 신경을 쓰지 않는 생활을 했습니다. 고기가 좋았고 인스턴트 식품 등 장크푸드를 아주 좋아해서 그러한 식품들을 잘 먹었습니다.

내가 발병했을 때 아이가 생후 10개월이었습니다. 아내는 그때부터 아이를 위해 자연식에 흥미를 갖게 되었던 모양입니다. 2년 8개월의 휴직 후 직장에 복귀하게 되자 아내가 도시락을 만들어 주기 시작했습니다.

우리집의 식사를 바꾸게 된 것은 거슨 요법을 알고 부터라고 할 수가 있습니다. 현재까지 순조롭게 진행되어 백혈병에 대한 걱정을 하지 않지만 그것과는 별도로 신경이 쓰이는 것이 있습니다. 그것은 특발성혈소판감소성자반병(特發性血小板減少性紫斑病)이라는 병이 2년 전에 나타나게 되었습니다. 혈관의 이상이나 혈소판(출혈을 막는 일을 하는 혈액성분)의 이상에 의하여 피하출혈이 다발하는 병입니다.

나는 감기에 잘 걸리는데 백혈병이 발병하기 전에도 감기가 계속되고 있었습니다. 이 병도 나의 경우 감기 바이러스에 대한 항체가 혈소판을 파괴하는 것이 원인인 것 같습니다. 급성으로 2주간 입원하여 치료를 받고 나았습니다.

그런데 금년 1월에 다시 발병하여 이번에는 35일이란 장기간에 걸쳐 입원을 하게 되었습니다. 혈액의 병에 걸리기가 쉬운 것은 타고난 체질 때문이겠지요. 감기에 걸리지 않도록 항상 주의를 하고 있으나 올해에도 감기에 걸렸습니다. 그리고 자반병의 발증으로 이어진 것 같습니다.

  그래서 역시 몸에 좋은 식사를 하는 것이 나에게는 필요하다고 다시 한번 생각하게 되었습니다. 지금도 엄격하지는 않으나 거슨 요법을 기본으로 한 식사를 하고 있습니다. 지금부터도 이 기본에서 벗어나지 않으려 합니다.(97년 4월6일 대담)

유방암

미야자키(官山奇寬子. 가명 57세)

목욕탕에서 몸을 씻을 때에 오른쪽 유방에 있는 응어리가 손에 잡혔다

유방암으로 수술을 받은 지 금년(97년) 가을로 만 10년이 됩니다. 수술후 얼마 안 되어 거슨 요법을 실행하게 되어 현재까지 재발의 징조도 전혀 없으며 무사히 지내고 있습니다.

내가 오른쪽 유방에 응어리가 있는 것을 알게 된 것은 87년 10월의 초였다고 확실하게 기억하고 있습니다. 목욕 중에 몸을 씻다가 응어리를 만지게 되었습니다.

그해 여름 친구를 만났을 때 친구가 나에게 가끔 이렇게 말했습니다. "너는 아이가 없으므로 유방암을 주의해라."

출산경험이 없는 여성은 유방암에 걸리기가 쉽다고 하는 것은 나도 알고 있었습니다. 그러나 친구로부터 그 말을 들을 때마다 묘하게 마음에 걸렸습니다. 그래서 응어리를 스스로 발견했는지도 모릅니다. 그것은 어쨌건 손에 응어리가 잡혔을 때는 오싹함을 느꼈습니다. 두 번 다시 거기에 손을 댈 수가 없었습니다.

10월이 끝날무렵 어느 종합병원에 갔습니다만 그 병원은 참으로 엉터리였습니다. 세포진(細胞診)도 하지 않은 채 "종양이므로 떼냅시다."라고 대뜸 수술을 하자는 것이었습니다. 부분마취를 했기 때문에 수술중에 의사들이 나누는 말을 들을 수가 있었습니다.

"이것은 악성!?"이라는 말이 들렸습니다. 수술후에 집도한 의사가 '악성종양'이라고 알려주었습니다. "한번 더 큰 수술을 받아야 할는지도 모릅니다."라고도 했습니다. 악성이었던 것은 틀림없었으나 정밀검사도 하지 않은 채 수술을 했다는 것에 아주 심한 쇼크를 받았습니다.

수술후에는 항암제를 복용했다

다행히 학교 동기생의 오빠가 부립(府立)의 생활습관병센타에서 내과의사로 근무하고 있었습니다. 그 친구와 상의하여 그 센타에서 진찰을 받았습니다. 11월 20일경으로 기억됩니다. 그때까지의 경과를 이야기 했더니 "한번 수술을 했기 때문에 1개월 이내에 수술하지 않으면 위험합니다."라고 의사가 말하는 것이었습니다.

암은 수술로 인해 더 번질 수가 있다고 합니다. 특히 유방암은 번지기가 쉽다는 것을 나도 들어서 알고 있었으므로 불안함을 떨쳐버리지 못했습니다. 그 센타와 관련이 있는 선원보험병원(船員保險病院)에 입원하여 4월 27일 동센타의 외과 선생의 집도로 수술을 받았습니다.

예측한 대로라고 할까. 처음의 수술에서 조금밖에 절제하지 않았던 듯했습니다. 열어보고 악성이라는 것을 알고는 중도에서 끝내었는지도 모릅니다.

수술로 오른쪽 유방을 전부 적출(摘出)했으며 임파선 대흉근(大胸筋) 소흉근(小胸筋)도 절제했습니다. 의사로부터 그와 같은 이야기를 들었을 때 그렇게 많이 절제를 했어야 하나 하고 심한 쇼크를 받았습니다. 확대수술이었으나 그 이상의 전이는 없었다고 했습니다. 나도 의심스러운 부위는 떼어내어야 한다고 생각했기 때문에 안심이 되었습니다. 그러나 충격은 컸습니다. 그 시점에서 나의 생명은 이제 그만이다라고 생각했으므로… 쇼크가 컸기 때문에 의사에게서 병상이나 병의 경과에 대해서 상세하게 묻지를 않았습니다. 확실하게 들을 수가 있는 정신상태가 아니었습니다. 그러므로 종양의 진행도와 거기에 대해서 들어보지도 않았고 지금도 모르고 있습니다. 어쨌던 정신적 쇼크는 참으로 컸던 것 같습니다. 그후 3년 동안 몸을 가눌 수가 없었습니다.

1개월 동안 입원을 한 뒤에 퇴원할 수가 있었습니다. 수술의 후유증으로 오른쪽 팔이 올라가지 않아서 입원 중에도 물리치료를 받았습니다. 그 효과로 약 3개월이 지난 후부터 팔이 올라가게 되었습니다. 수술후에는 항암제를 복용하게 되었습니다.

설탕과 기름은 일체 쓰지 않음

거슨 요법을 하게 된 것은 최초의 수술후 반년쯤이 지난 88년의 6, 7월경이었다고 생각합니다. 사실 나는 병이 나기 전에 화장품이나 비타민제 등을 취급하는 건강식품의 대리점을 하고 있었습니다. 아주 좋은 제품들을 나 자신이 오래전부터 복용하고 있었습니다. 그런데 암에 걸렸으므로 그러한 제품들이 효능이 없다고 생각하니, 정신적으로 타격을 크게 받게 되었습니다.

그 건강식품을 판매하는 회사의 직원이 거슨 요법을 가르쳐 주었습니다. 퇴원 후에는 다음달을 맞이할 수 없을지도 모른다는 생각에 불안한 나날을 보내고 있었습니다. 재발의 공포로 가슴이 메이지 않을 수 없었습니다. 재발이 두려워 거슨 요법을 실천하기 시작했지만 정확하게 실천한 것은 아니었습니다. 불안한 마음이 강렬하여 살아갈 용기가 일지 않았습니다. 그때까지 건강하다고 생각했었는데 어느날 갑자기 병에 걸렸음을 알게 되었으며 1개월 만에 몸과 마음이 다 중병환자가 되어버린 것입니다. 재발하면 겨우 몇 년도 더 살지 못할 것이라고 생각했습니다. 그래서 거슨의 식사요법을 지도하고 있는 의성회의 강습회에도 참가하지 않았습니다. 이마무라 선생의 거슨 요법에 관한 책을 읽고 그것을 교과서로 삼아 실천하기로 했습니다.

그로부터 10년이 지났으므로 자세한 것들은 잊어버렸으나 당시의 식사내용은 대체로 다음과 같은 것이었다고 생각합니다.

야채, 감자류는 무농약, 유기재배의 것을 쓰는 것이 좋다고 했기 때문에 의성회에서 구입하기로 했습니다. 단 엽채류는 부쳐오는 사이에 시들기 때문에 도중에 그만두었습니다. 당근, 사과, 감자, 고구마 등의 근채류, 감자류는 계속 의성회의 것을 썼습니다.

주식으로 현미와 팥을 섞어서 스테인레스 냄비에 밥을 지어 먹었습니다. 나는 그전에 스테인레스제의 냄비도 판매했기 때문에 그 제품에 대하여 잘 알고 있었습니다. 기름이나 조미료를 일체 쓰지 않고 조리할 수도 있었습니다. 매일 아침, 점심, 저녁에 당근즙을 만들어 마셨습니다. 매회 당근즙 400g에 사과즙을 조금 섞었습니다.

반찬으로는 주로 톳나물, 콩, 감자, 호박 등을 조리하여 먹었습니다. 대체로 데쳐서 먹었습니다. 설탕, 기름은 일체 쓰지 않았으나 천연염은 조금씩 쓰기로 했습니다. 소금을 전혀 쓰지 않고 조리를 하기가 어려웠기 때문이었습니다.

단 감자와 호박에는 아무것도 넣지 않습니다. 스테인레스 냄비에 찌면 소재 그 자체에서 자연의 맛이 나기 때문이었습니다. 나는 삶은 감자를 좋아하였으며 또 잘 먹었습니다.

그 외에 된장은 손수 만들었는데 역시 소량의 천연염을 이용했습니다. 식초는 천연 양조식초를 이용했는데 초를 친 음식을 먹으려고 노력했습니다. 육류는 전혀 먹지 않았고 생선은 가끔 먹었습니다. 연어, 꽁치 등을 조미료를 쓰지 않고 스테인레스 냄비에 익혀 먹었습니다.

나의 경우 병이 나기 전부터 비교적 조미료를 많이 쓰지 않고 요리해서 먹었기 때문에 거슨 요법을 행하는 데에 특별한 고통은 없었습니다. 엄격히 행하지 않았는지는 모르지만….

이상과 같은 식사를 약 1년 계속했습니다. 그후에는 남편과 같은 식사를 하게 되었으나 기본적인 것은 지금도 지키고 있습니다. 설탕, 기름은 쓰지 않고 고기도 많이 먹지 않습니다.

"실제의 나이보다 젊게 보인다."라고들 말한다

거슨 요법을 하고 있었을 때는 체중이 약간 줄었습니다. 당근즙을 하루에 3회씩 마시고 있었을 때는 변통이 아주 좋았습니다. 아팠을 때에 10년쯤 더 늙어 보일 것이라고 생각했는데 지금에는 사람들이 "실제 나이보다 더 젊어 보인다."고들 합니다. 이처럼 나의 몸이 좋아진 것은 거슨 요법의 덕이었다고 생각됩니다.

암에 걸리고부터는 내가 판매하고 있던 제품들 즉 비타민E, C, B 복합체, 프로테인(대용단백질) 등을 복용했는데 한 3년 간 계속했습니다. 소극적으로 시작했던 거슨 요법이었으나 일년쯤 계속하면서 그 요법에 의지하게 되었던 것 같습니다. 정신적으로 서서히 안정되어 89년 12월서부터 다음해 정월에 걸쳐 결단을 내려서 네팔에 등산을 갔습니다. 나는 부(府)의 산악회 회원으로 가입해 있었는데 네팔행에 이끌렸던 것입니다. 등산이라 해도 실제는 하이킹 정도였으며 심한 등산은 아니었습니다.

'두번 다시 네팔은 볼 수 없다.'라고 생각하고 참가했으나 귀국 후에 다시 가고 싶어졌습니다. 히말라야행을 계기로 겨우 정신적으로 다시 일어설 수가 있었다고 생각됩니다. 귀국후에 직장에도 복귀하게 되었습니다.

뒤돌아 보면 병이 나기 전의 나는 독립해서 일을 하고 있었기 때문에 스트레스가 쌓여 식생활이 엉망이었는데 무엇을 먹든 배가 부르면 된다고 생각했었습니다. 건강관계의 일에 종사했는데도 그런 생활을 하고 있었다니, 지금 생각하면 참으로 부끄럽습니다. 스트레스가 유방암 발병의 원인이 되었던 것 같습니다.

병을 얻은 후부터 오늘에 이르기까지 여러 가지를 배울 수가 있었습니다. 그중에서도 가장 귀한 거슨 요법을 실천하면서 식사의 중요성을 배운 것입니다. 오사카에는 「돈줄모임」이라는 이름의 암환자 모임이 있는데 나도 회원으로 가입했습니다. 이 회를 통해서 다른 암환자들과 알게 되어 여러 가지를 배웠으며 실제로 자극도 많이 받았습니다.

덕분에 수술을 받은 후 10년이 지난 지금까지 검사에서 한번도 이상 징조가 나타나지 않았습니다. 금년 3월 직장도 퇴직했습니다. 그동안 만 6년간 근무한 셈입니다. 지금부터는 전에 운영하던 화장품이나 건강식품 대리점을 다시 시작할 예정입니다. 일을 통해 조금이라도 사람들에게 도움을 주고 싶습니다.(97년 3월 27일 대담)

갑상선암 (甲狀腺癌)

가시와(柏繁男. 가명 60세)

악성의 갑상선종이라고 선고받았다

내가 현립 암 검진센터에서 갑상선암(악성의 갑상선종)에 걸렸다는 진단을 받은 것은 90년 11월 15일이었습니다. "악성 갑상선종이라는 것이 암입니까?"라고 주치의에게 물어보았더니 그는 조금 주저하는 기색이더니 "글쎄-그렇다고 할 수 있지요."라고 말했습니다.

사실은 일년전부터 짐작되는 일이 있었습니다. 목에 불쾌감이 있었지요. 침을 삼키면 목에 달라붙는 것 같은 느낌이 있었고 기침을 하게 되었으며 때때로 피가 나오거나 입안에서 피가 고이기도 했습니다. 그래서 생활습관병센터(현립 암 검진센터의 전신)에 가서 검사를 받았는데 이상이 전혀 발견되지 않았습니다.

그러나 불쾌한 증상은 계속 되었습니다. 그뿐만 아니라 권태감과 피로감에 휩싸이게 되었으며 빈혈이나 심장의 동계가 나타나기도 했습니다. 반년후인 90년 3월 다른 병원에 가서 진찰을 받았는데 역시 이상이 없다는 것이었습니다. 담당의사는 "공기가 건조한 것이 원인이므로 취침시에 이불을 뒤집어 쓰고 자든지 아니면 침실에 가습(加濕)을 하면 낫습니다."라고 했습니다.

가습기를 구입하여 매일 이용하게 되었습니다만 증상에는 변화가 나타나지 않았습니다. 오히려 점점 더 악화되어 갔습니다. 혹시 암이 아닐까 하는 불안이 커져서 동년 10월 23일에 현립 암 검진센터에 가 보았습니다. 그날 내과와 외과에서 초음파 검사(체내로 초음파를 발사하여 되돌아오는 반사파를 화상으로 나타내어서 진단에 이용하는 검사법)와 X선검사(렌트겐 촬영)를 받았으며 이어서 11월 5일 외과에서 갑상선(목의 앞쪽밑 부분에 있는 호르몬을 생산하는 조직)의 생검(주사침으로 채취한 조직을 현미경으로 조사하는 암 진단법)이 행해졌습니다. 그리고 동월 15일에 악성의 갑상선종(갑상선에 나오는 종물)이라는 진단을 선고 받았습니다.

"갑상선의 기능도 조금 저하되고 있습니다. 가능하면 빨리 수술을 받는 편이 좋습니다."라고 의사가 말했습니다.

수술을 받지 않고 고치는 방법을 찾다

그날 수술에 대한 불안으로 수술을 하지 않고 고치는 방법은 없을까 하고 생각하면서 병원에서 오는 길에 서점에 늘려 참고가 될 만한 책을 찾았습니다. 그때에 구입한 책들이 「암 승리자 25명의 증언」과 「기적의 요료법」, 「장수자의 건강식 실태」와 건강잡지 「장쾌(狀快)」 12월호였습니다.

그보다 먼저 나는 갑상선에 관한 의학전문서를 두 권 사왔습니다. 그 책들을 숙독하여보니 나의 상태가 심하다고 판단되었습니다. 암센터의 의사는 "통계적으로 보아도 수술후 10년 이내에 죽는 사람의 확률이 극히 적으므로 너무 걱정할 필요가 없습니다."라고 말했지만 나를 낙담시키지 않기 위하여 그렇게 말한 것이나 아닐까 하고 생각했습니다. 그래서 수술을 하지 않고 고치는 방법을 찾기로 했던 것입니다.

그중에서 요료법이 참으로 용기를 내게 했습니다. 「요료법의 기적」에는 난치병이 나았다고 하는 사람들의 체험담이 실명으로 소개되어 있었습니다. 그리고 요료법을 하고 있는 의사들의 보고도 소개되어 있었습니다. 그때에 구입한 「장쾌」지에는 요료법으로 암이 소멸할 때까지를 CT촬영으로 추적한 기사가 실려 있었습니다. 어느 것을 읽어도 설득력이 강하여 나의 마음에 와 닿았던 것입니다.

또 「암 승리자 25인의 증언」을 읽고 식사요법의 중요성도 대단하다는 것을 잘 이해하게 되었습니다. '그래 이 방법으로 치료를 하자!' 라고 거슨 요법과 요료법을 병행해서 실행할 것을 결심하게 되었습니다. 그래서 내 마음대로 의사에게 수술의 연기를 통지하게 되었습니다.

그 다음날인 17일 아침부터 요료법을 시작했습니다. 하루에 한번씩 아침에 일어났을 때 나의 오줌을 한컵(약 180cc)씩 마시는 것이었습니다.

육류와 유제품은 일체 먹지 않았다.

처음으로 요를 마셨을 때 그 이상한(기묘한) 맛, 짭잘하고 매운 맛을 지금도 생생히 기억하고 있습니다. '이것은 안돼. 이러한 오물이 나오고 있는 동안은 건강하지 못할 것이다.'고 생각했습니다. 나는 짜고 매운 것을 좋아하기 때문에 집에서 늘 편잔을 듣습니다. 그날부터 단호히 싱거운 식사로 바꾸었습니다. 나 자신의 오줌을 마셔보고 처음으로 스스로 염분 제한의 필요성을 통감하게 되었습니다.

그랬더니 다음날 아침의 오줌은 짜고 맵지가 않아서 마시기가 쉬워졌습니다. 그후에 오줌이 조금이라도 짜면 염분을 많이 줄입니다. 요의 맛이 식생활을 점검하는 바로미터가 되었습니다.

처음 요를 마신 그날 병원의 외과와 이비인후과에서 코의 정밀검사도 받았는데 중증의 축농증 때문에 수술을 해야 한다고 했습니다. 갑상선종의 수술을 받아야 한다고 말했더니 "그 수술이 끝나면 되도록 빠른 시기에 하도록 하자."고 의사가 말하는 것이었습니다.

식사요법은 거슨 요법을 중심으로 행하기로 했습니다. 거슨 요법의 지도를 하면서 그 관계의 식품이나 건강식품을 공급하고 있는 의성회에 입회하려고 결심하고 자료를 구했습니다. 그런데 시고쿠(四國)에는 야채 등의 신선한 제품은 보내지 못한다고 했습니다. 입회를 단념하고 「암승리자 25인의 증언」 등을 참고로 해서 스스로 공부하기로 했습니다. 야채나 건강식품은 건강식품 가게에서 구입하기로 했습니다.

참고로 말하면 다음의 식품들을 적당히 혼합시켜서 조리를 했습니다.

현미, 좁쌀, 수수, 율무, 검은콩, 팥, 옥수수, 감자, 호박, 당근, 우엉, 연뿌리, 마, 마늘, 녹차, 홍차, 어성초차, 깨배스트, 꿀, 수수된장, 감염간장, 양배추, 무, 무시래기, 상추, 시금치, 파, 부추, 오이, 샐러드채, 파셀리, 피망, 케일, 브로콜리, 꽃상추, 청차조기, 토마토, 사과, 귤, 딸기, 포도, 멜론, 수박 등.

나는 요료법과 거슨 요법을 시작하고부터 오늘까지의 경과를 계속 기록하고 있습니다. 그 노트를 보면 당시 하루의 식사는 다음과 같이 했습니다.

  ○ 아침식사 - 당근즙, 녹즙

  ○ 점심식사 - 현미식(현미, 검은콩) 또는 빵(집에서 만든 통밀빵에 깨배스트 꿀을 바른다), 홍차와 야채 샐러드

  ○ 저녁식사 - 삶거나 볶은 것(감자, 호박, 표고버섯, 당근, 연뿌리, 고구마), 과일, 당근즙.

당근즙은 큰 당근 2개와 중간 크기의 사과 1개를 이용해서 만들었습니다.

청즙은 양배추, 무청, 청채(靑菜), 케일, 파셀리, 당근잎사귀, 사과 큰 것 1개를 이용해서 만들었습니다.

동물성 식품, 특히 고기, 유제품류는 일체 먹지 않았습니다. 염분을 제한하고 감염간장을 쓰고 그외 조리에는 현미식초를 사용했습니다.

현미식초는 또 그대로 마시기도 했습니다. 그 외 갑상선 유인물질을 함유한 양파, 유채, 호두 등은 다 빼기로 했습니다.(덧붙인다면 소금도 그 중의 하나이지요.)

목의 불쾌감이 아주 가벼워졌다

요료법의 효과는 일주일쯤이 지나자 바로 실감할 수가 있었습니다. 우선 몇 년 동안 고통을 주던 변비가 해소되고 밤에 잠도 잘 자게 되었으며 아침에 일어나면 상쾌했습니다. 몸의 상태가 참으로 좋아져 '야- 이렇게 변하는 것인가-!' 라고 생각했습니다.

1개월이 지나자 목의 불쾌감이 아주 가벼워진 것을 느끼게 되었습니다. 침을 삼켰을 때 목에 걸리는 것 같은 위화감을 느끼는 회수도 뚜렷이 줄어들었습니다.

그 무렵 왼쪽 팔의 상박부와 왼쪽 발의 정강이(정강이 앞쪽)에 길이 5~6cm 폭 2~3cm 정도의 가려움증을 동반하는 습진이 생겼습니다.

호전반응(병이 낫기 전에 일어나는 일시적인 불쾌증상)이었지요.

알로에즙을 발랐더니 열흘이 지난 후에 나았습니다.

2개월 쯤 지나자 증상이 개선되면서 목의 불쾌감도 더욱 줄어들어 좋아졌습니다. 물론 몸도 한결 편하게 되었습니다. 점점 마음을 굳혀서 음요의 회수를 1일 2회(아침, 저녁에 약 180cc씩)로 늘렸습니다.

그 무렵 허리와 엉덩이의 좌측 피부의 일부가 검어지면서(길이 7~8cm 폭 2~3cm) 가려워졌는데 두주일쯤 지나서 없어졌습니다.

다음해 91년 1월 12일에 현립 암 검진센터에서 전화가 와서 입원 날짜를 정하자는 것이었습니다. 16일 동센터의 외과에 찾아가 다시 초음파검사를 받았습니다. 검사 필름을 손에 들고 의사가 이렇게 말했습니다.

"암이 진행되어 처음보다 약 2mm 더 커졌습니다. 빨리 수술하지 않으면 안됩니다. 그런데 본검진 센터에는 수술 설비가 없기 때문에 병원을 소개하는 소개장을 써 드리겠습니다. 만일 희망하시는 병원이 있으면 말씀하십시오."라고 의사가 말했습니다.

나는 오사카 부립생활습관병센터를 지정해서 소개장을 받았으며 초음파검사의 필름도 얻었습니다. 오사카에 살고 있는 처제가 "수술을 하려면 오사카 부립생활습관병센터가 좋다."라고 말해 주었습니다.

그러나 나는 곧 오사카에 가지는 않았습니다. 요료법의 효과를 나날이 실감하고 있었기 때문에 조금 더 진행되는 상태를 점검하려고 생각했던 것입니다.

수술할 필요는 없습니다

　요료법과 식사요법을 시작한 지 3개월째가 된 2월경에 증상이 거의 사라져가고 있었습니다. 침을 삼킬 때 목젖에 달라붙는 것 같은 느낌이 때때로 일어날 정도였습니다. 기상시에 일어나면 현기증 때문에 갑자기 기분이 나빠지고 미열, 두통, 졸림 등이 있어서 3일간 휴양을 했는데 그 이후에는 원래대로 돌아갔습니다.
　4개월째가 되는 3월경부터는 증상이 완전히 없어졌습니다. 몸의 상태가 건강하다고 할 수 있을 정도로 회복 되었습니다. 그래서 음요의 회수를 1일1회로 줄여나갔습니다.
　덧붙인다면 그동안에도 그러했지만 앞으로도 항암제나 방사선 등의 치료는 일체 받지 않을 생각입니다. 오직 요료법과 거슨 요법만을 실천할 생각입니다.
　드디어 오사카부립생활습관병센터에서 검사를 받으려고 3월 7일에 입원예약수속을 했습니다. 15일에 동센타의 외래에서 초음파검사와 X선검사를 받았습니다.
　3월 8일 입원하여 아이소톱검사(방사성 동위원소를 주사하여 그것이 특정한 장소에 모여 내는 방사능을 측정하여 장기의 변화를 찾아내는 검사. 갑상선이나 위암의 진단에 쓰인다.), 초음파검사와 생검(세포검사) 등을 3일 간에 걸쳐 하고 일단 퇴원했습니다.
　당시에 동센타 내과 의사가 아이소톱검사 결과를 설명해 주었습니다. 그의 설명에 의하면 '아주 작은 종양이 두 개가 찍혀 있으나 악성이라면 당연히 있어야 할 자리에 찍혀있지 않다.' 라는 것입니다.

4월 3일 종합검사의 결과를 알아보려고 또 동센타를 방문했습니다. 생검에 의한 세포진단의 결과에 따르면 곧 수술을 해야 한다는 것은 아니었습니다. 이번에는 외과선생이 면접해 주셨는데 "생검의 결과 암세포는 볼 수가 없습니다. 현립 암검진센터의 초음파 검사의 화상필름을 보면 확실히 종양이 확인되는데 이쪽에서의 검사필름에는 그것이 소실되었습니다. 수술할 필요는 없습니다. 더욱 확실히 확인하기 위하여 3개월 후에 다시 한번 추적검사를 해봅시다."라고 말했습니다.

그때의 기쁨을 어떻게 표현하면 좋겠습니까. 무의식 중에 마음속으로 두 손을 모았습니다. 사람들의 눈이 없다면 마음껏 큰 소리로 외치면서 춤이라도 추고 싶은 기분이었습니다.

축농증. 위약(胃弱). 치질 등도 해소

갑상선 수술이 불필요하게 되었으므로 죽농증을 고치기 위해서 그 기회를 이용하여 코수술을 해야겠다고 생각했습니다. 9일에 동센타의 이비인후과에서 진찰을 받은 결과 "축농증의 흔적은 있어도 지금은 치유되었기 때문에 수술은 물론 특별한 치료도 할 필요가 없어요."라는 것이었습니다. 축농증도 나아버린 것입니다.

갑상선 추적검사를 받기 위해서 6월 19일에 동센타에서 채혈을 했습니다. 26일에 검사 결과에 대하여 설명을 들었으나 '이상없다'라는 것이었습니다.

동년 11월 8일 현립 암 검진센타를 방문하여 진찰을 받았습니다. 외과의사로부터 "수술은 했습니까?"라고 묻는 말에 "수술을 하지 않고 끝났습니다."라고 대답했더니 "그런 일이 있나, 왜 그랬소?" 하고 퉁명스런 말로 반문하기에 나는 오사카 부립생활습관병센터에서의 검진 결과를 설명했습니다. "그것은 이상하다. 실례지만 그 병원 검진은 납득할 수 없습니다. 본 센터에서는 지금까지 선생같은 환자는 수천 명에 이르나 일부의 예외를 제하고는 거의가 수술을 받았으며 지금까지 오진한 것은 한번도 없습니다. 선생의 진단에 대해서도 확신을 갖고 있습니다."하면서 다시 한 번 세포검사를 해보면 좋겠다고 고집하기에 승낙을 했습니다. 나는 최후로 초음파 검사의 결과를 물어보았더니 "그전과 같습니다."라고 솔직하지 않은 대답을 하는 것이었습니다. 결국 세포검사는 받지 않았습니다.

덧붙여 말하면 지금까지 약 4개월 동안 체중이 7kg이나 줄었습니다. 또 암이 소실되었다고 알게된 시점에서 음요는 하루에 한번씩(약 180cc) 했습니다.

그후 1년에 한번씩 검사를 받고 있는데 오늘까지 한번도 이상이 발견된 적이 없습니다. 금년(96년) 가을로 암선고를 받은 지 7년 6개월이 됩니다. 매일 건강하고 활력에 넘치는 생활을 해오고 있습니다.

사실은 고쳐진 것이 갑상선암과 축농증만이 아닙니다. 나에게는 위약, 치질(사마귀처럼 된 치질), 경추증(頸椎症- 목줄기와 어깨결림, 어깨에서 팔에 걸쳐 때때로 저림), 중심성맥락망막증(中心性脈絡網膜症- 안저의 망막이 부어 시력이 저하하거나 물체가 흐려보이거나 굽어보이거나 하는 눈병) 등의 특이한 병이 있어서 각각의 전문의원에 다니고 있었습니다. 그런데 지금은 그들 질병이나 증상이 모두 나았습니다.

  되돌아보면 요료법의 효과는 대단한 것이라고 생각합니다. 갑상선암이 5개월만에 없어졌으므로… 그래도 오줌의 근원은 식사입니다. 자연식품으로 바꾸고 거슨 요법에 따르는 식사를 한 것이 요에 좋은 영향을 미친 것이 아닌가 싶습니다. 식사요법을 하지 않고 음요만 했다면 갑상선암이 없어지는데 시간이 많이 걸렸을 것이라고 생각하고 있습니다.

  게다가 나의 경우 결벽성의 성격을 지닌 사람으로서 '암'이 아니었으면 절대로 요를 마실 수가 없었다고 봅니다. 거슨 요법에 대해서는 94년 10월에 의성회에 참가해서 강습을 받았습니다. 식사는 지금도 자연식품을 중심으로 하고 있으며 당근즙과 녹즙을 하루 한 잔씩 마시고 있습니다.(96년 6월12일 대담)

대장암(大腸癌)

나까무라(中村幹男. 가명 68세)

진행도가 말기에 거의 가까운 3기

비타민C의 대량섭취와 거슨 요법을 병행하여 암을 이길 수가 있었습니다. 대장암이라고 진단 받았을 때부터 만 9년이 지났습니다. 현재 68세이나 지금까지의 인생에서 지금의 체력이 제일 좋습니다. 일주간 계속 마당일을 해도 피곤하지 않습니다. 목이 굵어지고 근육질이 되었습니다. 85년에서 87년에 걸쳐 하혈(위나 장에서 나온 혈액이 항문으로 배출되는 것)이나 통변 이상이 계속적으로 있었으나 방치해 버렸습니다. 결국 어떻게도 하지 못할 상태가 되어서야 (87년 4월) 겨우 병원에 가 진찰을 받았습니다. 대장투시 검사를 한 결과 대장암이라는 진단을 받았습니다.

5월 18일에 수술을 받았습니다. 종양은 9×4.5cm로 장막까지 이어져 있었습니다. 진행도는 말기에 거의 가까운 3기였습니다. 주치의가 "이같이 큰 암으로 전이가 없는 예는 지금까지 별로 없었습니다. 어쩌면 폐에 전이되었을 것이고 간장에도 전이되었는지도 모릅니다."라고 말했습니다.

당시는 거품경제의 전성기로 나도 주식에 투자를 했습니다. 그런 일도 있고 해서 생명에 관계가 되는 병이라면 알아야 했습니다. 처리해야 하지 않으면 안되는 일들이 여러 가지가 있었기 때문입니다. 의사에게 부탁하여 병의 정도에 대해 자세히 알게 되었습니다.

의사는 "10년 이상 내버려 두었더군요."라고 말했는데 실제로 50세경부터 자각증세가 있었지만 대장 검진을 받은 적이 없었습니다.

수술 후에는 항암제를 복용하고 있었습니다. 폐에 전이가 되었을 것이라고 해서 렌트겐을 찍었으나 전이의 병소는 보이지 않았습니다. 의사는 "5mm 이하의 병소가 있으면 현재의 영상진단에서는 발견이 어렵다."고 했습니다.

비타민 C의 대량 섭취를 시작했다

병원의 대기실에서 다른 환자들과 이야기를 나누면 여러 가지 일을 알게 됩니다. 그런 사람들을 보고 있으면 많은 환자들이 암수술을 받은 후에 일시적으로는 본인 자신도 놀랄 정도로 건강해집니다. 그런 탓도 있겠지만 의사를 과신하여 사람들이 의사에게 맡기면 된다는 생각으로 자기는 아무것도 하지 않으려고 합니다. 그 결과는 얼마 안가서 환자가 저 세상 사람이 되는 것입니다.

그러한 사람들의 이야기를 듣고서 수술후에 체력이 있을 동안에 스스로 대책을 강구해야 된다는 것을 절실히 느끼게 되었습니다. 사실은 나는 내가 입원하기 전부터 나의 병이 암이 아닌가 하는 생각에 암에 대한 여러 가지 책을 읽고 있었습니다. 그들 책중에서 가장 주목 한 것이 노벨상을 두 번이나 수상한 라이너스 폴링 박사의 「비타민 C 건강법」이었습니다. 그 책의 내용에 감격했습니다. 동시에 비타민C 요법을 하면 살 것이라고 생각하게 되었습니다.

그 책에 '보다 빨리 보다 많이 비타민C를 섭취하면 암이 낫는다.' 라고 쓰여져 있습니다. 수술 전후에 주치의로부터 "여명이 3년, 잘해야 5년"이라는 말을 들었습니다. 바로 비타민C 요법을 시작하지 않으면 안되었습니다. 그래서 수술 1개월전부터 비타민C의 대량 섭취를 시작했습니다.

섭취량에 대해서 폴링 박사는 "비타민C로써 암을 억제하는 데는 개인에 따라 차이가 있다. 어떤 사람은 10g을 또 어떤 사람은 100g을 섭취하지 않으면 암이 스톱되지 않는다."라고 그 책에서 말하고 있습니다. 그리고 「비타민C 건강법」의 저자 무라다(村田晃 사가대학 농학부 교수)선생은 "1일 10g이 적당하다."고 말하고 있습니다.

당시에 조금씩 양을 늘려 하루에 15g을 섭취하게 되었으나 거기까지에 이르기가 참으로 힘이 들었습니다. 왜냐하면 실제로 복용을 해보면 누구나 잘 알겠지만 하루에 5g이니 6g이니 하는 대량의 비타민C를 섭취하면 맹렬한 설사를 하게 됩니다. 더구나 그 설사는 시판의 지사제로는 전혀 막을 수가 없습니다.

그래도 나는 생리대와 같은 것을 팬티의 아래에 대고 다니면서도 비타민C를 대량 마시고 있었습니다. 비참하지만 살 수 있는 방법은 그것밖에 없다고 생각했으므로 그만둘 수가 없었습니다.

그에 대해서는 후에 유산균과 같이 섭취하면 설사를 막는다는 것을 알게 되어 별 고생을 하지 않게 되었습니다.

식사에서 염분을 제거했다

퇴원후 이마무라씨의 거슨 요법에 관한 책을 읽었습니다. 「암 승리자 25인의 증언」이었습니다. 감명을 받아 이마무라씨를 만나서 이야기를 들었습니다. 그래도 거슨 요법은 엄격해서 기본대로 완벽하게 실행할 수는 없었습니다.

그래서 가급적 염분을 섭취하지 않도록 했으며 기름과 설탕도 식사에서 제외시키도록 했습니다. 식사는 녹황색 야채를 중심으로 하고 있으며 생선과 요구르트도 먹습니다. 기본으로 좋아하는 것을 먹는 식생활을 하기로 했습니다. 나에게 일어나는 나쁜 점을 보완하기 위하여 야채즙이나 야채수프를 먹습니다. 현미식은 계속하기가 어려워 현미배아의 분말로 대용했습니다.

수술후 3개월 동안에는 야채즙을 하루에 7회씩 마셨습니다. 1회에 약 200cc씩 마셨습니다. 당근과 사과 그리고 푸른 잎사귀를 합해서 만듭니다. 영지, 비타민C, 맥주효모, 현미배아, 소맥배아를 교대로 녹즙에 타서 먹었습니다.

3개월이 지난 후로는 하루에 먹는 녹즙을 6회로 줄였으며 3년 동안 계속했습니다. 지금은 하루에 네 차례 마십니다. 그 동안에 비타민 C의 대량섭취와 거슨 요법을 기본으로 한 여러 가지 요법을 실천해 왔습니다.

비타민C는 유산균과 함께 섭취하면 설사를 하지 않는다는 것을 알고는 양을 더 늘렸습니다. 하루에 50g까지도 먹기 시작하여 지금도 매일 50g씩 섭취합니다.

암 치료에 좋다는 것은 무엇이든지 하려고 생각했습니다. 내가 실행했던(현재에도 실행하고 있습니다) 건강식품요법을 정리해서 소개해보겠습니다.

① 비타민C, 맥주효모분말, 유산균제제, 영지(이들을 야채즙에 타서 마신다.)

② 작은 송이버섯(액기스를 만들어서 집중 음용하거나 비타민C를 타서 하루에 한번씩 마신다.)

③ 만전효소(萬田酵素), 자연치유력을 높여준다.(상품명)

④ (구마세 엑기스) 자연치유력, 면역력을 높이고 정력이 강해지게 한다. 단순히 주스 같은 것은 안되고 순수한 한빙요법 세품을 고른다.

⑤ 아연과 마그네슘을 많이 함유하는 해조가공식품

⑥ 감엑기스. 톳엑기스

⑦ 칼슘제(흡수율이 높은 제품을 중심으로)

⑧ β-카로틴, 비타민류, 비타민E, EPA(에이코사펜타엔산), 마늘 엑기스, 한국인삼엑기스

⑨ 현미배아, 소맥배아

⑩ α-리노렌산의 들깨기름(기름은 알파 리노렌산만을 썼습니다. 차조기유는 비싸서 들기름만 썼습니다.)

⑪ 한방약(건강 보험이 적용되는 것을 선택)

복용하는 제품에 대해서는 철저히 조사하여 내용이 신뢰되고 가격도 납득이 가는 것을 선정하여 썼습니다. 예를 들면 β-카로틴이나 비타민B류, 비타민E, EPA등의 건강보조식품은 폴링 박사가 이용하고 있었던 미국의 식품통판회사, 백론손사의 것을 개인적으로 수입 했습니다.

야채즙의 기계도 여러 가지로 시험해 보았습니다. 독일제의 쥬비타 프레스 주서기가 제일 좋은 것 같았습니다. 주스와 찌꺼기가 나뉘어 나오는 방식으로 일반주서기와 달라 비타민을 파괴하지 않습니다. 야채나 과일은 여러 곳의 유기재배의 무농약의 것을 사용해 보았습니다. 야채는 지금도 M.O.A에서 가져옵니다. 90년부터 친구의 권유로 마루야마산 왁진을 주사하게 되었습니다. 면역요법제도 주사합니다.(한국에서는 건강신문사 〈www.kksm.co.kr〉를 이용하면 정품을 안내받을 수가 있다. : 역자 주)

드디어 이겨냈습니다.

이런 노력의 덕으로 전혀 재발의 조짐도 없이 오늘까지 무사히 살아오게 되었습니다. 96년 3월까지 간장의 초음파검사, 흉부, 복부의 CT(X선과 컴퓨터를 합쳐 인체를 윤절상태(輪切狀態)로 촬영하는 장치) 대장투시, 종양검사(CEA)를 받았는데 어느것에서도 이상이 발견되지 않았습니다.

되돌아보면 긴 것 같아도 짧은 11년이었습니다. 수술 전에 의사가 "3년에서 5년내에 재발한다."고 말해 주었는데 3년이나 5년 안에 죽기는 싫으니 어떻게 해야 살 것인가를 생각하게 되었습니다.

의사는 "신변 정리를 하는 데에 5년은 깁니다."라고 했으나 그것이 지금은 옛 추억의 말이 되었습니다. 죽기가 싫다는 일념으로 오늘날까지 스스로 믿는 방법을 찾아 노력해 왔습니다. 지금도 월 1회 병원에 가서 검진을 받고 있습니다. 주치의는 외과의 신이라고 불리는 분인데 얼마전에도 이렇게 말하였습니다. "드디어 암을 이겨 냈군요."

여기까지 온 것은 명의의 지도와 비타민C의 대량섭취와 거슨 요법의 덕입니다. 68세라는 이 나이에 이르기까지 나의 생애 가운데서 지금이 가장 건강합니다. 정력도 넘칠 정도인데 그것도 건강과 젊음 그리고 활력의 증명이겠지요.

지금도 기본의 식사에서 벗어나지 않습니다. 앞으로도 언제까지나 이 요법을 계속해 나갈 생각입니다.(96년 3월 26일 대담)

폐암(肺癌)

도쿠나가(德永尙子. 가명 51세)

야채가 나의 생명을 구해주었다

 나는 거슨 요법과 기공(일종의 생명에너지인 기를 단련하는 건강법)을 해서 폐암과 잘 싸우고 있습니다. 남편이 힘차게 계속 나를 이끌어 주었습니다. 아버지와 남편은 나를 위해서 야채 생산에 정성을 다해 주었습니다. 좋은 의사 선생님도 만나 감사하고 있습니다. 폐암으로 수술을 하고서 6년반이 지났을 때 새발이 되었음을 알고 거슨 요법을 시작하여 현재 4년반이 됩니다만 지금도 동물성 식품은 일체 먹지 않습니다. 야채즙을 하루에 거의 1,500cc씩 마십니다.
 야채는 나에게 생명을 주었다고 생각하고 있습니다. 아버지와 남편이 정성을 들여 생산해준 야채입니다. 무농약, 유기농재배의 야채에는 생명력이 넘쳐 있습니다. 예를 들면 양배추를 잘라내고 그 짧은 줄기를 보면 싹을 내고 있는 것이 보입니다. 힘이 있습니다. 그 생명력을 나는 먹고 있습니다. 그 생명력을 얻고서 나는 살았다고 생각합니다. 야채가 나에게 '기'를 준 것입니다.

89년으로 거슬러 올라갑니다. 나는 초등학교 교사로 근무하고 있었는데 매년 5월에 건강 진단을 받았습니다. 그해 폐의 렌트겐 촬영으로 오른쪽 폐에 그림자가 있다는 것을 알게 되었습니다. 그래서 직접 X선 촬영을 받았습니다.

결과는 '그림자가 있으나 별 문제는 없을 것이며 건강하다고 말해도 될 것이다.'라고 해서 그대로 1년이 지났습니다.

90년의 건강진단에서도 폐에 그림자가 보였습니다. "그림자가 있네요. 결핵이므로 반년쯤 약을 먹으면 낫겠지요."라고 해서 8월부터 병원에서 치료를 받게 되었습니다. 결핵약을 복용했는데도 그림자는 전혀 없어지지 않습니다.

결핵약을 복용하기 시작하게 되면서 바튼기침이 나오게 되었습니다. 그 이전에는 특별한 증상이 없었지만 지금 생각하면 호흡이 얕았고 학교 계단을 오를 때 숨이 찼던 것 같습니다.

"생존 가능 기간이 길어도 반년에서 9개월 정도입니다."

반년 동안 결핵의 치료를 계속 받았을 때인 91년 3월에 돌연 의사가 수술을 하자고 했습니다. "꼭 수술을 하지 않으면 안됩니까?"

라고 몇 번이나 의사에게 물어봤으나 "수술을 하지 않으면 안된다."라는 것이었습니다.

그래서 대학병원을 소개받아 5월에 입원했습니다. 1개월간 검사를 하고 6월 26일에 수술로 오른쪽 폐(상엽)의 1/3을 절제했습니다. 입원 기간은 1개월이었으며 7월말에 퇴원하여 집에서 요양을 한 후에 10월에 직장에 복귀하게 되었습니다.

나의 병이 결핵이 아니고 폐암이라고 알게 된 것은 수술후 반년이 지난 92년 1월이었습니다. 교장선생님이 진단서를 보여주셨습니다. 그때 쇼크를 받아 머리속이 백지장같이 되었습니다.

집에 돌아와서 남편에게 다그쳐 물어보았더니 남편과 어머니는 알고 있었으며 나와 아버지에게는 비밀로 하고 있었다는 것이었습니다. 의사는 나의 병이 폐화농증(肺化膿症) 이라고 말해주었습니다. 수술 후 한달에 1회씩 검사를 받고 있었습니다. 수술 후 2년이 지난 93년 5월 대학병원의 주치의가 갑자기 "재발, 전이되었습니다."라고 말했습니다.

같은 병원의 몇몇 다른 의사들에게 문의한 결과 "암의 재발은 아니다."라고 하는 분도 있었으며 "항암제를 써서 치료합시다."하는 분도 있었습니다. 그리고 "수술을 할 수밖에 없다."는 의사도 있었습니다. 그리하여 '8월 여름방학에 2주간 검사를 거쳐 수술을 한다.' 는 결론이 내려졌습니다.

그때 가족에게는 "잔명이 길어도 반년에서 9개월입니다."라고 말을 해서 남편은 새파랗게 질렸다고 합니다.

본격적으로 거슨 요법을 실천하게 되다

남편은 생기가 넘치는 행동적인 사람입니다. 그는 자연의학 등 여러 가지의 암치료법에 대한 책들을 사 모아 읽었습니다. 그리고 수많은 요법중에서 거슨 요법이 가장 이치에 맞는다고 판단해서 거슨 요법을 실천하자고 했습니다.

그렇다고 하더라도 암에 대한 문외한의 판단이었으므로 그 요법에 맡긴다는 것이 불안했습니다. 대학병원 건강관리센타의 의사에게 상담을 했더니 "수술이나, 이 요법이나, 치료의 효과는 5 대 5라고 할 수 있습니다."라고 말해주었습니다.

대학병원의 의사 한 분은 "수술이외의 방법이 있다면 나는 그것을 택하겠습니다."라고 말해 주었습니다. 암이 재발했다는 것을 알고난 무렵 밭은기침이 나오기 시작했습니다. 그리고 몸이 무거워졌으며 매일매일의 일을 하기가 아주 힘들었습니다. 틀림없이 수술의 후유증일 것이라고 생각하고 있었습니다.

의사들에게 상담하여 답을 얻은 것은 아니지만 남편은 망설임없이 거슨 요법을 하는 것으로 결정하여 당근즙과 양배추즙을 만들어 나에게 마시도록 해주었습니다. 수술하기까지 2개월간의 기간이 있었습니다. 남편에게 이끌려 그 사이에 거슨 요법을 본격적으로 시작하기로 했습니다.

당근즙과 양배추즙을 만들어 깨어 있는 동안 1시간마다 번갈아 가며 한잔씩 마시기로 했습니다. 두 가지의 즙을 합해서 하루에 거의 4,000cc나 되는 많은 양을 마셨습니다. 목에서 입 안까지 녹즙이 차 있는 듯한 느낌이었습니다. 아무튼 10kg들이 당근 상자가 3일 이내에 비워지게 되었습니다. 무슨 방법을 쓰더라도 병을 고치자는 필사적인 목적이 있었으므로 맛에 대해서는 생각할 여지가 없었던 것 같습니다. 그저 마셨습니다. 위의 상태가 나쁘지는 않았습니다.

주식으로는 밥을 지었는데 좁쌀, 피, 수수, 검은콩, 팥 등을 섞어서 지은 5곡미로 한끼에 반 공기 정도를 먹었습니다.

반찬은 배추, 무, 시금치, 가지, 표고버섯, 느타리버섯 등을 데쳐서 먹는 것을 중심으로 했는데 표고버섯, 다시마 그리고 무염간장 등을 이용하여 맛을 내었습니다. 그리고 양배추와 토마토를 생으로 먹기도 했습니다. 야채, 과일 중에서도 거슨 요법에서 금하고 있는 오이와 파인애플 등은 먹지 않았습니다.

이와같이 모든 음식은 씨눈이 있는 곡물과 생야채로 만들었으며, 동물성 식품은 물론이고 생선도 일체 먹지 않았으며 샐러드 드레싱으로 거슨 요법에서는 아마씨기름을 권하고 있었습니다. 설탕도 먹어서는 안되므로 요리에 사용하지 않았으며 과자도 먹지 않았습니다. 야채즙은 남편이 만들어 주었습니다.

4개의 종양 중 한 개가 소실

그렇게 거슨 요법을 시작하여 한달반이 지났을 때에 대학병원에서 검사를 받게 되었습니다. 입원실이 없어 입원예정일이 연기되었으므로 검사를 해보는 것이 좋다고 했습니다.

C.T 촬영을 해본 결과 오른쪽 폐에 세 개 반(반이라는 것은 다른 세 개에 비해서 반 정도의 크기라는 뜻) 있던 종양 중에서 한 개가 없어졌다는 것이 아닙니까. 더구나 그 전에는 폐전체가 새까맣게 찍혀나왔는데 깨끗하게 되었다는 것입니다. 그 변화로 거슨 요법이 효과가 크다고 생각하게 되었습니다.

11월 초에 '침대가 비었으니 수술을 하자.' 라는 대학병원의 연락을 받고 곧 입원했습니다. 입원하여 두 의사와 이야기를 나누었는데 그 중 한 분은 평소 아는 사이였습니다. 거슨 요법을 이야기했더니 그분이 "그런 요법을 원하신다면 다른 병원에 Y선생이란 분이 있으니 소개장을 써드리지요."라고 했습니다.

Y선생은 "거슨 요법은 필히 해볼만한 가치가 있습니다."라고 말했습니다. 선생은 원래 외과의였는데 한방을 배워 기공과 한방약과 식사요법으로 암을 위시하여 여러 가지 난치병과 현대병들을 치료하고 있었습니다.

Y선생의 이야기를 듣고 살아날 것 같은 기분이 들었습니다. 그때부터 정기적으로 Y선생의 병원에 다니면시 기공을 배우고 한방약인 극암(克癌) 7851 AC호를 마시기 시작했습니다.

11월 하순부터는 비타민제나 미네랄제를 미국에서 개인수입하여 Y선생에게 오링테스트(손의 엄지손가락과 검지손가락으로 링을 만들어 열리는 힘의 대소에 따라 몸 상태를 판단하는 테스트) 로 그

식품이 나의 체질에 맞는지 판별해 달라고 하여 맞는 것들을 복용하게 되었습니다. 비타민 C, E, B콤플렉스, B_{12}, 아미그달린(라에트릴) 그리고 미네랄로서 칼슘, 마그네슘, 칼륨, 셀레늄 등이었습니다.

의성회에서 효소도 구입했습니다. 그외 얼룩조릿대, 영지, 키친키토산, 프로폴리스, 스피루리나 등의 건강식품들도 복용했습니다. 그리고 12월부터는 커피관장도 시작했습니다. 그것을 하니 기분이 좋았습니다.

주 1회씩 기공을 하다

거슨 요법을 시작하게 되면서 손에 이상을 느껴 또 Y선생을 만나게 되었습니다. 당시에는 불안스러운 마음뿐으로 이런저런 좋다는 요법을 하지 않을 수가 없었습니다. 그런식으로 집에서 거슨 요법을 중심으로 한 요법을 계속하고 있던 중 새해가 되었는데 94년 초부터 안색이 나빠지고 그동안 그쳤던 기침이 다시 나오게 되었습니다. '역시 낫지 않는 것인가'라는 불안감이 한꺼번에 머리에 들고 일어났습니다.

4월에 직장에 복귀했으나 그때가 제일 힘이 들었던 것 같았습니다. 3월부터 등줄기에 통증이 일어나고 4월에는 서 있기가 힘이 들었습니다. 기공도장에는 4월부터 주1회, 화요일에 가게 되었습니다. 3월까지는 앉아서 하는 기공을, 4월부터는 서서하는 기공을 배웠습니다.

　소주천(小周天), 대주천(大周天)의 두 가지가 있는데 소주천은 자기 안으로 기를 넣는 방법이고 대주천은 자연의 기를 끌어들여 체내에서 순환시키는 것입니다.

　기공을 행하면 기분이 대단히 좋아지는데 그럴 때에 면역력(병에 저항하는 힘)의 기운이 오른다고 했습니다.

　기분이 좋다는 자각을 느끼게 되는 것은 그 후의 일이었으며 4월이나 5월에는 기공을 하기가 어려웠으며 힘에 겨운 상태가 계속되었습니다. 기공을 마치고 돌아올 때 차를 운전하기가 괴로워 병원의 주차장에서 30분 정도 쉬었다가 돌아올 정도였습니다.

　그런데 6월이 되어서부터 기공을 하고 있으면 기가 몸속에서 쑥 하고 흐르는 것이 느껴졌습니다. 그것을 경계로 몸상태가 아주 좋아져가고 있었습니다.

　1월에 몸의 상태가 나빴던 것은 말하자면 호전반응(병이 좋아지기 전에 일시적으로 증상이 악화되는 것)이었던 것 같았습니다. 어쨌든 거슨 요법과 기공으로 몸이 바뀌어졌다고 생각하고 있습니다.

　Y선생은 오링테스트로 병을 진단하기도 하고 각각의 약이나 건강식품이 나의 몸에 맞나 맞지 않나를 체크해 주셨습니다. 나의 폐암도 최초에는 직경 3cm 정도의 크기로 두 개가 있었다고 보았습니다. 그것이 점점 작아져서 드디어 점이 되었습니다.

　그렇게 해서 그후로는 점점 자신을 갖게 되어 비교적 순조로운 상태에까지 오게 되었습니다.

동물성식품은 일체 먹지 않았습니다

그런데 거슨 요법을 실천하는 데에는 농약의 문제가 있었습니다. 녹즙을 대량으로 만들어야 하므로 농약이 가득한 야채로는 역효과가 일어날 것 같았습니다. 아버지께서 그 전부터 야채를 재배하고 있었으나 그것으로는 도저히 양을 채울 수가 없었습니다. 그 때문에 처음에는 시판의 것을 사용했으나 94년 봄부터는 아버지와 남편이 본격적으로 야채 재배를 하게 되었습니다. 퇴비는 계분, 우분, 미네랄 등을 사용하였으며 농약을 전혀 쓰지 않았습니다. 처음엔 100평의 땅을 이용하여 시작했으나 거기서 생산되는 것으로는 모자라서 남에게 빌려준 토지를 돌려 받아서 300평의 토지에서 농작물을 경작하게 되었습니다.

심은 야채는 당근과 양배추가 주였으며, 무, 배추, 시금치, 순무, 셀러드채, 케일, 완두콩 등도 심었습니다. 나를 위해서 열심히 재배해 주신 아버지와 남편에게 아무리 감사를 드려도 표현을 다 할 수가 없습니다. 그후로부터 조금씩 몸이 좋아지고 있습니다.

처음 시작하고부터 반년 동안에는 녹즙을 매일 4,000cc씩 마셨습니다. 그후에는 하루에 2,000cc씩 2년 반동안 계속 했으며 1년 전부터는 1,500cc씩 마시는데 당근즙이 1,000cc, 양배추즙이 500cc가 됩니다. 양배추가 없는 시기에는 케일이나 무잎 등을 대용합니다.

비타민, 미네랄 등의 건강보조식품은 처음부터 1년 동안 먹었으며 비타민C 와 E, 미네랄 복합체의 그리트미네랄은 현재에도 복용하고 있습니다. 건강식품도 처음에는 많은 종류를 이용했습니다만 대부분은 6개월에서 1년 정도 먹다가 그쳤습니다. 95년부터는 어성초차와 96년부터는 EMX를 복용하게 되었습니다. 또 한방약의 극암 7851 AC1호는 계속하여 먹고 있습니다.

현재에 먹고 있는 쌀은 100% 현미가 아니며 농약을 쓰지 않은 나락을 구입하여 7분정도의 쌀을 만들어 밥을 짓습니다. 반찬은 야채류만입니다. 고기, 생선, 계란의 동물성 식품은 일체 먹지 않습니다. 조리시에 염분은 되도록 쓰지 않도록 했습니다. 백설탕도 쓰지 않으며 설탕이 든 과자도 먹지 않습니다. 기름은 아마씨 기름만을 씁니다. 야채즙에 넣어 먹거나 가족의 볶음반찬에 사용하거나 합니다. 폐암이 되기 전에는 고기를 좋아했지만 특별히 많이 먹었다고 할 정도는 아니었다고 생각합니다. 그러나 단 것을 아주 좋아해서 과자를 잘 먹었습니다.

매사에 대범해졌다

암에 걸리게 된 것이 성격과의 관계도 있었던 깃 깊이 생각됩니다. 나는 무슨 일에 깊이 생각하고 괴로워하며 거기에 빠져 들어가는 성격이었던 같습니다. 암이라는 것을 알기 수년전부터 남편의 사업에 아주 어려운 시기가 있었습니다. 그 어려운 상태를 나의 스트레스로 떠맡은 일면이 있었던 것 같습니다.

그런데 기공을 행하게 된 후부터는 매사에 대범하게 되었습니다. 암에 걸리고서는 한동안 사람들을 만나는 것도 싫었습니다. 내가 암에 걸렸다는 사실을 알게 된 대부분의 사람들은 무의식적이지만 이야기를 하는 중에 '죽음'에 대하여 말했습니다. 그에 따라 심한 상처를 입게 되었습니다. 그랬는데 지금은 내 스스로 자연스럽게 남들에게 "나는 암이었습니다."라고 말하게 되었습니다.

나는 거슨 요법과 기공, 그리고 기공에 의해서 사고 방식을 바꾸어 암과 공존할 수가 있었습니다. 그리고 좋은 선생을 만났습니다. 재발시에 대학병원의 선생이 "폐암에는 방사선도 항암제도 듣지 않는다."라고 확실히 말해주어 그러한 치료를 받지 않은 것이 내가 얻은 최고의 선물이었습니다.

94년 8월에는 거슨 요법의 강습회에 참가하여 호시노 선생을 만나게 된 것입니다. 거슨 요법으로 암을 극복한 호시노 선생의 체험은 나에게는 커다란 위안이 되었습니다.

재발시에 반년에서 9개월의 여명이라고 했으나 지금 5년이 지나가려 하고 있습니다. 실제 지금도 대학병원에 가면 의사들은 나의 옛 기록을 봅니다. 그들은 내가 '살아있는 것이 미스테리'라고 합니다.

나는 난치병인 폐암을 거슨 요법과 기공, 그리고 사고 방식을 바꾸려는 심리요법으로 잘 이겨내고 있습니다. 이러한 사실을 암환자들에게 알려주고 싶습니다. 지금부터 기회있는 대로 나의 체험을 전하고 희망을 주고 싶은 바램입니다.(97년 12월 13일 대담)

PART 04

왜 거슨 요법이
암치료 및 재발·전이방지에
효과가 있는가

과학적 근거가 있는
거슨 요법

■ 분자영양학의 이론과 합치

거슨 요법은 결코 근거가 없는 단순한 민간요법이 아니다. 막스 거슨 박사가 의사로서의 지식과 임상경험에서 얻은 과학적 근거가 있는 식사요법이며 영양요법인 것이다. 아직 해명되지 않은 부분도 있지만 결국에는 과학적으로 모두 밝혀질 것이다.

거슨 박사는 암은 영양장해, 대사장해에 의한 병이라고 정의를 내렸다. 사실상 전신성의 병이라고 했는데 1930년대에 이러한 이론을 내세웠다는 것은 놀라운 일이다.

영양장해, 대사장해라고 하는 말을 들으면 어딘지 모르게 알 것 같기도 하면서 모르는 사람이 많을 것이다.

대사라고 하는 것은 우리들의 생명 활동 그 자체로서 대사에 의해서 우리들은 살고 있는 것이다. 산소를 들이마시는 것도 몸을 움직이는 것도, 음식물의 소화 흡수도, 해독, 배설도 모두 대사와 관계가 있는 것이다. 예를 들면 우리들이 산소를 들이마시고 탄산가스를 내뿜는 것도 넓은 의미에서는 대사로서 몸안에서 가스 교환이 이루어지고 있는 것이다.

또 우리가 먹은 음식물이 위장에서 분해되어 영양소가 흡수되어 그것이 문맥(門脈)이라고 하는 혈관을 통하여 간장으로 운반되는 것도 대사의 하나이다. 간장에서는 여러 가지 영양소가 소비되는 한편 효소의 작용에 의하여 다른 영양소가 만들어지는데 그것도 대사이다.

대사는 세포의 레벨에서 행해지고 있다. 예를 들면 세포에는 칼슘, 마그네슘, 나트륨, 인의 4개 전해질이 서로 일정한 비율로 들어있어 수분 등의 대사를 하고 있다. 다시 말하면 이 비율의 밸런스가 깨어지면 그것은 대사에 이상을 일으켰다는 것으로 그것이 원인이 되어 드디어는 몸에 이상이 나타나는 것이다.

거슨 박사의 사고방식에 따르면 암세포라는 것은 원래 세포밖에 있는 전해질인 나트륨이 세포 안에 들어오고 반면 본래는 세포 안에 있는 전해질인 칼륨이 세포 밖으로 나온 일종의 부종 상태에 있는 것이다. 이것은 미네랄의 밸런스가 깨진 세포 레벨의 대사 이상이다.

우리들의 몸은 헤아릴 수 없는 대사의 집적(集積)으로 기능을 하고 있다고 해도 좋을 것이다. 그 대사의 작용을 정상으로 이끌어가는 것이 영양소이고 그 중에서도 효소라고 하는 것과 보조효소의 작용을 갖고 있는 비타민, 미네랄 등의 역할이 크다. 그러므로 효소나 비타민, 미네랄 부족은 영양소의 부족으로 이어져 대사장해를 일으키게 되는 것이다.

분자영양학이라는 말을 들어본 적이 있는가. 이것은 미국에서 생긴 새로운 영양학으로 기존의 현대영양학과는 이론과 목적이 다른 것이다. 분자영양학 이론에서는 병의 원인을 세포내의 분자레벨의 결함(대사이상)에 있다고 본다. 어떻게 이 결함이 생기는가 하면 효소, 비타민, 미네랄 영양소의 과부족이나 불균형에 의한 것이라고 생각한다.

여기까지 읽게 되면 이미 이해가 되었을 것이다. 거슨 박사가 '암은 영양장해, 대사장해로 인해 생기는 병'이라고 한 주장이 바로 현대 분자영양학의 이론인 것이다.

덧붙인다면 노벨상을 두 번이나 수상한 폴링 박사는 비티민C의 대량섭취요법을 주창했는데 그것 역시 분자영양학의 이론에 기초한 것이다.

이와 같이 현대 분자영양학의 근원은 다름아닌 거슨 박사라고 할 수 있다. 1930년대에 이미 이러한 영양요법을 실현하고 있었다는 것은 경탄하지 않을 수 없다.

다시 말하면 거슨 박사는 암은 국소의 병이 아니라 전신의 영양장해, 대사장해에 의하여 생기는 병이라 정의를 내린 것이다. 그 영양장해와 대사장해를 고치는 방법이 거슨 박사가 고안한 식사요법인 것이다.

 이 식사요법을 실천하게 되면 영양장해와 대사장해가 개선됨과 동시에 자연치유력이 놀라울 정도로 높아지는 것이다. 그 결과 암은 자연히 소멸하고 마는 것이다.

> **감수자 주**
>
> **막스거슨 박사의** 이론과 암에 관한 식사·영양요법은 사실상 대체의학(보완대체의학 또는 자연의학)의 원조로 현재는 전세계 의학계가 경쟁적으로 수용하면서 암환자들에게 적용시키고 있다.

왜 암은 떼어내도
재발하는 것인가

■ 암은 전신의 영양, 대사 장해

왜 암은 수술로 절제해도 재발하는 것일까. 그것은 국소병이 아니고 전신성의 병이기 때문이다. 현대의 유전자의학이나 분자생물학의 눈부신 발전에 의하여 유전자 레벨의 메카니즘이 해명되었기 때문에 일반적으로 암은 유전자의 병이라고 보아 왔다. 암은 우리들의 몸속에 어떤 유전자가 무엇인가의 원인으로 변이를 일으켜 지금까지 정상이었던 한 개의 세포가 시간이 지남에 따라 다단계적으로 이상한 세포가 되어서 발생한다고 알아 왔다.

또 우리들의 몸에는 암을 유발하는 유전자(암유전자)와 암 발생을 억제하는 유전자(암억제 유전자)라는 두 개의 상반되는 유전자가 원래로부터 존재하고 있다. 덧붙여 말하면 최근에는 암 전이를 억제하는 유전자가 있다는 것도 보고되었다.

　다단계 발암의 과정은 크게는 이니시에이션(기초단계)과 프로모션(촉진단계)의 두 단계로 나누어진다.

　제2단계에서는 활성산소 등의 프리래디칼(화학적으로 불안정한 물질)이 나오게 되며 PKC(세포내의 단백질에 인산을 결합시키는 일을 하는 효소)의 활성이 높아지거나 해서 암이 발생한다. 이 단계가 더 진행되면 덩어리로서의 종양(암)이 출현하게 된다.

　이니시에이션이 되는 물질로는 펜쯔필렌(담배 연기 등에 함유된 물질), 니트로소아민(식품중 아초산과 아민이 위안에서 합성되어서 생기는 물질), 어떤 종류의 바이러스, 자외선, 방사선 등 여러 가지가 있다.

　프로모션에서는 홀볼에스텔이나 TPA, 링그피아토키신 A를 위시하여 발암을 촉진시키는 여러 가지 물질(프로모터)이 있다는 것이 실험을 통해 밝혀진 것이다.

　식품도 또 발암을 촉진하는 물질이 된다. 위암에서는 염분이 많은 식품, 대장암이나 유방암에서는 지방이 많은 식사가 지적되었다. 더욱이 동물성 단백질의 구성성분인 로이신이나 이소로이신 등의 분기진(分岐鎭) 아미노산이 동물실험에 의하면 방광암을 촉진하는 작용이 있다는 것이 밝혀졌다. 이외에도 담배는 또 제2단계의 원인이 되기도 한다.

　우리는 누구나 태어나면서 암유전자를 갖고 있다. 그러나 한편으로 발암을 억제하는 유전자도 갖고 있다. 발암의 제1단계인 유전자

변이를 초래하는 물질에는 앞서 말한 자외선, 방사선, 어떤 종류의 화학물질이 있다.

이 이니시에이션에 대하여 대책을 강구하는 것은 대단히 어려운 것이라 하겠다. 왜냐하면 능동적으로 뭔가 하는 것이 아니고 될 수 있는 한 그것을 회피하는 방법으로 나아가기 때문이다.

예를 들면 화학물질(첨가물)을 사용한 식품을 먹지 않도록 한다. 그리고 방사선 피폭을 하는 검사를 피하는 것 등이다. 이러한 일들은 물론 소홀히 할 수 없겠으나 암예방으로서 유효한 방법은 오히려 제2단계를 저지하는 것이라고 생각한다. 데이터로는 확실히 증명되지 않았으나 제2단계는 식사가 가장 깊이 관계되어 있다고 생각된다.

암의 병태로 다중(多重)암이라고 하는 상태가 있다. 이것은 예를 들면 위암의 덩어리가 생긴 환자의 폐나 대장, 간장 등을 정밀히 검사해 보면 모든 장기에도 미세한 암이 발생해 있을 수 있다.

그런 예가 수년 전에 해명되어 암 전문의들은 충격을 받아 이 사실에 주목하게 되었다. 이 다중암의 병태는 전신의 여기 저기의 세포가 동시에 암화되려고 한다는 것으로 생각되며 또 원발(原發)의 암소에서 암이 전신으로 흩어졌다고도 생각할 수 있다.

이같은 이유로 암은 전신적인 병이라고 생각된다. 또한 암은 미세한 혈관이나 임파관을 통해서 다른 장기나 기관에 전이된다. 또 암세포는 이상한, 유약한 세포로서 보통 정상인 세포가 40~50회 분열을 되풀이하면 사멸하는 데 비하여 암세포는 제한없이 개체가 살아 있는 한 영구히 분열을 계속 반복한다. 이런 이유 때문에 덩어리의 암을 수술로 절제해도 암은 재발하는 것이다.

> **감수자 주**
>
> **모든 암은** 사실상 유전인 것은 맞지만 암유전인자도 후천적인 생활습관, 먹는 음식 등에 의해 바뀌어진다는 것이 의학적으로 확인됐다.
> 생활습관이나 음식이 암 발병에 그만큼 큰 영향을 미치고 있는 것이다. 사람의 세포가 먹는 음식으로 만들어진다는 사실을 인식하면 식사·영양요법으로도 암을 고치고 또 재발과 전이를 방지할 수 있다는 사실이 수긍될 것이다.

염분(나트륨)과
암과의 관계

　우리들의 세포는 주로 칼슘, 마그네슘, 나트륨, 칼륨 등의 4개 전해질의 밸런스를 근본으로 해서 정상으로 대사가 이루어진다. 이들의 언밸런스는 주로 식사, 즉 영양섭취의 언밸런스에 의하여 생긴다.
　세포내의 미네랄 밸런스가 끊임없이 깨어져 있으면 세포는 어떻게 되겠는가. 한없이 이상한 세포에 가까워지게 될 것이다. 예를들어 나트륨과 칼륨의 밸런스를 보면 우리들의 세포는 세포내에는 칼륨이 많고 나트륨이 적다. 반면 세포 외에는 나트륨이 많고 칼륨이 적은 것이 정상인 세포의 상태이다.
　거슨 박사의 생각은 암세포는 세포내에서 나트륨이 많고 칼륨이 적은 이상세포인 것이다. 암세포는 이온화된 나트륨을 많이 갖고 있다. 그리고 보통의 산화가 아니고 발효에 의해서 생명을 유지하고 있다. 또 전기적으로는 마이너스 전기를 갖고 있다.

나트륨은 수분을 빨아드린다. 그러므로 암세포는 물이 차 있는 이상한 세포라고 한다. 그 때문에 보통 미네랄 교환은 할 수 없고 무궤도하게 분열 증식하고 있는 것이다.

거슨 요법의 단염식(斷鹽食)을 시작하면 몸에 축적된 나트륨, 염소(鹽素), 여분의 수분을 내몰기 때문에 암세포가 분열증식을 하기가 어려운 환경이 된다.

염분을 많이 섭취하는 것이 암을 성장시키는 원인이 된다는 설은 거슨 박사가 처음으로 주장한 것은 아니다.

현대의학의 전문가중에는 이 설에 반대하는 사람도 있으나 염분이 암의 성장인자가 되는 것은 전부터 말해져왔던 것이다.

「암 식사요법」에 의하면 프라이 박사는 1926년 영국 암 평론잡지에 「종양이 있는 쥐 혈액중의 나트륨은 종양의 성장시에는 25% 많고 암의 퇴축시에는 6%가 많다」라는 염분과 암에 대한 동물실험 연구결과를 보고했다.

염분이 발암에 관계하는 것은 역학적 연구에서도 알 수 있다. 전부터 우리나라에서 위암이 많은 현에서는 위암이 적은 현에 비하여 염분섭취량이 많았다고 하는 것이 잘 알려져 있다. 그런데 염분의 섭취량이 줄고부터는 위암의 발생수도 줄었던 것이다.

거슨 박사의 친구인 슈바이처 박사의 보고에 의하면 그때까지 거의 암환자가 없었던 중앙아프리카에 1870년대에 구미의 문명이 유입됨과 동시에 대량의 염분이 식사에 사용되고서부터 도시를 중심으로 암이 증가했다는 것이다.

　염분의 과잉섭취가 암 발생의 커다란 원인의 하나라는 생각은 일반적으로 암 전문의들의 동의를 얻지는 못했다. 그래도 이상과 같은 관점에서 보면 염분이 암발생에 깊이 관계하고 있다는 것은 틀림없는 것이라 생각된다.

암을 만드는 지방산과
암을 억제하는 지방산

▬ 오메가6지방산, 오메가3지방산

거슨 요법에서 섭취해서 좋은 기름은 오메가3계열에 속하는 다가 불포화지방산(多價不飽和脂肪酸)뿐으로 그것도 생으로 섭취해야 한다. 기름(지방산)은 크게는 동물성과 식물성의 둘로 나뉜다. 기름의 주성분인 지방산은 포화지방산과 불포화지방산의 둘로 분류된다.

포화지방산(스테아린산 등)이라는 것은 대체로 동물성 지방으로 육류, 유제품, 계란 등에 함유되어 있는 지방이다. 이들은 동물실험에서 암세포를 즐겁게 하는 지방 즉 암세포를 분열, 증식시키는 지방이다.

불포화지방산에는 단가불포화지방산과 다가불포화지방산이 있다. 단가불포화지방산에는 오레인산 등이 있다. 오레인산은 오메가9의 계열로 올리브유 등에 많이 함유되어 있다.

다가불포화지방산으로는 오메가6 계열의 것이 있다. 오메가6 계열에는 식물의 종자에 많이 함유된 리놀산이나 동물성 고기에 함유된 아라키톤산 등의 지방산이 있다. 오메가3 계열에는 식물성의 α-리노렌산이나 생선에 많이 함유된 에이코사펜타엔산(EPA), 토코핵사엔산(DHA) 등의 지방산이 있다.

α-리노렌산은 아마씨기름, 들기름, 차조기기름 등에 많이 함유되어 있다. EPA, DHA는 고등어나 꽁치같은 등푸른 생선에 많이 함유되어 있다.

거슨 요법에서 섭취할 수 있는 기름은 오메가3 계열의 다가불포화 지방산뿐이다. 그 이유는 동물실험결과 오메가3 계열은 암을 억제하는 작용을 하고 오메가6 계열은 암세포를 증식시키는 작용이 있는 것으로 밝혀졌기 때문이다.(뒤에 말하겠지만 여기서 말하는 것은 생으로 섭취했을 경우이다.)

오메가3 계열의 다가불포화 지방산에는 식물성의 α-리노렌산 외에 연어, 꽁치, 고등어 등의 등푸른 생선에 많이 함유되는 EPA도 있으나 거슨 요법은 적어도 치료 초기에는 일파 리노렌산의 섭취만을 확인하고 있다. 그 이유는 거슨 요법에서는 기본적으로 생선도 제한하고 있기 때문이다.

거슨 박사는 1930년대 당시부터 α-리노렌산의 효용과 중요성에 대해서는 임상경험으로 알고 있었다. 당시에는 기름에 대하여 과학

표 3. 기름(지방산)의 분류

---
1. 포화지방산 = 동물성지방
스테아린산 등(고기, 유제품, 계란 등)
2. 불포화지방산
(1) 단가불포화지방산
오레인산(올리브유, 신홍화유, 카놀라유, 오메가9 계열)
(2) 다가불포화지방산
① 오메가6 계열
리놀산(식물유)
아라키돈산(동물성의 고기)
② 오메가3 계열
α-리노렌산(아마씨기름, 피마자기름, 들기름, 차조기기름)
에이코사펜타엔(EPA) (고등어, 꽁치, 연어 등)
토코사핵사엔산(DHA) (고등어, 꽁치, 연어 등)

적으로는 아무것도 해명되지 않았던 시대였다. 그런 시대에 α-리노렌산의 효용에 대하여 알고 있었던 것은 형안(炯眼)이라고 아니할 수가 없을 것이다.

현대과학에서는 오메가3 계열의 지방산은 동물실험으로 암세포를 억제하는 작용이 있고 오메가6 계열의 지방산에는 암세포를 증식시키는 작용이 있다는 것이 해명되었다. 다음에 말하겠지만 오메가3 지방산의 항암작용은 인간의 암에서도 입증되었다.

전부터 오랜 동안 동물성지방은 나쁜 기름(포화지방산), 식물성유는 좋은 기름(불포화지방산)으로 한 묶음을 만들어 버렸다. 그렇게 단정했던 이유는 동물성 지방이 동맥경화의 원인이 되는 콜레스테롤 수치를 늘리는 한편 식물성 기름에는 그들을 억제하는 작용이 있기 때문이었다.

1981년에 미국국립암연구소(NCI)가 그때까지의 상식을 뒤엎고 충격적인 역학적 연구결과를 공표했다. 그 연구는 수백명을 대상으로 행해졌다. 일정 기간 동안 식사의 지방섭취에서 불포화지방산(식물성지방산)의 섭취량을 보통의 4배로 포화지방산(동물성지방산)의 섭취를 보통의 반으로 해서 병과의 관련을 알아보려고 했었다. 그리고 식물성유를 늘리고 동물성유의 섭취를 줄였으므로 심장병이나 동맥경화의 발증 등이 적어질 것이라고 예상했었다.

그런데 심장병의 발병율이 내렸다는 사실은 거의 없고 오히려 4배의 식물성유를 섭취한 사람들에게서는 암의 발생율이 거꾸로 올라갔다고 하는 놀라운 사실이 확인되었던 것이다.

캐나다의 서온타리오 대학에서는 실험용 쥐에게 10종류의 지방을 주고 가장 암을 일으키기 쉬운 것을 확인하는 실험을 하였다. 그 결과 암에 대하여 비교적 안전하다고 한 것은 오히려 코코넛유, 버터, 라드같은 포화지방산이고 암의 발생율이 제일 높은 것은 해바라기유, 면실유, 옥수수유 등 가장 양질이라고 생각해왔던 식물성 기름이었다.

이들 보고를 받아서 지방과 암과의 관계에 대한 연구가 진행되었다. 왜 식물성유는 암의 발병을 촉진하는 것일까. 그것은 식물성유(불포화지방산)는 열에 아주 약하기 때문이다. 가열하면 프리래디컬(활성산소)과 결합하여 과산화지질이 된다. 이 과산화지질이 세포막을 파괴하여 다시 미토콘드리아, 염색체를 깨고 최후에는 유전자를 파괴하는 것이다.

발암의 단계로는 제1단계의 이니시에이션과 제2단계의 프로모션의 두 단계로 나누어 생각하고 있다. 이니시에이션에서는 세포의 핵 중 염색체(다수의 유전자가 끈 모양으로 늘어선 것) 가 공격을 받아 DNA(유전의 본체)가 상처를 받는다. 프로모션에서는 프로모터 (촉진인자)에 의하여 세포가 암화하는 단계이다.

이니시에이션으로 염색체를 공격하는 인자로서 위험한 것이 과산화지질이라고 생각된다.

이상과 같은 이유에서 다가불포화지방산은 좋은 기름이나, 가열해서 쓰면 안된다. 즉 기름이 튀겨진 후에는 모두 발암물질이 되기 쉽기 때문이다.

동물성, 식물성 단백질과 암과의 관련성

　단백질에는 식물성과 동물성이 있는데 거슨 요법에서는 동물성 단백질은 암의 증식을 촉진하는 작용이 있다고 하여 섭취를 제한하고 반대로 식물성 단백질은 암의 증식을 억제하는 작용이 있다고 해서 섭취를 권장하고 있다. 거슨 박사의 저서에서는 상세한 이유는 밝혀지지 않았으나 최근에는 그 과학적 근거가 발견되고 있다. 그 근거로서 네 가지 예를 말하겠다.

① 알기닌의 항암 작용
　콩단백 등에 많은 아미노산인 알기닌은 면역활성을 높이거나 암 증식을 직접 억제하는 것으로 알려졌다. 우선 동물실험에서는 암이 생긴 쥐의 모이에 그 중량의 5%정도의 알기닌을 투여했더니 T임파구나 네추럴킬러세포의 활성을 높이거나 인터로이킨 2의 리셉터

활성을 항진시켜서 암 증식을 억제했다.

다음에 인간의 경우에 대한 실험이 있었는데 독일의 케멘 박사와, 센카루 박사, 영국의 부리텐덴 박사, 미국의 쇼파 박사 등이 각각 상부소화관의 암, 유방암, 췌장암의 환자에게 알기닌이나 알기닌과 오메가3 지방산의 병용투여를 해 봤더니 T임파구, 헬퍼 T 세포, 내츄럴 킬러세포 등의 활성이 높아져 인터로이킨 1, 2, 6의 신생이나 리셉터가 항진하여 암증식이 억제되었다고 보고하고 있다. 케멘 박사에 의하면 보통 암 수술 후에 환자에게 볼 수 있는 면역기능 저하가 알기닌과 오메가3지방산의 병용 투여에 의하여 현저히 개선된 것 같다고 했다. 다시 영국의 마 박사에 의하면 알기닌이 결장암의 증식을 직접 억제했다고 한다.

이와달리 동물성 단백질에 많은 함유(含硫)아미노산(유황산을 함유)인 메타이오닌이나 시스틴 등을 많이 섭취하면 암의 증식을 역으로 촉진한다고 한다.

② **프로테아제 억제 인자**

식물성의 단백질이 좋다는 또 하나의 이유는 전술한 바와 같이 콩류가 고농도의 단백질 분해효소인 프로티아제 억제인자를 함유하고 있다는 점이다.

이 프로티아제 억제인자는 장내의 발암물질의 작용에 대항한다고 생각하고 있다. 미국의 월터 톨 박사는 쥐에게 콩을 먹여 그 효과를 조사한 결과 콩을 먹지 않은 쥐에 비하여 인공적으로 만든 유방암의 증식이 억제되었다고 보고하였다. 프로티아제 억제인자는 콩뿐 아니라 씨앗이나 넛(nut) 등 종자식품에 일반적으로 함유되어 있다..

③ 지방, 콜레스테롤과의 관계

동물성 단백질의 과잉섭취에 따르는 다음 문제점은 보통 쇠고기나 돼지고기 등에는 분리될 수 없는 형태로 지방(스테아린산 등)이 함유되어 있다는 것이다. 더구나 거의 가열하여 먹기 때문에 프리 래디컬과 결합해서 발암물질의 과산화지질이 되는 것이다.

그 이유로 거슨 요법에서는 끊임없이 동물성 단백질을 섭취해야 할 경우에 지방분이 적은 닭고기나 흰살 생선을 먹도록 하는 것이다. 또 동물성의 단백질에 많은 분기쇄(分岐鎖) 아미노산인 로이신, 이소로이신, 바린 등은 고 콜레스테롤 혈증을 일으켜서 인슐린 분비를 항진시키고 췌장이나 간장에 과중한 부담을 준다는 것이 미국의 로마린다 대학의 산체스 박사 등의 연구로 알려졌다.

그러나 식물성 단백질에 많은 아미노산인 알기닌이나 그리신은 혈중 콜레스테롤치를 내린다는 것을 알게 되었다. 그외에 동물성 단백질은 질소를 많이 함유하고 있기 때문에 긴장이나 신장에서 분리, 배설될 때에 과잉한 부담을 준다.

④ 식물섬유와의 관계

이것은 주지의 사실이나 정백하지 않은 곡류나 콩류에는 식물섬유가 풍부하게 들어 있어서 대장암 등의 발생을 예방한다. 이와 달리 동물성 고기에는 식물섬유가 거의 함유되어 있지 않아 변통을 나쁘게 해서 간접적으로 암 발생을 일으키기 쉽다.

대량 다종류의 야채즙의 의의

▬ 암과 싸우는 파이터 케미컬

거슨 요법에서는 대량 다종류의 야채주스가 항암제의 대용품이다. 현재 야채에는 항암작용이 있는 여러 가지 성분이 함유되어 있는 것을 알게 되었다. 그 대표적인 것이 당근에 풍부하게 함유된 β-카로틴이나 알파 카로틴 등이고 강한 항산화 작용이 있는 것이다.

우리 생명은 산소 호흡에 의해 유지되고 있으나 그 결과 프리래디컬, 즉 활성산소가 발생된다. 그외 담배를 피우거나 음주, 자외선, 대기오염 등도 체내의 활성산소를 늘리는 요인이 된다. 그래서 우리들 몸에는 또한 활성산소를 없애는 산소가 만들어지는데 나이가 들면 그 작용이 약해져 가는 것이다.

대사과정에서 발생된 활성산소는 체내에서 지질과 결합해서 과산화지질을 만들어 유전자를 손상시킨다. 이렇게 해서 암원인이 되는가 하면 노화나 치매 등 여러 가지 병의 원인이 된다고 생각된다.

음식 중에도 항산화 작용이 있는 물질이 많은데 그 대표적인 것이 β-카로틴이다. 카로틴은 β-카로틴 이외에 많은 동료가 있다. 그리고 이들 카로틴에도 β-카로틴과 같이 항암작용이 있다는 것을 최근 연구로 알게 되었다.

토마토의 적색색소의 「리코틴」이나 시금치에 많이 들어있는 「루틴」, 당근이나 호박에 많이 함유되어 β-카로틴과 화학 구조식이 잘 닮은 α-카로틴 등이 그것이다.

그들 중에서도 항암효과에 있어서 α-카로틴이 특히 주목되고 있는 것은, α-카로틴에는 비타민A가 되는 성분이 β-카로틴의 절반밖에 없으나 발암 억제효과는 β-카로틴보다 훨씬 강하다는 연구 결과가 발표되어 있기 때문이다.

카로틴에는 또 톳이나 미역 등 해조류에 많은 「후코키산틴」도 있으며 동물에 함유되어 있는 것도 있다. 각종의 카로틴은 주로 다음과 같은 식물에 많이 함유되어 있다.

- α-카로틴 : 당근, 서양호박
- β-카로틴 : 당근, 시금치, 서양호박
- 후코키산틴 : 톳, 미역, 다시마 등의 해조
- 루틴 : 시금치, 달걀의 노른자, 갓
- 리코핀 : 토마토, 딸기, 수박

비타민A는 그대로 섭취하면 간장에 유독 작용이 있으나 이들 카로틴류는 비타민A의 전구체(前驅體)로서 대량으로 섭취해도 피부가 노랗게 될 뿐 부작용은 없다.

그외(또 동물실험 수준의 것도 있으나) 야채에 많이 함유되는 항암작용이 있는 영양소에는 다음과 같은 것이 있다. 이들 항암 작용이 있는 영양소는 파이터 케미컬이라 부르고 있다.

- 비타민C(아스코르빈산)- 양배추, 브로콜리, 순무, 파셀리, 감자, 레몬, 그레이프 프루트, 키위 등에 함유되어 있다.

비타민C는 발암에 중요한 역할을 하는 활성산소(프리래디컬)를 무독화하는 작용을 한다. 발암의 이니시에이터로 알려진 니트로소아민이 체내에서 이차적으로 생성하는 것을 억제할 수 있는 효과가 있다. 또 비타민C는 면역기능에 중요한 역할을 하는 T임파구의 생성을 촉진한다. 더욱이 체내의 세포와 세포 사이를 잇는 시멘트 조직인 콜라겐을 강화하는 역할을 하고, 암조직이 성장하면서 조직에 침투하는 것을 방지한다고 한다. 비타민C의 효과에 대한 해명으로 노벨상을 수상한 캬메롱 박사에 의하면, 1일 500~1000mg의 비타민C는 보통 비타민만의 작용이지만 1000~5000mg에서는 감염증등에 대한 면역력을 향상시키고 10,000mg 이상 섭취하면 항암효과를 갖게 된다는 것이다. 비타민C를 경구적으로 대량 섭취하면 설사를 할 수가 있으나 비타민A와 달라서 중독증상을 일으키지는 않는다. 콘트레라스 박사가 운영하는 오아시스 병원에서는 비타민C의 대량 점적정주(點滴靜注)를 행하고 있다.

■ 비타민 E(α-토코페롤)- 배아미, 넛트, 콩, 아보카도, 부추, 녹황색야채, 호박, 고구마, 계란 노른자위 등에 함유되어 있다. 비타민E는 비타민C와 같이 발암물질인 니트로소아민의 발생을 억제하거나 프리래디컬을 무독화하는 작용을 한다. 보통 비타민으로서의 비타민E 섭취량은 하루에 100~200mg, 면역증강을 위한 사용량은 1일 700~800mg, 항암 목적의 사용량은 1일 1,000~2,000mg이라고 한다(내 자신의 경험으로는 그만큼 대량 섭취는 필요없다고 보지만). 비타민 E의 유해한 부작용은 알려져 있지 않으나 에스트로겐 등의 호르몬 분비와 관계가 있는 암, 예를 들면 유방암에 대해서는 종양의 성장을 자극화하는 가능성을 피하기 위해서 오아시스 병원에서는 비타민 E는 빼도록 권한다.

■ 비타민B군, 비타민B$_{12}$나 엽산에는 항암 작용이 있다는 것을 알고 있다.

■ 셀렌(셀레늄)- 부추, 깨, 양파, 대파 등에 많이 함유된 셀렌은 생체내에서 발생하는 과산화물에 의한 손상을 막아내는 역할(항산화작용, 抗酸化作用)이외에 변이원성(變異原性)이나 발암성 물질의 대사를 막고 발암성을 억제한다고 생각되고 있다.

■ 유화아릴(含流化物)- 당근, 양파, 대파, 락교 등에 함유된 유화아릴은 강력한 항암 작용이 있다는 것이 알려져 있다.

■ 퍼옥시다제- 양배추 등에 함유된 퍼옥시다제는 미국의 국립암 연구소가 발표한 「디자이너 푸드리스트」 즉 발암억제 효과가 있는 식품의 톱랭킹에 위치하고 있다.

■ 오레아놀산- 청차조에 함유된 오레아놀산은 발암프로모션의 억제물질인 것이 증명되었다.

■ 못코랙크톤- 우엉에 함유된 못코랙크톤은 오레아놀산과 같이 발암프로모터의 작용을 억제하는 작용을 한다는 것이 알려져 있다.

■ 진계롤- 생강의 신미성분(辛味成分)인 진계롤은 대장암을 억제하는 작용이 있다는 것이 알려져 있다.

■ 페놀 화합물- 브로콜리, 양배추, 꽃상추 등에 함유되어 있는 페놀화합물은 변이원물질(變異原物質)이나 발암물질의 대사활성화(代謝活性化) 산소의 작용을 저해하거나, 해독작용을 갖고 있거나 발암성을 억제하는 작용이 있는 것으로 알려져 있다.

■ 식물섬유(리그닌, 셀루로즈, 펙틴)- 우엉에 들어있는 리그닌, 고구마에 들어있는 셀루로즈, 사과에 들어있는 펙틴 등의 식물섬유는 어느것에나 항암 작용이 있다. 그중 불용성(물에 녹지 않은)의 리그닌과 셀루로즈는 장벽을 자극하여 장의 연동운동(장이 내용물을 항문쪽으로 보내려는 운동)을 촉진시키고 변통을 잘하게 만든다. 이 때문에 변 속에 있는 발암물질이 체외에 잘 배출되는 것이다. 또 리그닌은 콜레스테롤이나 유해물질을 흡착해서 체외로 배설하는 일을 한다. 수용성(물에 녹는)의 펙틴은 장내를 산성으로 바꾸는 일을 한다. 산성이 된 장내에서는 유산균이나 비피더스균 등 모든 유익균이 증식하여 발암물질의 발생을 억제한다. 더욱 이 펙틴은 장내의 나쁜 콜레스테롤을 변으로 흡착해서 체외로 배설시키는 일도 한다.

■ 폴리페놀 화합물- 가지, 포도, 딸기, 대두, 귤 등에 함유되어 있는 폴리페놀 화합물은 α-카로틴, β-카로틴 등과 함께 높은 암 예방효과가 기대되는 발암억제 물질이다.

■ 칼콘, 쿠마린- 신선초 안의 황생즙의 주성분인 칼콘과 쿠마린은 세포의 암화를 촉진하는 발암프로모터의 작용을 저해할 수가 있다는 것을 알았다.

■ 이소티오시아나트- 꽃상추에 들어 있는 함유화합물(含硫化合物)이 변이원물질(變異原物質)이나 발암물질을 대사 활성화하는 효소의 작용을 저해하거나 해독작용에 의하여 발암성을 억제하는 것을 알게 되었다.

■ 글루코라파닌- 최근 브로콜리의 싹에서 발견된 글루코라파닌은 강력한 항암작용을 하여 발암물질이 DNA에 장해를 주기 전에 이것을 중화하는 작용이 있다는 것을 알게 되었다.

■ 옥시다제- 무에 함유된 옥시다제는 불에 탄 생선에 함유된 발암물질(Triy-P-1)을 해독하는 일을 한다는 것이 알려졌다. 따라서 구운 생선에 무를 갈아서 같이 먹으면 암을 예방하는 섭생법이 된다.

■ 아리키신- 마늘에 함유된 아리키신은 발암 프로모터의 작용을 저해하고 암 발생을 억제하는 일을 한다는 것이 확인되었다. 전술한 유화아릴을 함유한 마늘은 미국의 국립암센터의 디자이너 푸드리스트(발암억제 효과식품)의 톱랭크에 위치한다.

■ 섭티리스- 띄운 콩에 함유되어 있는 섭티리스라고 하는 효소

는 암세포를 잡아먹는 마크로파지나 T임파구를 활성화하여 면역기능을 높이는 작용을 한다.

■ 리노렌산에스텔- 된장의 주성분인 리노렌산에스텔은 발암억제물질로서 간장암, 위암, 대장암의 발생을 억제할 수 있다는 것이 확인되었다. 단 거슨 요법의 입장에서는 된장의 염분을 빼는 쪽이 좋다고 생각한다.

■ 에비가론 카테킨 가제드(EGCG)- 녹차에 함유된 EGCG는 차의 떫은 맛의 기본이 되는 탄닌(카테킨)의 일종이다. 이것은 피부암, 간장암, 폐암, 소화기암 등을 억제한다는 것이다.

■ 렌치난, 크레스틴, 시조필란- 이들은 모두 표고버섯, 영지버섯, 느타리버섯 등에 함유된 다당체인데 암에 대한 억제효과가 있다고 한다.

커피 관장의
의의와 필요성

거슨요법 중에서 특징적인 방법의 하나가 커피관장이다. 거슨 박사는 자신의 저서 「암식사요법」에서 '커피관장은 암치료에 절대불가결'이라고 했다. 왜 절대로 필요한 것일까.

거슨 박사가 독일에서 뉴욕으로 건너가 거슨 요법으로 암환자의 치료를 시작했을 무렵 암은 없어졌으나 간성혼수(肝性昏腫- 간부전에 의한 중증의 의식장해)로 사람들이 계속 죽었다. 간장이 전혀 기능을 하지 않게 되어 죽어버린 것이다.

왜 암은 사라졌는데 간부전으로 죽는 것일까? 거슨 박사는 그 이유를 이렇게 생각했다.

"암세포가 사멸할 때 암세포에서 대량의 노폐물이나 유해물질이 나온다. 그것을 간장이 분해처리(해독)할 수 없었기 때문에 간장의 기능이 작동하지 않게 되어 간부전으로 죽었다."

체내의 노폐물이나 유해물질은 간장에서 분비되는 담즙산이 처리 분해한다. 거슨 박사는 간장에서의 담즙산의 분비를 촉진하는 방법으로 커피관장을 행하게 된 것이다.

거슨 박사는 커피관장이 작용하는 상세한 메카니즘은 말하지 않았다. 그러나 임상경험에서 간장을 지키기 위해서 불가결한 방법으로 권하고 있다. 그 메카니즘은 커피의 카페인이 대장의 점막을 자극하고 이로 인해 간장이 자극되어 문맥(門脈)이 넓어지고 다시 그 자극으로 담관이 확대되어 담즙 분비가 촉진되는 것 같다. 담즙은 지방이나 콜레스테롤, 노폐물이나 유해물질의 분해배설을 촉진시킨다.

커피관장은 또 진통작용을 한다. 그러나 그 작용의 메카니즘에 대해서 자세한 것은 알 수 없다. 더욱 나는 전술한 것과 같이 커피관장을 실시할 시간이 없었기 때문에 커피관장에 대해서는 이 정도로 설명하겠다. 나는 그저 변비기가 있었기 때문에 때때로 락소베린 등 하제를 사용했다.

각종 비타민류의
주요 메카니즘

거슨 요법에서는 여러 가지의 야채즙과 곡물, 감자류 섭취를 통해 각종 비타민을 많이 섭취하게 한다. 비타민 중에는 β-카로틴(비타민 A), 비타민 C, 비타민 B_{12}, 엽산 등 항산화작용을 하는 것이 있다. 비타민은 또 보조효소로 세포 대사를 하는 데 없어서는 안될 작용을 한다. 거슨 박사의 생각에 의하면 암은 영양 장해, 대사 장해에 의해서 발생되는 병이다.

따라서 각종 비타민은 암치료에 뺄 수가 없는 영양소라 하겠다. 비타민은 또 프리래디컬(활성산소)로부터 세포를 지켜주는 항산화물이 되는 것이다. 프리래디컬이란 무엇인가. 사람을 위시하여 모든 생물이 산소를 O_2 형으로 흡수하여 H_2O라는 물로서 배설한다. 이 O_2가 H_2O로 변화하는 대사의 단계에는 항상 프리래디컬이 만들어지게 된다.

대사가 문제없이 진행되면 그 활성산소는 만들어진 순간에 안전한 형으로 변하게 되나 뭔가 다른 것이 생긴다면 위험한 프리래디컬이 조직 안으로 방출하게 되어 세포가 노화하고 암세포화하는 원인이 된다는 것이다.

현대인의 생활환경에는 이 프리래디컬을 만드는 인자가 넘쳐 있다. 오염된 공기나 담배 연기에서 프리래디컬을 들이마실 수도 있고 자외선, 방사선, 오존 등 각종의 약물이 체내의 산소분자에 작용하여 활성산소를 발생할 수도 있다. 과도한 스트레스도 한 원인이 된다.

전술한 바와 같이 이 프리래디컬은 불포화지방산과 결합하여 발암물질이 된다. 인간의 체내에서 과산화지질이 가장 만들어지기 쉬운 곳 즉 불포화지방산이 가장 풍부하게 들어 있는 부분은 세포막이다. 세포막은 기본적으로는 지방산을 구성요소로 하는 인지질의 이중층으로 되어있기 때문이다. 발암물질이 프리래디컬에 의해서 파괴된 세포막을 통과하여 세포내에 침입하면 그것이 핵에 작용을 해서 DNA에 변화를 가져와 암세포가 되는 것이다.

그러나 사람을 위시하여 모든 생물은 활성산소로부터 몸을 지키려고 하는 효소를 갖고 있다. 그 대표가 SOD(수퍼옥시도스뮤타세)라 부르는 효소다. 이 SOD를 도와주는 것이 비타민 C, E, β-카로틴, 셀레늄 등의 항산화영양소이다.

비타민 E는 프리래디컬을 해롭지 않는 형태로 분해해 준다. 마루야마(丸山)씨에 의하면 비타민 E는 한번 작용을 하게 되면 귀찮을 정도로 쏘아대는 단발총이지만 동시에 비타민 C가 있으면 비타민 E는 곧 부활하여 다음의 프리래디컬을 공격하게 된다. 즉 비타민 C는 비타민 E의 곁에서 총알을 넣어주는 것이다. 그러나 이래서도 단발총이 2연발이 되었을 뿐이다.

그런데 여기에 비타민 B_2, B_3, β-카로틴, 셀레늄 등이 있으면 비타민 E는 프리래디컬을 팍팍 차례 차례로 쓰러뜨리는 성능좋은 기관총이 된다. 이와같이 비타민 E와 비타민 C, B_2. B_3. $\beta-$ 카로틴, 셀레늄 등은 서로 협력하여 프리래디컬을 무해화하는 데 큰 역할을 하는 것이다.

한편 멕시코 오아시스 병원이나 영국의 프리스톨 암 헬프센터에서는 개량된 거슨 요법과 함께 라에트릴(B_{17})의 주사나 정제를 복용시키고 있다. 라에트릴 주사는 비파나 살구의 액(液)으로 만든다. 라에트릴은 체내에 들어가면 벤즈알데하이드와 시안화합물로 분해되는데 이 물질에 암세포를 파괴하는 작용이 있다고 생각된다.

거슨 요법과는
역행하고 있는 일본인의 식사

■ 지금의 식사로는 빨리 죽는다

구미에서도 그렇지만 일본에서는 주지한 바와 같이 암환자가 급증해서 4명 중 1명은 암으로 죽게 되어 사인의 제1위를 차지하고 있다. 그 이유로서는 물론 각종 공해(공기, 물, 토질의 오염), 심리적 스터레스 등도 관여하고 있겠지만 가장 큰 요인은 역시 현대인의 식생활이라고 생각한다.

마루야마씨 등이 말하고 있으나 일반적으로 경제적으로 풍요해질수록 나라나 민족의 차이에도 불구하고 식사는 어느 한 방향의 형태로 바뀌어 간다. 그것은 섭취 칼로리 중 ① 지방의 비중이 늘고 ② 설탕이 늘고 전분질이 줄고 ③ 동물성 단백질이 늘고 식물성 단백질이 준다는 것이다.

왜 이와 같이 변하는 것일까. 그 이유는 간단하다. 경제적으로 풍요로운 나라의 사람일수록 맛있는 것을 지향하게 되어 혀를 즐겁게 하는 음식을 먹게 된다. 그러나 이같은 식사에는 지방, 설탕, 동물성 단백질이 많이 함유되어 있다.

그리고 또 하나의 다른 큰 이유가 있다. 그것은 경제적으로 여유 있는 나라의 사람일수록 일이나 레저에 소요하는 시간이 길게 되어 단순한 가사노동인 취사(요리)에 드는 시간이 짧아 진다는 것이다. 특히 잘사는 사회가 될수록 여성이 사회에 진출하게 된다. 그 결과 외식을 하든가 거의 조리가 다 된 식품을 이용하거나 조리에 손이 가지 않는 가공식품에 의존하게 되는 것이다.

풍요로운 나라일수록 짧은 시간내에 조리되는 편리한 식품을 값싸게 구입할 수가 있고, 손쉽게 이용할 수 있는 레스토랑이나 패스트푸드점의 수가 늘어 난다. 그래서 편리한 식품은 대개가 고지방인 것이다. 요리시간을 가장 많이 단축해주는 것은 육류와 육가공식품이고 가공식품에는 식물기름이나 라드를 듬뿍 사용한 것이 많기 때문이다. 외식점의 대부분은 경제효율을 높이기 위하여 육류의 튀김요리, 볶음요리 중심으로 메뉴를 만들기 때문에 당연히 지방섭취량은 증가한다.

1962년도 조사에서는 경제적으로 가장 풍요한 나라는 미국이었고 선진국 중에서 가장 불건강한 나라(암 등의 생활습관병이 가장 많아서 국민 1인당 의료비 지출이 가장 많은 나라)도 미국이었다.

팽대한 의료비 지출에 혼이 난 미국정부는 국민건강상태를 근본부터 개선할 필요에 직면하게 되었다. 그래서 미국상원에서 만들어진 특별위원회가 총력을 기울여 조사한 결과를 1977년 맥거번 리포트로 알려진 보고서로 발표했는데 거기에서 '미국인의 불건강의 원인은 식사에 있다.' 라고 공표하였다.

어떤 식사인가 하면 미국의 풍요로움이 가져온 식사, 즉 지방과 동물성 단백질이 과잉되고 비타민, 미네랄, 식물섬유는 부족한 식사였다. 거꾸로 맥거번 리포트가 영양구성상 이상적인 식사에 가깝다고 평가한 것이 그 당시 일본인의 식사였다. 사실 1962년도 당시의 통계에서는 일본인의 지방섭취량은 선진국 여러 나라 중에서는 아주 적었고 거의 세계에서 가장 가난한 나라 수준에 가까웠다.

이 리포트 발표 후에 미국 정부는 미국인들에게 지방의 섭취량을 줄이도록 권고했다. 그 결과 1984~86년의 미국 식품의약국(FDA)의 조사에서는 쇠고기, 버터, 달걀, 우유 등의 고지방식품의 소비량이 줄고 거꾸로 식물섬유가 풍부한 곡류나 야채류의 소비가 늘어났다. 미국에서는 이러한 노력이 시작되어 심장병에 의한 사망율이 1960년대를 정점으로 감소가 계속되고 있다.

마루야마씨도 지적하는 바와 같이 미국은 풍요로움이 가져온 식사의 폐해를 알게 되어 계단을 내려오기 시작했으나 반대로 맹렬한 힘으로 계단을 올라가고 있는 나라가 일본이다. 일본에서는 불과 40년 남짓한 사이에 지방섭취량이 약 4배, 동물성 지방의 경우엔 5배나 증가하고 있다. 이같이 단기간에 크게 급격히 식사의 내용이 바뀐 것은 인류사상으로도 상당히 드문 경우이다.

그러나 인류학, 생물학, 의학, 영양학 등 여러 분야의 연구자들이 지적하고 있는 것은 20세기에 들어서 식사의 내용이 대폭 변화한 것에 비하면 현대인의 체내구조는 거의 석기시대 그대로이며, 전혀 변화하지 않고 있다는 것이다.

체내에서 음식을 소화시키거나 영양소를 이용하거나 하는 대사 메카니즘은 수십만년 전의 먼 옛날 선조들의 식사에 알맞는 형으로 되어 있으며 햄버거에 잘 대처할 수 있게는 만들어지지 않았다는 것이다.

이같이 국민 전체가 거슨 요법과 정반대의 식사를 하고 있는 일본에서는 어쩌면 암 발생율과 사망률이 점점 증가일로를 걷고 있게 될 것이다.

감수자 주

우리나라도 암 유병인구가 이미 100만명을 넘어서고 있으며 해마다 약 20만명의 새로운 암환자가 발생되는 등 암의 시대로 접어들었다.

관련기관에서도 앞으로 국민 3명중 1명은 암에 걸린다는 통계도 발표하고 있다. 한국인의 사망원인 1위도 역시 암인만큼 암은 이제 어느 누구도 피해갈 수 없는 흔한 질병이 됐다.

PART 05

홀리스틱 의학의 필요성

만능이 아닌
거슨 요법

▬ 잘못된 일점지상주의

전부터 암의 특효약이라고 말하는 약이나 건강식품이 수없이 많이 출현하였다. 물론 일반적으로 사용되는 검증된 요법 이외의 이야기이다. 그것들 대부분은 일시적으로 인기를 몰아 유행하다 시간이 지나면 사라져버린다. 지금도 특효약이라고 불리는 것이 더러 있는 것 같다. 그들 대부분이 '이것만 복용하면….'이라고 하는 일점지상주의(一點至上主義)의 것들이다. 암이 낫는나는 예가 없지는 않으나 암이라는 병은 그만큼 쉽고 단순한 것이 아니다. 특효약이라 부르는 하나의 물질이나 건강식품에는 한계가 있는 것이 당연하다고 말할 수 있겠다.

암은 유전자의 병이므로 이것을 마시면 유전자의 이상이 개선된다고 하는 약이 개발된다면 일점지상주의로 모든 암이 나을 것이다. 그러나 그런 약은 현재까지 개발될 조짐이 없다.

거슨 박사의 생각으로는 암은 전신의 영양 장해, 대사 장해에 의해 생긴 전신병이다. 그러므로 암을 치료하는 데는 거슨 요법과 같은 철저한 식사와 영양섭취요법을 행하여 영양 장해, 대사 장해를 개선하지 않으면 안된다.

실제로 거슨 요법에는 놀라운 효과가 있다. 초기의 암이나 근치수술 후의 재발 방지에는 거의 100% 유효하다고 말해도 좋을 것이다. 그렇다고 해서 거슨 요법이 만능은 아니다. 많이 진행된 암이나 말기암은 애석하게도 거슨 요법만으로는 낫지 않는 케이스가 많다.

감수자 주

암의 치료나 예방·전이·재발방지를 위해서는 식사·영양요법이 중요하다는 사실은 현대의학에서도 이제는 입증됐다. 이같은 관점에서 막스거슨 박사는 암에 관한 거대한 물줄기를 바꾼 집념에 찬 천재적인 의사이다.

아프리카 밀림의 성자로 추앙받고 있는 슈바이쩌 박사는 이런 막스거슨 박사를 1세기에 한명 나올까말까하는 위대한 천재의사라고 표현했다.

홀리스틱의학이란

■ 영양, 식사, 면역요법과 심리요법

　만능이 아닌 거슨요법을 보완하기 위해서 그러면 무엇을 해야 되느냐 하면 홀리스틱 의학인 것이다. 나 자신의 체험에서도 그렇지만 현대의학의 암 치료의 3종의 신기(神器)- 수술, 방사선, 항암제-만으로는 난적의 진행암에는 당할 수가 없다. 이러한 배경에서 홀리스틱 의학이 필요하게 된 것이다. 홀리스틱은 종합적이라고 번역되는데 암을 전신적인 병으로 보고 종합적인 관점에 서서 여러 가지 요법을 함께 이용하는 것이다.
　암 치료에 있어서 홀리스틱 의학의 세가지 중심은 영양과 식사요법, 면역요법, 멘탈케어(심리요법) 등이다. 그리고 다음의 그림 1에서 보는 바와 같이 동양의학(한의학 : 역자주)까지 포함시켜 몸과 마음의 양면에서 종합적으로 접근하는 치료법이 홀리스틱 의학이다.

구체적 방법으로는 면역요법으로서 요료법, 마루야마 왁진, MMK 요오드요법, 임파구요법 등이 있다. 동양의학에는 기공이나 한방약, 침과 뜸 등이 있으며 기공은 면역요법과 심리요법 양쪽에 다 해당된다.

침과 뜸에도 면역요법의 성격이 있다. 심리요법에는 그룹카운셀링이나 이미지요법이 있으며 면역요법적인 효과가 있다. 예를 들면 현대의학의 치료를 하면서 마루야마 왁진이나 기공, 비타민 C의 대량복용 등을 병용하는 것도 넓은 의미에서 홀리스틱 의학(치료)이라고 할 수 있다.

그러나 여기서 주의해야 할 것은 홀리스틱 의학의 토대는 역시 영양요법이란 점이다. 영양요법을 기본으로 면역요법, 멘탈케어(심리요법)를 병용하는 것이 홀리스틱 의학이라고 생각하기 바란다.

암환자 중에는 불안에 못이겨 홀리스틱 의학을 디딤돌로 하는 사람이 있는데 그런 사람은 그만두는 것이 좋다고 충고해둔다.

예를 들면 거슨 요법을 3개월 하고 효과가 없으면 마루야마 왁진을 3개월, 그리고는 다시 비타민의 대량요법으로 옮겨가는 식이다. 이런 사람은 홀리스틱 의학의 본래의 의미를 알고 있다고 생각하지 않는다. 이런 식으로는 무엇을 하든 효과를 볼 수가 없을 것이며 역효과의 우려도 충분히 있을 것이다.

홀리스틱 의학은 애석하게도 현대의학의 주역은 아니다.

그림 1. 암의 홀리스틱 의학적 치료

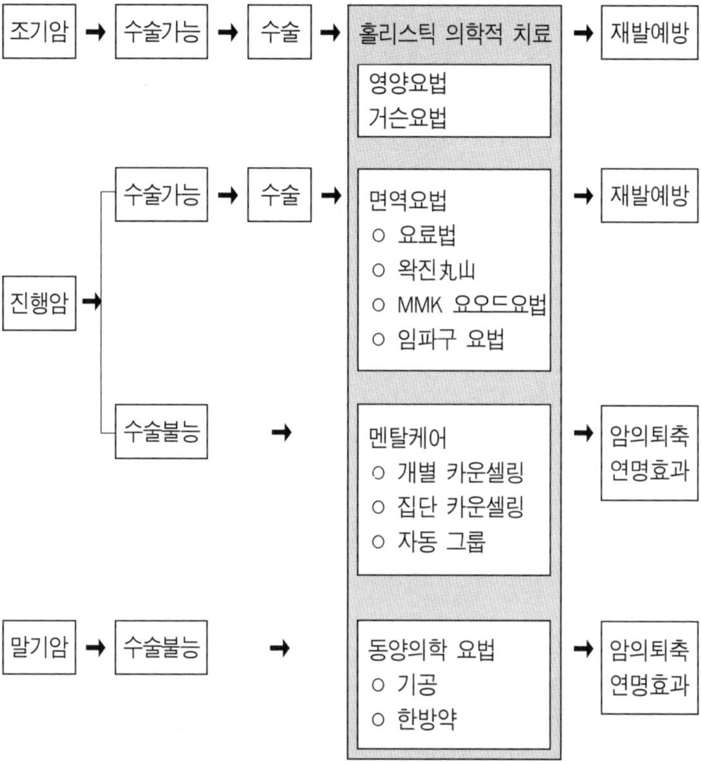

```
조기암 → 수술가능 → 수술 → ┌─────────────────┐ → 재발예방
                              │ 홀리스틱 의학적 치료 │
                              │ 영양요법          │
                              │ 거슨요법          │
                              │                 │
진행암 ┬ 수술가능 → 수술 →    │ 면역요법          │ → 재발예방
       │                      │  ○ 요료법         │
       │                      │  ○ 왁진丸山       │
       │                      │  ○ MMK 요오드요법 │
       │                      │  ○ 임파구 요법    │
       │                      │                 │
       └ 수술불능   →         │ 멘탈케어          │ → 암의퇴축
                              │  ○ 개별 카운셀링   │   연명효과
                              │  ○ 집단 카운셀링   │
                              │  ○ 자동 그룹      │
                              │                 │
말기암 → 수술불능   →         │ 동양의학 요법     │ → 암의퇴축
                              │  ○ 기공          │   연명효과
                              │  ○ 한방약        │
                              └─────────────────┘
```

의학계에서는 정식으로 인정되지 않았기에 의사가 환자에게 권하기는 힘들다는 측면이 있다. 그런 배경이 있기에 홀리스틱 의학을 지도할 수 있는 의사가 적다는 것도 환자에게는 불리한 일이다.

그것은 어찌되었건 홀리스틱 의학이 최근 주목되고 있는 것은 확실한 사실이다. 앞으로는 더욱 널리 퍼져 나갈 것이다. 홀리스틱 의학에서 총력전으로 암과 싸우는 방법만이 어느정도 진행된 암이나 진행암에 대항할 수 있는 길이라고 하겠다.

임상심리학자인 마이클 라너는 암의 홀리스틱요법의 효과나 치료적 의미를 조사하기 위해서 세계 곳곳에 있는 30군데 이상의 암 대체요법 센터를 3년에 걸쳐 조사했다. 그중에는 영양요법, 심리요법, 약초요법 등 여러 가지가 있었다. 그 결과 환자들의 10%에 대하여는 이런 치료법의 효과가 인정되지 않았으나 40%는 퀄리티 오브 라이프(QOL) 즉 '생활의 질'이 일시적으로 향상된 체험을 갖고 있다는 것을 라너는 발견했다. 그리고 또 같은 40%의 사람들은 지속적으로 은혜를 입은 것 같은 느낌을 갖고 있었다. 예를 들면 몇 주일 동안, 몇 개월간, 때로는 수년간에 걸쳐 병과는 연이 끊어졌을 정도였다. 그리고 놀라운 것은 나머지 10%의 사람들은 부분적인 치료나 완전한 치료를 경험하고 있었다.

> **감수자 주**
>
> **막스거슨박사의** 암 발병원인과 치료에 대한 이론은 2000년대 들어오면서 현대의학계의 정통적인 암에 대한 이론과 식이·영양 치료법의 원조로 인정받고 있다.
>
> 거슨박사의 이론과 치료법을 진화시킨 호시노 요시히코 박사의 홀리스틱 의학 이론도 현재 전세계 의학계가 인정하면서 수용하고 있는 암예방치료, 전이, 재발 방지를 위한 현대의학의 최첨단 통합요법이다. 식사·영양요법이 포함된 암통합요법이 요즈음은 대세이다.

미국의 OAT리포트가 발표한
홀리스틱 의학의 중요성

지금까지 암 등의 치료에 대체요법(자연의학)을 선택해서 스스로 실천하는 사람은 현대의학에서 포기된 환자가 '지푸라기라도 잡는', '기적을 구하는' 심정에서 시작하는 것이며 그렇게 이성적이나 합리적인 사람이 아니라는 인상을 주었다.

그러나 최근 미국 펜실버니아 대학 암센터 등에서 실시한 본격적인 조사에 의하면 반드시 그렇지만은 않다는 사실이 밝혀졌다. 660명의 암환자를 조사한 결과 그중 378명(57%)이 대체요법을 스스로 하고 있으며 일반적인 재래요법만 한다는 환자는 282명(43%)이었다. 그리고 전자중 53명(전체의 8%)은 처음부터 대체요법밖에는 모르는 사람들이었다. 또 대체요법만의 환자나 일반요법에 대체요법을 병용하고 있는 환자는 일반요법만의 환자에 비하여 학력도 높고 사회적으로도 지위가 높은 경향이 있는 것으로 나타났다.

1988년 미국의 상하 양원의원 40명은 연명으로 OTA(Office of Technology Assessment: 미국의회기술평가국)에 암의 대체요법에 대한 일을 조사하기 위해서 전문 프로젝트팀을 발족시켰다. 그들은 다음과 같이 주장했다.

"일반요법(현대의학적치료 : 역자주)으로 낫지 않는다는 진행암, 말기암 환자 중에는 대체요법으로 나은 사람이 적지 않게 있다. 의회는 이들 요법에 대하여 자세히 조사해서 국민들에게 알릴 의무가 있다."

OTA는 이 보고를 받아 암 문제조사위원회를 설립하여 조사를 했다. 그 결과 표4와 같이 30년전에 비해서 현재의 암요법은 적어도 NCI(미국의 국립암 연구소)가 말하는 정도의 효과 이상은 얻지 못한다는 것을 알게 되었다.

표4와 같이 소아의 급성백혈병, 악성임파종, 폐암의 일종인 소세포암과 일부의 암에 대해서는 항암제나 방사선요법에 의하여 '어느 정도 진보' 했으나 그외의 다른 암에 대해서는 '조금 진보' 밖에 되지 않았다는 것이다.

OTA리포트에서는 이와같은 조사결과를 근거로 정부와 NCI에 대하여 다음과 같이 권고하고 있다.

① NCI(미국국립암연구소)는 대체요법에 대한 국민의 관심에 응할 수 있게 체제를 정비해야 할 것이다.

② 정부나 NCI는 대체요법의 연구나 치료실험 등 연구자금을 보조함과 동시에 대체요법을 실시하고 있는 병원이나 치료중인 환자

표 4. 1950년과 1982년에 비교한 5년 생존율의 변화

암의 종류	5년 생존율 1950년 (%)	5년 생존율 1982년 (%)	NCI에 의한 치료내용의 변화	GAO의 평가
방광암	53	77	수술과 검진의 개선. 방사선치료 도입. 새로운 항암제	약간의 진보
유방암	60	75	새로운 항암제와 홀몬요법을 수술과 병용하게 되었다.	아주 적은 진보
자궁경관암	59	67	조기발견과 수술의 진보	아주 적은 진보
결장암	41	53	의료기술의 진보로 많은 환자들의 수술이 가능하게 되었다. 암자체의 직접적인 치료에는 변화가 없다.	아주 적은 진보
직장암	40	50	수술과 함께 방사선과 항암제를 병용하게 되었다.	아주 적은 진보
자궁내막암	72	87	수술과 방사선 치료의 병용요법의 보급. 조기발견에도 도움이 되고있다.	새로운 복합요법을 썼을 때만 약간의 진보
두경부암	45 ※1960년	54	수술의 기술적 진보	아주 적은 진보
백혈병	10	33	급성백혈병에 대한 항암제요법	급성백혈병에만 큰 진보. 단 만성일 경우는 전혀 진보가 없거나 아주 적은 진보
임파종 호지킨병 제외	31 ※1960년	48	항암제 및 방사선 치료	크게 진보
전립선암	43	71	치료법 선택의 진보와 방사선 치료	약간의 진보
위암	12	16	변화 없음	진보 없음
폐암	6	12	소세포암에 대한 항암제요법	소세포암에만 아주 적은 진보. 단 다른 폐암에는 진보없음

미국의회 암문제조사위원회/「OTA」리포트'에서 인용)

의 가정과 협력하여 대체요법의 성과를 더욱 상세히 평가하는 작업을 진행해야 할 것이다.

③ 현행의 보건의료제도에서 대체요법을 보험대상으로 하고 있지 않다. 그러나 이것은 대체요법의 보급을 막는 장애가 되므로 문제가 있다.

> **감수자 주**
>
> **암에 관한** 대체요법과 식사·영양요법이 3대 치료법과 함께 통합요법으로 각광받게 되자 검증되지도 않고 이론적 근거가 없는 온갖 형태의 대체요법과 식사·영양요법이 책, 인터넷, 카페, 블로그 등을 통해 쏟아져 나와 암환자들을 오히려 혼란스럽게 하고 있는 실정이다.
> 정보의 옥석을 가릴 수 있는 혜안이 더 필요하게 됐다.

거슨 요법과
요료법의 병용을 권함

　나는 간장에 암이 전이되면서부터 거슨 요법과 요료법을 병용하였는데 그 효과는 실로 놀라웠다. 제3장에서 이야기한 암환자들의 실제사례에서 암이 소실하거나 진행이 멎었다고 하는 대부분의 환자들이 요료법을 병용하고 있었던 것을 보아 그 효과는 알 수 있다고 생각한다.
　요료법은 민간요법으로서 역사가 오래되었다. 기원전 십수세기의 인도에서 유래된 바라문교성전 「베다(Veda)」에 요료법이 기재된 사실을 볼 수가 있다. 중국의 후한시대(後漢時代)의 장중경(張中景)에 의한 의서인 「상한론(傷寒論)」이나 고대 로마의 프리뉴우스에 의한 「박물지(博物誌)」에도 요료법에 관한 내용이 기록돼 있다. 일본에서는 가마쿠라시대의 승려 입벤이 요료법을 권하고 있다.
　이와같이 요료법의 역사가 오래되었으나 서양의학 연구자들은 오줌에 대한 편견이나 선입관을 갖고 의학계는 민간요법을 깔아뭉개는 풍조가 있기 때문에 요료법의 치료효과에 대한 본격적인 연구는 그리 많이 하지 않고 있다.

그러나 실제로 오줌의 성분중에는 의약품으로 이용하고 있는 것이 적지 않게 있다.

예를 들면 오줌에서 배출되는 당단백이다.「유로키나제」는 혈전용해작용(血栓溶解作用)이 있고 심근경색(心筋梗塞) 등의 치료에 쓰이고 있다. 세포증식을 조정하고 있는 호르몬의 일종인「EGF」는 사람의 요에서 배출되나 표피증식인자로서 상처난 세포와 조직의 증식인자에 관계한다.

요중에 함유된 성장호르몬은 단백질 성분이나 연골의 발육을 촉진하는 작용, 지방을 분해하는 작용이 있다. 요중의「에리트로포이에틴(erythropoietine)」은 적혈구 생성인자로서 신투석환자의 신성빈혈 치료에 쓰이고 있다.

더욱이 요중의 고나드트로핀(성선자극호르몬)은 월경주기를 정상으로 하거나 정자의 생산을 촉진한다. 요중의「칼리크레인」은 말초혈관확장작용을 하고 말초혈관을 확장시켜 혈압을 내리는「칼리진」을 유리시킨다.

그외 상처나 궤양을 낫게하는「알란토인」, 점막성궤양의 예방, 치료효과가 있는「트립신인히비터」, 항암작용이 있는「안티네오플라스톤」「H-11」「β-인돌초산」「디렉틴」「3-메칠그리옥살」등 인체에 많은 유용한 물질이 함유된 것이 확인되었다.

그중 「안티네오플라스톤」은 1960년대 후반 미국의 브레진스키 박사에 의하여 요중에서 발견된 펩티드의 일종이다. 박사는 현재 이것을 암화된 세포를 정상화시키는 약 10종류의 물질로 만들어 여러 가지 암환자의 치료에 사용하고 있다.

니카라과에 있는 암센터에서도 식사요법에 요료법을 병용해서 암치료를 행하고 있다. 일본에서는 구유미 대학에서 요에서 정제한 안티네오플라스톤 A-10이 쥐의 암증식을 억제하고 암세포를 괴사(세포조직이 죽어버리는 것)시키는 것을 증명하였다.

또 인간의 암에 대해서는 일본의 내과의사 나까오 료이치씨 등이 자궁암, 식도암, 간장암, 갑상선암, 악성임파종 등의 치료에 요료법을 써서 뚜렷한 효과를 보았다는 것을 밝히고 있다.

그렇다면 왜 요료법은 암에 대하여 유효한 것일까. 그 상세한 메카니즘에 대해서는 알지 못하나 나까오 료이치씨의 가설에 의하면 인간의 인두부(목)에 면역기능의 리셉터(수용체)가 있어 이것이 뇌의 시상하부의 신경계로 연결되어 시상하부의 면역중추에 직접 작용하여 면역능력이 있는 NK세포(내츄럴 세포)나 인터로이킨 2의 활성을 높인다고 추론하고 있다.

실제 하야시바라생물화학연구수(林原生物化學硏究所)의 구리노도(栗本雅司)소장 등은 그들의 연구에서 요중의 미량생리활성물질의 리셉터는 인두부에 있음이 개를 실험해 본 결과 확인되었다고 했다.

최근 하야시바라생물화학연구소나 아미릴로쎌 칼쳐 센터의 카민

즈 박사의 보고에 의하면 C형간염 등의 치료에 쓰이는 인터페론은 혈액중에 100단위 정도 정주(靜注)하는 것보다 인두부의 리셉터에 100단위 바르는 편이 유효하다는 것을 알았기 때문에 목에 뭔가의 면역계 리셉터가 있다는 것이 확실하다고 생각된다고 했다.

하여간 중요한 것은 요료법의 실천방법인데 이른 아침에 일어났을 때의 요가 가장 효과적이다. 유리컵 등에 한잔(200~300cc)의 자기 요를 받아서 바로 마시는 것이다.

전술한 바와 같이 요료법의 리셉터는 인두부에 있으므로 요를 마신 후에는 입은 헹궈도 목까지는 가지 않도록 하는 것이 좋다. 목까지 헹구면 효과가 감소하는 것 같다. 뭔가의 사정에 의해서 자기의 요를 마실 수 없는 경우 다른 사람의 요라도 좋다. 일반적으로 젊은 사람의 요일수록 유효한 것 같다.

요를 마시라고 하면 그 냄새 때문에 저항감, 거절감을 안고 있는 사람이 있으나 나의 경험으로는 거슨 요법을 시작하면 요의 특유한 냄새가 놀라울 정도로 적어져서 마시기가 쉽다.

그 반대로 전일에 기름진 음식이나 고기를 먹거나 한다든지 항암제나 항생물질을 복용하면 요의 맛이 고약해져 마시기가 어렵게 된다. 몸상태가 나쁠 때에도 요의 맛이 고약하다. 요는 건강의 바로미터라고도 할 수가 있다.

암 이외의 병에도 요료법은 유효하다.

전술한 성분에서도 알 수 있듯이 심장병, 부정맥, 동맥경화, 신경통, 통풍, 당뇨병, 만성관절류마티즘, 신장병, 소화성궤양 등에 유효하다.

국제적으로 권위있는 의학잡지 「네이쳐(Nature)」의 최근 연구보고(1998년 4월호)에 의하면 임신중인 여성의 요에 함유된 임신호르몬 연쇄물질(HAF)이 에이즈 감염을 예방하고 동시에 치료효과가 있다는 것이 에이즈 바이러스의 발견자로 알려진 미국 메릴랜드 대학의 카료 박사에 의하여 알게 되었다.

전술한 나까오 의사는 85세가 되었지만 스스로 요료법을 실천하면서 전국을 누비며 강연에 열중하고 있다.

감수자 주

현재 전세계 요료법의 공식적 창시자로 인정받고 있는 일본의 내과의사 나가오 료이찌 박사는 몇년전 92세를 일기로 돌아가셨다. 생전에 그는 전세계를 다니면서 요료법의 효능과 의학적 검증에 대해 강연을 했다.

한국에서도 한국MCL연구소와 건강신문사의 주선으로 몇번 강연회를 가졌으며 감수자와 여러번 단독인터뷰를 하기도 했다.

요료법의 이론과 효능, 실천방법, 의학적 검증, 체험사례 등에 관한 책은 오래전부터 건강신문사에서 10여종이 출간돼 시판되고 있다.

싸이코온콜로지 (정신종양학)란?

▬ 마음도 앓고 있는 암환자

　나 자신의 체험과 여러 암환자들과의 면접 경험에 의하면 암에 걸렸다는 통보를 받은 암환자들은, 심하거나 심하지 않거나 또 일시적인지 지속적인지는 사람에 따라 다르지만 누구나 마음을 앓게 된다고 생각한다.
　물론 정신병에 걸려 있다는 것은 아니나 불안과 공포의 상태에 빠지거나 우울 상태가 된다. 뿐만 아니라 불안이나 공포 때문에 밤에 잠을 설치고 식욕을 잃게 되거나 장래의 일을 비관하여 쓸데 없는 걱정을 하거나 살아갈 기력이나 의욕을 잃기도 한다. 감정의 기복이 심해 수시로 화를 내거나 비뚤어지거나 의존적이 되거나 절망해서 체념하거나 한다. 이와 같은 심리상태는 환자들만이 아니고 그 가족들에게서도 볼 수 있는 일이다.

시카고 대학의 큐불라 로즈는 암환자가 죽음이 임박함을 알았을 때의 심리과정을 연구했는데 부인→공격→갈팡지팡→억울→죽음의 수용이란 5단계의 심리과정을 피할 수 없이 거쳐간다고 보고했다. 그러나 일본의 연구에서는 단계를 거치지 않거나, 지나가거나 또는 어느 단계에 정체한 채로 죽어가는 환자도 있는 것으로 나타났다.

이와 같이 암을 통지받은 사람들은 대부분 우울 상태가 되는 경향이 많으며 거꾸로 장기간 우울 상태에서 괴로워 하는 사람이 암에 걸리기 쉬운 것으로 알려져 있다.

예를 들면 배우자를 잃은 사람이 비탄에 빠져 몇 년 지난 후에는 암에 걸리게 되었다는 경우가 적지 않다. 로체스터 대학의 슈멜 박사의 연구에 의하면 배우자의 죽음 등 뭔가 스트레스 상황 때문에 좌절감, 절망감, 무기력감 등의 우울상태를 나타내는 사람에게 자궁암이 다발하는 것으로 나타났다. 또 시카고 대학의 피리오스 카스 등도 2000명 이상의 노동자를 대상으로 한 조사에서 암에 걸리는 사람은 그 이외의 사람에 비하여 억울하다고 생각하는 경향의 빈도가 두 배로 높았다고 밝혔다. 한편 췌장암에서는 아무런 심리적 원인도 없었는데 초발증상(初發症狀)으로 울상태를 나타내는 수도 있다.

이것을 경고울병이라고 부른다. 그리고 5-FU 등의 항암제 투여에 의하여 뇌가 손상되어 울상태나 치매 등의 부작용이 생긴다는 것도 알려져 있는 일이다.

　어느 것이나 울상태와 암은 밀접하게 관련되어 있다. 암환자의 여러 가지 심리적 배경을 찾는 연구 분야는 싸이코온콜로지(정신종양학)라 부르고 미국 등에서 활발히 연구가 진행되고 있다. 싸이코온콜로지에서 알아낸 사항을 기초하여 미국 등에서는 암환자에게 여러 가지 심리요법이나 카운셀링을 행하고 있다.

　일본에서는 겨우 국립암센타 연구소에 싸이코온콜로지 연구부가 설치되어 있으며 후생성 과학연구 '암극복전략사업'에서도 QOL(생명의 질) 연구분야가 신설되었으나 구미와 비교하면 아직도 뒤져 있는 것 같다.

　이 문제는 일본에서는 인폼드 콘센트(설명에 의한 동의)가 뒤늦게 수용되어 가고 있는 현실과 밀접한 관계가 있다.

정신신경면역학(精神神經免疫學)이란

■ 기분의 전락은 면역력을 떨어뜨린다

암의 홀리스틱 의학에서 기본은 영양법이나 그와 동시에 중시하지 않으면 안되는 것은 멘탈케어(카운셀링)이다. 전술한 바와 같이 암환자는 암에 걸리게 되면 정신적으로 위축되어 암과 싸우는 데에 마이너스로 작용한다. 그러므로 암이라는 것을 알았으면 곧 마음의 케어가 필요하다고 하는데 현재의 일본 의료에서는 거의 실천되지 않고 있다. 암치료에 카운셀링을 동반하는 대학병원이니 종합병원은 거의 없다.

정신적인 위축, 즉 슬픔, 비관적인 마음은 면역력을 저하시킨다. 암에 걸린 사람은 일반적으로 면역력이 떨어진다. 면역력이 저하했기 때문에 암에 걸렸다라고도 말할 수 있다. 그것이 암을 유발시켰다는 것을 알고서 정신적으로 심하게 위축이 되면 어떻게 되겠는가. 면역력이 점점 더 떨어져 추격을 당하는 꼴이 된다. 이래서는 암에 이기기는커녕 암의 증식을 더해줄 뿐이다.

여기서 필요한 것이 멘탈케어이다. 암에 걸린 사람의 대부분은 불안이나 죽음의 공포에 싸이게 된다. 나도 그랬었다. 그 불안이나 공포를 이겨내지 않으면 암 치료의 스타트라인에 설 수 없게 될 것이다.

마음과 면역의 관계는 정신신경면역학(Psycho Neuro Immunology)의 발달에 의하여 최근 밝혀졌다. 이전부터 인체의 면역상태는 정신신경상태와 밀접한 관계가 있다고 생각해왔는데 그것이 과학적으로 증명이 된 것이다.

경험적으로 인간은 옛날부터 그것을 알고 있었다. 성서의 잠언 중에는 '마음의 슬픔은 뼈를 말리고 기쁨은 무엇보다도 양약이다.'라는 구절이 있다.

우리나라에도 옛부터 '병은 기로부터'라고 하지 않았던가. 영어에서 병을 'DISEASE'라고 하는데 이것은 마음이 안정치 못함(DIS)을 병이라고 부른 것이다. 환자들의 환 '患'이란 글자도 마음(心)이 자극(마음이 찔린다)된 사람이란 의미이다.

오랫동안 정신과 면역력의 관계는 경험적으로밖에 알려져 있지 않았으나 1988년에 이탈리아의 휘렌체에서 열린 '국제생물학적정신의학회'를 기화로 정신과 면역력의 관계가 주목받게 되었다. 그 학회에서 정신신경면역학에 관한 논문 24편이 발표되었다.

그중에서도 참가자들의 눈을 끈 것이 '울병, 울상태와 면역력'에 대한 연구 발표였다.

울병, 즉 기분적으로 위축되어 우울, 불안, 무기력, 수면장해, 식욕저하, 자살염려 등을 나타내는 울상태는 인터로이킨 2의 활성이나 NK(네추럴 킬러 세포) 활성을 3배에서 5배까지 저하시킨다고 하는 임상 연구 결과가 발표되었다.

인터로이킨 2, NK 세포는 같은 면역물질이라 불리는 것으로 그들의 작용이 활발하면 면역력이 왕성해지고 한편 작용이 활발하지 않으면 면역력이 저하된다.

일본에서도 최근 야마나시의과대(山梨醫科大) 신경정신과의 신데이(神庭重信) 교수는 그림 2에 표시한 바와 같이 울병이 중하게 되

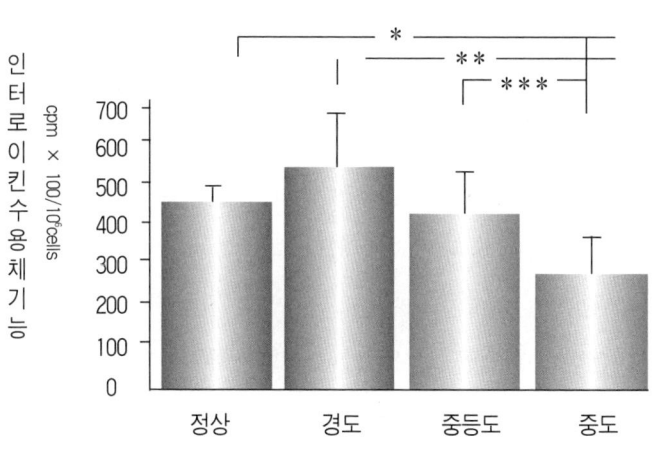

그림 2. 울병의 중증도돠 인터로이킨 수용체 기능

*, ** 0.01%이내의 위험율   *** 0.6%이내의 위험율로 유의차가 있다.

면 될수록 인터로이킨 수용체 기능이 저하해서 면역능력이 저하된다는 것을 입증했다.

상당히 오래 전부터 종양학자 사이에서 췌장암 등의 초발증상으로서 울상태가 보이는 것(모든 경고울병)이 췌장암에 국한하지 않으며 불안이 쌓이든가 절망하거나 한 바로 뒤에 암이 급속하게 진행하는 증례가 아주 많은 것은 임상적으로는 알려져 왔지만 이처럼 과학적으로 증명된 것은 처음 있는 일이다.

제2차세계대전시 나치의 아유슈비츠의 대량 살육 속에서도 살아남은 사람들은 어떤 사람인가를 추적 조사했더니 끝까지 희망을 갖고 계속 삶에 대한 의욕을 가진 사람들이었다고 한다.

살아남은 사람들은 죄수의 몸으로 죽음의 공포에 쫓기면서도 수용소에서 이름도 없는 작은 초화를 사랑하거나, 남아 있는 아들의 얼굴을 떠올리면서 그 기쁨을 살아가는 희망으로 승화시켰던 것이다.

'마더 데레사 효과' 라 부르는 흥미로운 실험도 있다. 마더 데레사는 그 생애를 칼카타의 빈민 구제에 바쳐서 노벨 평화상을 수상한 사람으로서 세계에 널리 알려져 있다.

마크레 란드는 그녀의 생애를 그린 영화를 학생들에게 감상시키면서 그 전후에 혈액을 검사했더니 영화를 본 후에는 면역 기능을 나타내는 지표의 수치가 올라가 있었다고 한다. 이것은 영화 속의 그녀의 헌신적인 생활을 보고 감동했기 때문이라고 생각되어 이같은 효과를 마더 데레사 효과라고 부른다.

그후 마크레 란드는 여러 가지 방법으로 이 마더 데레사 효과를 확인했다. 대학원생들에게 그때까지의 인생에서 '자기가 누군가로부터 깊은 사랑을 받았을 때', '자기가 누군가를 깊이 사랑했을 때'의 일을 생각하게 한 결과 역시 면역 기능이 올라가 있었다.

암이 되기 쉬운 성격(타입C성격)이란?

　이상과 같이 정신신경면역학(PNI) 관련의 조사에서 암에 걸리기 쉬운, 어떤 종류의 성격경향이 있다는 것이 최근 알려졌다. 이러한 성격을 암(Cancer)의 머리 문자를 따서 타입 C성격이라 부른다.

　그들은 아이때부터 부모와의 신뢰 관계가 그리 좋지 않았으며 껄끄러운 긴장관계를 가져왔다. 사춘기, 청년기가 되면 그와 같은 싫은 생각에서 벗어나기 위하여 무엇인가 끼워맞추는 것(일, 공부, 특정인물 기피행동)을 찾아서 거기에 이상할 정도로 구애되거나 집착하면서 빠져드는 것이다.

　그리고 중년이 되어 자기에게서 중요한 것을 잃으면 상실체험(喪失體驗), 강한 좌절감, 절망감을 안고 면역력이 저하되어 암에 걸리게 된다.

　뉴욕의 심리학자인 로렌스 루상은 250명의 암환자를 면접하여 그 생육력(生育歷:어떤 인생을 살았나)을 다른 질환의 입원 환자들과 비교해 보았다. 이 면접 결과를 분석해본 결과 암환자의 인생에는 다음과 같은 공통점이 높은 빈도로 나타났던 것이다.

① 암환자는 유년 시대에 강한 외로움과 고독을 경험했다. 부모와의 관계는 딱딱하였다던가 험악한 것이었다. 그래서 양친에 대하여 소외감이나 감정적인 복잡한 얽힘을 갖고 있었고 그런 중에 그들은 인간에 대한 기본적인 신뢰감이 엷어져 갔다.

② 자기의 감정을 잘 표현하지 못하고 화나는 격한 감정을 참거나 마음속으로 눌러버리는 경향이 있다. 인간관계는 타인에 대하여는 순종하고 솔직하나 자기에 대해서는 자기평가(셀프 이미지)가 낮고 자기평가에 엄격했다.

③ 성인으로서 일, 연인, 아이, 뭔가의 기피행동(알코올 의존, 과식증, 노름 의존) 등 정열을 기울이는 대상을 찾아 그것을 자기 인생의 길로 한다.

④ 그런데 뭔가의 이유로 어떤 중요한 것을 잃는다. 예를 들면 회사를 그만두게 되었다든가 사업으로 큰 좌절체험을 맛보았다든가 사랑하는 아이를 잃었다거나 배우자가 죽었다거나(이들을 상실체험이라 부른다)하는 쇼크가 꼬리를 이으면서 다른 삶을 발견치 못하고 실의(울상태)에 빠져버린다.

그래서 수개월, 수년이 지나서 그들은 암이라는 진단을 받게 된다. 같은 식으로 폐암 환자의 심리연구에 있어서 제 1인자인 스코틀랜드의 데이빗 키센도 수백명의 폐암 환자의 심리에 대하여 상세한 면접조사를 행하고 그 살아가는 법, 생각하는 법의 감정에 메스를 가했다. 그 결과 역시 암환자들로부터 부모, 형제, 자매의 죽음 등 뭔가의 상실체험을 들을 수 가 있었다고 한다.

이와같이 암이 되기 쉬운 성격경향을 타입C 성격이라 부르고 있다. 다른 관점에서는 모두가 어달트 칠드런(어른아이)에 해당한다. 물론 암환자 모두가 다 이런 성격이라는 것이 아니고 그렇지 않은 환자들도 많이 있다고 본다. 그러나 나 자신의 생육력를 돌이켜 보아도, 면접한 암환자의 생활력을 들어봐도 어느 정도의 진실이 담겨져 있다고 생각한다.

자기가 타입C 성격에 맞다고 생각하는 사람으로 다행히 췌장암에 걸리지 않은 사람은 자기의 성격에 신경을 써서 (즉 자기 통찰로) 라이프스타일을 바꾸도록 주의해야 할 것이다.

면역의 트라이앵글

■ 스트레스는 면역력을 떨어뜨린다

그러면 어찌하여 울상태가 되면 면역력이 내려가는 것일까. 정신과 면역력은 어떤 메카니즘으로 관련되어 있는 것일까.

울병은 대뇌생리학에서 보아 뇌의 대뇌피질 및 대뇌변록계(大腦錄系) 등이 침입을 받아 일으키는 병이다. 대뇌변록계는 감정중추라고 해서 감정을 지배하고 있는 곳이다. 대뇌변록계의 바로 밑에는 수면중추, 식욕중추, 체온조절중추, 성욕중추, 내분비호르몬중추, 자율신경중추, 면역중추 등 생명에 직접 관여하는 중요한 중추들 몇 개가 있다.

마음이 상처를 받아 정신적으로 가라 앉으면 면역력이 저하하는 것은 대뇌피질이나 대뇌변록계의 영향을 받아서 시상하부가 침범

되기 때문이다.

또 우리들은 스트레스를 받아 마음이 울적해지거나 불안해지거나 하면 식욕이 없어지거나 밤에 잠을 이루지 못하며 남성의 경우엔 임포텐스가 되기도 한다. 이들도 시상하부가 침해되기 때문이다. 또 자율신경실조(의지와는 무관하게 내장이나 혈관 등의 작용을 조절하고 있는 자율신경의 밸런스가 깨어져 일어나는 인체의 부조) 상태를 나타내거나 호르몬의 밸런스가 깨어지는 것도 그 때문이다.

한편 면역학에서 보면 면역에는 '내분비호르몬계', '면역계', '자율신경계'의 세 가지가 트라이앵글로 관계하고 있다. 면역물질에서는 사이토카인이 중심으로 인터페론이나 인터로이킨 등이 있다. 자율신경계의 신경전달물질에는 모노아민이나 세로토닌, 노르아드레나린 등이 있다.

이들 종합적으로 면역을 받치고 있는 세가지 중 어느 하나가 그 작용이나 활성이 저하하면, 다른 두 쪽에 파급되어 세 개가 다 함께 활성이 저하되고 만다.

암환자의
집단 카운셀링의 유효성

암환자들이 정신적으로 위축되는 것은 당연하다. 누구나 죽음을 의식하는 병이므로 그들에게 무조건 불안과 공포를 견디어내라고 하는 것은 무리한 일이다.

그래서 멘탈케어가 필요하게 된다. 그것도 전문가에 의한 지도, 예컨대 환자들에 대한 심리요법(카운셀링) 등이 요구되는 것이다.

카운셀링에는 의사나 심리상담사가 환자들과 1대1의 개별로 행하는 개별 카운셀링과 의사(전문가)와 집단의 환자들 사이에 행해지는 집단 카운셀링의 두 종류가 있다.

이 둘 중 암환자에게 효과적인 방법은 암을 극복한 사람을 중심으로 한 집단 카운셀링이다. 위축된 마음을 회복시켜 희망을 갖게 하는 데 큰 효과가 있다. 집단 카운셀링이란 치료법은 애당초 미국에서 결핵 치료에 처음으로 이용되었으며 그 후 정신과 질병치료에 상당히 많이 도입되었다. 알코올 의존증, 섭식장해(거식증과 과식증), 울병, 신경증 등에 효과가 나타난다. 내가 재직하고 있는 후쿠시마현립의대병원(福島縣立醫大病院)의 신경정신과에서는 알코올 의존증, 섭식장해, 등교거부 등의 마음의 병에 집단 카운셀링을 행하고 있다.

그러나 대학병원의 신경정신과에서 집단 카운셀링을 치료법으로 적극적으로 운용하고 있는 곳은 아직도 얼마되지 않는다. 정신과의 병에 대하여도 이러하니 암환자에게 집단 카운셀링을 행하고 있는 의대병원이 있을리 없다. 일본의 대학병원 조직은 종적이다. 예를 들어 정신과 의사가 암환자들에 대하여 카운셀링을 하고 싶어 해도 외과나 내과의사 담당 환자들에게는 접근할 수가 없다. 그러나 암치료에 심리요법을 이용하여 집단 카운셀링을 행하고 있는 시설을 갖추고 있는 개인병원은 있다.

심리요법의 선진국 미국에서는 멘탈케어 시스템이 일본에 비하여 발달하였다. 암치료에서 심리요법이 필요하다는 인식이 의사들에게는 물론이고 일반인에게도 알려지게 되었다.

집단 카운셀링이라 하는 것은 간단히 말하면 의사나 카운셀러와 복수의 환자들이 집단으로 대화하는 자리를 갖는 것이다. 환자들이 자기의 불안이나 괴로움 등을 솔직하게 이야기한다. 그리고 다른 환자들이 자기의 체험에 의한 조언이나 충고를 한다.

의사나 전문가는 그 자리에서 지도하는 입장에 있기도 하고 아울러 사회자 역할도 하며 충고자 역할도 하게 된다.

나는 후술하는 의성회에서 집단 카운셀링 지도를 하고 있다. 그러면 30명 정도의 환자들 중에서 다음날 아침에는 놀랄 정도로 혈색이 좋아져 있는 사람이 한두 사람이 있다. 희망을 갖게 되었다는 것이 안색에 나타난 것이다.

집단 심리요법이 암치료에 의학적 효과가 있다는 것은 임상적으로나 면역학적으로 증명되었다. 미국 스탠포드 대학의 스피겔 교수의 임상연구에 의하면 이미 다른 장기(폐나 간장) 등에 전이된 유방암 환자가 매주 1회씩 집단 심리요법을 받으면, 심리요법을 받지 않는 환자에 비하여 5년 생존율과 10년 생존율이 두 배로 높아져 전체적으로는 생존기간이 평균 18개월간 연장되었다고 보고했다.

켈리포니아 대학의 화지 박사 등도 악성흑색종 환자에 대하여 집

그림 3. 유방암환자들의 집단심리요법(스피겔 박사)

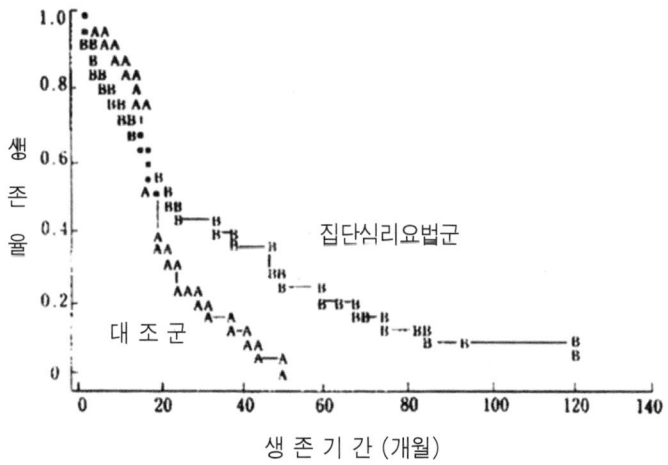

단심리요법을 행한 결과를 하시 않은 환자와 비교한 결과 암의 재발율과 사망율이 현저히 저하했다고 보고했다.

집단심리요법을 받은 환자는 면역기능을 나타내는 대과립임파구(大顆粒淋巴球)의 수와 네추럴킬러 세포(NK세포) 수가 현저히 증가하고 있었다. 이 면역기능의 개선은 집단심리요법을 종결한 후에도 6개월간 지속되었다.

글루버 박사(미국 메릴랜드주 의료카운셀링센터 소장) 등도 집단심리요법을 받고 있는 암환자와 그렇지 않은 암환자들의 면역기능을 비교해보니 그림 4와 같이 집단심리요법군에서 네추럴킬러 세포나 임파구의 마이토겐 반응(면역기능)이 현저히 증가하였다고 보고했다.

그림 4. 집단심리요법과 네츄럴·킬러 세포활성(글루퍼 박사)

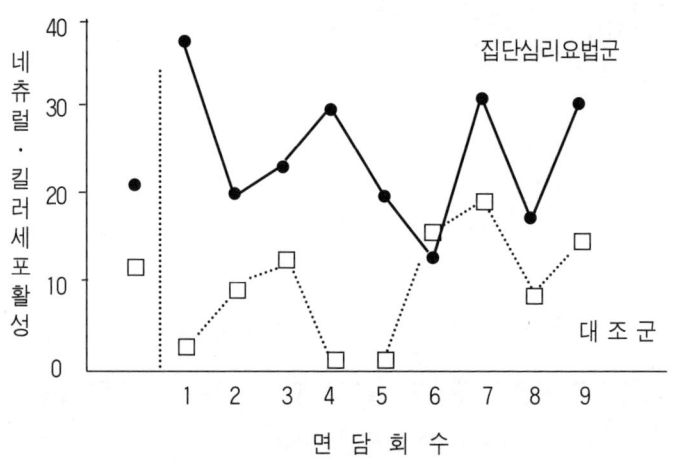

집단 카운셀링을 행한 경험으로 말하자면 그 효과의 메카니즘은 환자가 같은 감정을 공유하거나 희망을 갖는 데에 있다. 요컨대 동료의식인 것이다. 그러나 동병상린(同病相憐)이라는 마이너스의 연대감은 아니다.

그룹 카운셀링에서 환자들은 무엇보다 같은 병을 앓는 환자들의 체험담에 마음이 끌린다. 예를 들면 그룹 카운셀링 석상에서 A라는 환자와 B라는 환자가 있다고 하자. 두 사람이 다 같은 대장암을 앓고 있는데 A씨는 병의 선배이고 이미 반쯤 암을 극복하고 있다고 가정하자. 한편 B씨는 수술후 얼마 안되어 재발에 대한 불안에 쌓여 있다고 가정하자.

B씨에게 A씨 그 존재 자체가 희망이다. A씨의 과거나 현재의 생각과 체험담을 듣는 것이 위안이 된다. A씨처럼 하면 건강하게 될 것이고 암도 극복될 것이 틀림없다고 B씨는 희망을 갖게 되는 것이다.

암환자들은 모두 자기와 같은 종류의 암환자나 같은 정도의 중증도였던 환자에게 광명을 보여주려고 한다. 그 광명이야말로 암을 이기는 에너지가 되는 것이다.

집단심리요법이라는 말을 하면 알레르기 반응을 일으켜 거부하려는 사람들이 일본에는 많이 있다. 자기의 심중이 타인에 의하여 휘둘림을 당하기 싫어하는 기분이 뿌리깊이 박혀 있는 것 같다. 일본 사람의 정신구조는 미국인에 비하여 일반적으로 폐쇄적이다. 예를 들면 에이즈에 걸린 매직 존슨이 자기의 병을 공표한 것은 그렇게 함으로써 살아남기 위한 용기와 힘을 얻으려 했기 때문이라고 생각한다. 참으로 미국적인 행동인 것이다.

이에 비하여 일본 사람은 암이나 에이즈, 정신병, 성병 등 자기의 생명이나 자존심에 관계되는 질병에 걸리게 되면 가능하면 다른 사람들에게 비밀을 지키려고 한다. 그러므로 그런 병의 환자들이나 가족은 더 한층 세상으로부터 고립하게 된다.

일본 사람은 미국인보다 스트레스에 직면했을 때, 일반적으로 내성(耐性)이 약하고 빠져들기가 쉽고 단념하기가 쉽다고 하는데 그것은 이상과 같은 정신구조에 원인이 있다고 생각한다.

암의 홀리스틱 의학에서는 영양요법이 기본이나 앞에서 말한 바와 같이 마음이 움츠러든 울상태에서는 영양요법의 스타트라인에 설 수조차 없다. 그 스타트라인에 이르게 되는 것도 심리요법 즉 카운셀링에 의하여 이루어지는 것이다. 그 중요성을 더욱 인식해야 할 것이다.

암환자들의
자조 그룹의 형성을 권한다

■ 고립하지 않는 것이 중요

 전항에서 설명한 바와 같이 암에 걸렸을 때 자기 자신의 껍질 속에 갇히는 것은 큰 마이너스 요인이 된다. 암의 발병에서 심리적 요인이 작용해서 암이 되었다는 것을 알게 되면 그것은 점점 더 정신적인 마이너스 요인으로 작용을 하게 된다. 암에 걸리게 된 그 자체가 면역력의 저하에서 진행되었는데 암에 걸렸다라는 것을 알고 정신적으로 움츠러들면 면역력이 더욱 더 떨어지게 된다. 그렇게 해서는 악순환에 빠져들어 암을 이겨낼 수 없게 된다.
 따라서 암환자는 자기 자신의 껍질 속에 갇히지 않도록 해야 한다. 적극적으로 카운셀링을 받든가 암환자 선배로부터 충고를 들어야 한다. 그러한 관점이나 발상에서 전국에 여러 가지 '암환자 모임'이 존재하고 있다. 그들의 모임에서는 리더가 되는 환자나 전문가(의사 등)가 있어서 환자들을 리드한다.

나도 후쿠시마시(福島市)에 있는「호랑가시나무 모임」에 입회했다. 이 회는 3년전에 전직 고교 교사였던 고가다(小形武)씨가 발족시켰다.

고가다씨 자신이 위암 환자였다. 암환자들의 가족들이 괴로운 삶을 서로 이야기하여 서로를 격려하기 위한 목적으로 만들었다. 나도 그 모임이 시작되자 입회하였다. 현재 회원수는 250명 정도이다.

정기적으로 학습회, 강연회 등을 행하고 있다. 회원들은 이 모임을 통해서 암극복 체험 이야기에 끌려들게 된다. 나도 이 모임에서 영양요법이나 심리요법을 지도한 일이 있는데 회원들 중에서 도중하차하는 사람들은 그리 많지 않다. 회원들만이 이 회에 참가하여 서로를 지탱해주고 있는 것이다.

암환자 모임은 뭔가 매스컴에서 각광을 받는 눈에 띄는 모임이 아니라도 상관없다. 「호랑가시나무 모임」과 같이 지방 모임으로도 좋은 것이다. 적절한 리더가 있다면 그 뒤에는 환자들이 서로 협력하여 만들어가면 그것이 바로 환자들을 위한 생존 양식이 되는 것이다.

암환자들은 고독한 싸움을 해서는 손해를 보게 된다. 암환자 모임에 들어가 공동 전선을 펴야 할 것이다.

왜 일본에서는 '암의 고지에 의한 동의' 문화의 발달이 늦는가

왜 우리나라에서는 암의 고지에 의한 동의의 문화가 진보되지 않고 있는 것인가?

고지란 단순히 병명을 알리는 것뿐만이 아니다. 알려서 동의를 받아야 하는 절차가 기본적으로 행해지는 것이 현대의 의학에서 말하는 고지에 의한 동의이다.

인폼드 콘센트(informed consent)의 의의는 '환자에게 병명과 함께 병의 진행도나 중증도도 알린다. 또한 검사소견을 보이고 여러 가지 치료법을 제시하고 환자 자신이 치료법을 선택하도록 하는 것'이다. 인폼드 콘센트가 일본에서는 너무나 늦어졌다. 현재에는 고지가 다소 진척되었을 뿐이다. 그러나 진행암이나 말기암의 환자들에 대하여는 병명을 알려준다고 해도 중증도(重症度)에 대해서는 별로 상세히 알려주려 하지 않는다.

이러한 경험이 있다. 한때 내가 근무하는 대학병원의 모과 의사의 부탁으로 거슨 요법에 대하여 설명을 하러 갔었다. 그곳은 암병동으로 환자의 대부분이 진행암이나 말기암 환자들이었다.

그중 몇명의 환자들이 거슨 요법에 대하여 나의 이야기를 들어보고 싶다는 요청을 주치의를 통해서 해왔다. 그래서 나는 병동에 가서 거슨 요법의 유효성이나 식사 내용 등에 대하여 요점을 들어가며 설명을 했다. 그리고 그 요법을 실행하면 재발이 예방된다는 것을 강조했다.

그리고 나서 한마디로 거슨 요법을 행할 수 있는 의지가 있는가 없는가를 환자들에게 물어보았다. 해보고 싶어하는 사람은 한 사람도 없었다. 그 이유를 뒤에 캐물어 보았더니 다음과 같다고 했다.

"호시노 선생은 벼랑에 서 있었으므로 그렇게 엄한 영양요법을 할 수 있었지만 나의 경우 양성 또는 양성과 악성의 경계형의 종양이어서 그처럼 심각한 것은 아니다. 그러니 그렇게 힘든 요법을 할 필요가 없다."

모두가 그런식으로 생각하고 있었던 것이다. 아연실색하지 않을 수 없었다. 일본의 대학병원에서는 암환자에 대한 인폼드 콘센트가 불충분하다는 것을 새삼 깨달았다.

왜 우리 나라에서는 암의 인폼드 콘센트도 고지도 진보되지 않는 것일까. 이유로는 환자측의 요인과 의사측의 요인, 양측 모두에게 있다고 생각되었다.

환자측의 요인은 어떤 것일까.

일반적으로 일본 사람은 암이란 것을 알면 정신적으로 위축되어 울상태가 되는 경향이 있다고 생각된다. 민족성이라든가 국민성 때문이라고 해도 좋을 것이다. 구미 등 외국 여러나라의 사람들과 비교하면 그러한 경향이 강하다고 할 수가 있다. 암환자는 일반적으로 면역력이 저하되어 있다. 면역력이 저하되었으므로 암이 되었다고 생각된다. 자기가 걸린 병이 암이라는 것을 알게 되면 정신적으로 위축이 되어 울상태가 되면서 점점 더 면역력이 떨어지게 된다.

그 결과 병의 진행이나 죽음의 시기를 앞당기게 할 수가 있다.

'일본인 중에는 일반적으로 확고한 종교나 생명철학을 갖고 있지 않은 사람이 많다. 그러므로 암이라는 중대한 병에 걸렸다는 것을 알게 되면 정신적으로 위축되거나 단념하거나 울상태로 되거나 한다. 그러므로 고지하지 않는 것이 좋다.'

대부분의 일본 의사들은 암을 고지하지 않는 이유로 이상과 같은 환자측의 요인을 들어 말한다. 환자 본인에게 고지하기 전에 먼저 가족에게 알리는 것은 이 때문이다.

그러나 이렇게 생각하고 있는 것은 오직 환자의 가족이나 의사쪽이고 환자들 중에는 고지에 의하여 일단은 위축이 되어도 다시 뛰어넘어 암에 적극적으로 대항하는 사람들이 적지 않다.

전술과 같이 나는 지바현 가모가와시의 의사회에 정기적으로 출석하여 전국에서 모인 암환자와 그 가족에게 거슨 요법을 지도하고 있다. 그 환자들을 대상으로 해서 암의 고지에 관한 앙케이트 조사를 행한 일이 있는데 그 결과를 소개하겠다.

47명의 암환자들 중 42명(89%)이「처음에 고지되어 일반적으로 위축, 불안하게 된 일이 있으나 지금 돌이켜 생각하면 고지해주는 것이 좋았다고 생각하고 있다」라고 대답하고 있다.

「좋았는지 어떤지 모른다」라고 답한 사람은 5명(11%)에 불과하고 「고지되지 않는 것이 좋다」라고 답하는 사람은 하나도 없었다.

의성회에 출석하는 사람들은 병의 극복에 대해서 앞서가는 사람들로서 끈기가 많으므로 이 결과는 감안해서 생각하지 않으면 안되나 그래도 대부분의 암환자들은 한때는 위축되고 불안에 떨지만 장기적인 안목으로 볼 때 고지해 주는 것이 더 좋다고 생각하고 있는 것 같다.

그렇다면「고지해 주는 것이 왜 좋았나」그 이유를 물어본 결과 36명(86%)이「암 고지에 따라 대체요법에 적극적으로 대응하게 되었다」라고 답하고 있다. 그리고 중복응답이지만 25명(60%)이「암고지를 받고 그후의 인생을 어떻게 뜻있게 살아야 하는가를 생각하게 되었다」라고 했으며 24명(57%)은「환자와 가족이 일치 협력하여 병과 싸우게 되어 정신적인 유대가 강하게 되었다」라고 답하고 있다.

이런 결과는 의사나 가족이 상상하고 있는 이상으로, 일본의 암환자들도 미국인들처럼 병에 대하여 발전적으로 그리고 적극적으로 대응할 수 있는 잠재적인 강한 정신력을 갖고 있다는 것을 나타낸다.

그리고 또 하나의 의사측 요인이 있는데 그것은 일반의 사람들에게는 그리 많이 알려져 있지 않다. 의사측 요인이라기보다 오히려 의사의 입장이라고 할 수가 있다. 내가 볼때는 우리 나라에서 암의 고지가 그리 진보되지 않은 이유로서 의사쪽에 훨씬 더 큰 문제가 있다고 생각된다.

암의 임상전문가는 대부분 내과의사들이나 외과의사들이다. 재삼 말하고 있지만 일본인은 암에 걸렸다는 것을 알면 불안, 공포, 절망감에 싸여 정신적 공황상태에 빠지는 경향이 있다. 이에 대하여 멘탈케어가 필요하나 일본의 내과의, 외과의 중에서 그 역할을 할 수 있는 사람들이 적다. 그리고 개인의 문제만이 아니고 그렇게 하기 위한 시스템이 되어 있지 않다. 그래서 고지를 해도 환자의 정신 상태를 보완해줄 수가 없다.

미국 등 암의 고지가 진행되고 있는 곳에는 그 나름대로의 배경이 있다. 미국에서는 일반적으로 의사가 환자들에게 암을 고지할 때 불안, 공포와 울상태가 되는 것을 어느 정도 각오하고 있으며 만일 그럴 경우에는 정신과 의사나 카운셀러의 협력을 얻도록 조직이 갖추어져 있다. 경우에 따라서는 목사의 협력을 받을 때도 있다. 이들 전문가의 협력을 얻어서 고지 현장에 참석해 달라고 할 때도 있다. 다시 말하면 일종의 팀의료 체계를 세워 고지라고 하는 중요한 문제에 맞서는 것이다.

다시말해 미국에서는 인권 의식이 발달해 있고 이러한 환경이 고지에 의한 동의를 발전시킨 배경이 된다는 것이다. 미국에서는 진실된 병명이나 병의 중증도 그리고 여러 가지 치료법과 치유의 가능성 – 이것을 알아야 하는 것은 환자의 권리라는 것이 일반적으로 인식되어 있다. 다시 말하면 이들 정보를 환자들에게 감추거나 정확히 전하지 않으면 그것은 인권침해라고 인식돼 있는 것이다.

미국에서는 이러한 인권 의식이 발달되어 있기 때문에 계약 사회이다. 의사와 환자는 대등의 계약 즉 어른과 어른이란 관계에 서서 의사가 환자에게 잘못된 정보를 주거나 불이익을 주는 치료 행위를 하면 의사는 환자로부터 고소를 당한다(미국에서는 변호사 수가 일본의 50배이다. 의료소송전문의 변호사가 꽤 많다.). 이렇게 사회적 시스템이 되어있는 것도 고지에 의한 동의를 발달, 정착시킬 수가 있는 배경이 된다.

우리 나라에서는 내과나 외과 의사가 환자에 대해서 암을 고지하는 데 정신과 의사의 협력은 거의 얻지 못한다. 카운셀러나 목사의 협력을 얻는 경우도 거의 없다(불교의 스님이 이 역할을 하면 일본의 환자들이 싫어할 것이다.).

이점에서 종적이고 폐쇄적인 사회의 모습이 여러 모로 나타난다. 암 운운하기 이전에 한 가지 병을 가진 환자에 대하여 다른 두 개나 3개의 진료과 의사들이 협력해서 치료한다고 하는 발상이 처음부터 결여되어 있다. 조직에 있어서 의사가 환자들에게 암을 고지하는 경우에 정신과 의사나 카운셀러가 동석하는 등의 사고는 상상도 할 수가 없다.

대학병원에 있는 대부분의 전문의는 한 사람이 수십명 이상의 환자들을 맡고 있다. 한 사람의 의사가 그만큼 많은 환자 한사람 한사람 모두에게 고지한다면 어떻게 될까. 그후가 큰일이다.

환자도 괴롭거니와 의사도 응대하기 힘든 공포상태에 빠지게 될 것이다. 고지하면 환자들은 우울, 고통, 불안, 공포에 빠져 버린다. 그것이 두려워 최후의 순간까지 환자에게 사실을 숨기게 되는 것이다. '모르는게 부처요. 진실을 모르고 행복하게 죽어 주시오.' 라고 하는 것이다.

의사측의 요인으로 중요한 것이 있다. 십수년전 오사카에서 국제사회정신의학회(國際社會情神醫學會)가 열렸을 때의 일이다. 그 자리에서 암의 고지에 대한 토론이 행해졌다. 일본에서 암의 고지가 진보되지 않은 것을 이야기하자 미국의 한 의사가 '일본인은 의사 자신이 죽음에 직면했을 때 죽음을 생각하는 것에 도피적이어서 「고지에 의한 동의」의 정착이 늦어지고 있는 것이 아닌가.' 라는 내용의 지적을 했던 것이다.

정곡을 찔린 데 놀라지 않을 수 없음을 지금도 선명하게 기억하고 있다.

일반적으로 일본인들은 무종교인들로서 생명철학을 갖고 있지 않다. 그래서 암이라는 것을 알면 정신적으로 위축되어 공포 상태에 빠지기가 쉽다(적어도 의사나 환자 가족은 그렇게 생각하고 있다.)고 할 수가 있다. 이것은 그대로 일본인 암전문의에게 맞는 이야기다.

다시 말하지만 「고지에 의한 동의」의 정의는 의사가 환자에 대하여 병명을 고하고 병의 중증도도 이야기하여 검사소견을 명백히 하는 것이며 또한 여러 가지 치료법을 제시하고 유효성을 설명하여 환자가 치료법을 선택하도록 하는 것이다.

치료법의 제시와 선택에 있어서 일본의 현상은 너무나도 빈곤하다. 암치료에 관여하는 대부분 의사가 수술, 방사선, 항암제 치료 이외의 치료수단을 알고 있지 않다.

그렇게 말하기보다 일반적으로 일본 의사는 시야가 좁아서 보통의 치료 이외에는 눈을 돌리려 하지 않는다라고 해야 할 것이다. 따라서 다른 치료법에 대한 지식이 모자라는 것 같다.

이런 현실은 환자에 있어서 대단히 불행한 일이다. 그것이 암의 고지와 동의가 수용되지 못하는 원인의 하나가 되었다고 생각되기 때문이다. 이와 같이 암의 고지와 동의는 아주 어려운 문제이다. 그러나 병명이나 병의 상태를 정확히 알지 못한다면 거슨 요법을 실행하는 것은 곤란하다고 되풀이하여 말해둔다.

카운셀러
정신과의사, 목사와의 팀 구성의 필요성

　암환자에게 고지를 하여 동의를 받는 경우 그 후의 멘탈케어와 카운셀링은 대단히 중요하다. 내 생각으로는 이와 같은 치료에도 암환자들을 전체적으로 치료하는 방법으로 한 가지를 더 넣어야 하지 않을까 생각한다.
　그러나 멘탈케어는 애석하게도 외과의 등의 암전문의의 손에 맡겨서는 안된다. 외과의는 외과적치료에, 방사선의는 방사선에, 내과의는 내과적진단이나 항암제에 있어서 전문의라 해도 멘탈케어에 대한 전문가는 아니기 때문이다.
　당연한 일이나 몸과 마음은 서로 불가분으로 떼어 놓고 생각할 수는 없다. 그러므로 의료는 본래 멘탈케어를 포함시켜야 될 일이나 현대의학에서는 그 부분이 짤려져 나가버렸다. 시스템에 그러한 부분은 포함되지 않았다. 암만이 아니고 모든 병의 치료에도 다 그렇다. 특히 우리 나라의 경우 지금까지 의료시스템의 일환으로서 멘탈케어는 사실상 없었으며 암환자들은 개인의 노력과 의지에 따라 마음을 지탱하거나 아니면 신불(神佛)에게 의지해오고 있는 것이다.

미국에서는 현재 카운셀러나 정신과의사나 또는 경우에 따라서는 목사의 협력을 얻어 고지에 의한 동의를 받게 하는 것이 치료시스템의 일환으로 정착되었다.

일본의 경우에도 지금 그러한 시스템을 원하고 있으나 그렇게 되지 않는 것이 현실이다.

암 등 신체질환을 가진 환자에 대한 정신적인 보조 상담은 정신의료라 불리우나 일본에서는 이에 대한 보험이 적용되지 않고 있다. 따라서 정신과의나 카운셀러가 다른 과에 가서 암환자에게 멘탈케어를 해준다고 해도 병원에는 한푼도 도움이 되지 않는다.

그렇다면 어떻게하면 좋겠는가. 이것은 대단히 어려운 문제이다. 진료를 받고 있는 대학병원이나 종합병원의 주치의에게 상담을 해도 싫어할 것이다.

왜냐하면 그들 대부분은 정신과의사나 카운셀러의 협력의 필요성을 인식하고 있지 않기 때문이다.

그러므로 그러한 일 자체를 매우 싫어할지도 모른다. 그렇게 되면 긁어 부스럼으로 그 때문에 오히려 주치의와의 관계가 어색하게 될수도 있지 않겠는가. 그 점에서 주치의와 상담을 하는 데에도 신중하게 생각하지 않으면 안될 것이다.

암치료에서 멘탈케어 시스템의 확립은 시급한 과제이겠으나 현재의 시점에서는「고지에 의한 동의」의 과정에서 우울상태나 고민, 불안 상태가 되면, 그리고 그렇게 예측이 된다면 지역에서 신뢰할 수 있는 정신과 의사나 심료내과의(心療內科醫)에게 직접 상담하는 것이 하나의 방법일 것이다. 그리고 암환자 모임에 입회해서 '선배 암환자'의 충고를 받는 것도 좋은 방법이다.

언제 어떻게 암을 고지하여 동의서를 받으면 좋은가

■ 희망을 주면서

그러면 언제 어떻게 고지하여 동의를 받으면 좋은가.

수술 전이나 수술 후의 빠른 시기에 고지를 하는 것이 제일 좋다.

고지란 문자 그대로 해석하면 병명이나 병의 중증도 등에 대하여 어디까지나 진실을 알리는 것이다. 그러나 단정적이어서는 안된다. 중증도는 명확히 전하고 심각한 상태에 있는 것은 인식시켜야 되겠지만 동시에 희망을 갖도록 하지 않으면 안된다. 그러므로 여명에 관해서는 단정적으로 말하지 않는 것이 좋다고 생각된다.(암환자의 여명은 어디까지나 현대의학적요법만을 행한 케이스에서 통계적으로 산출된 것이므로 모두 맞는 것이 아니라고 나는 생각한다.) 균형이라고 해야 할까. 뉘앙스가 대단히 중요한 것이다. 잘못되면 환자를 절망의 늪에 빠뜨리게 된다. 이때 큰 힘이 되는 것은 가족의 애정이며 배려인 것이다.

암이 100% 낫는 병이라면 고지에 의한 동의의 문제는 존재치 않는다. 거슨 요법 등의 영양요법의 경우 본인이 암인 것을 모르면 실제로 실천이 불가능하다는 본질적인 문제가 있다. 그래서 거슨 요법을 실천시키고 싶다고 가족이 원하는 경우에는 환자 본인에게 암이라는 것을 알리지 않으면 안된다. 이것은 피할 수가 없는 문제인 것이다.

그렇다면 무조건 고지를 하여 동의를 받는 것이 좋은가. 그렇게 간단히 말할 수가 있는 것이 아니다. 이러한 예가 있었다. 나가노현에 사는 60대의 남성에게서 내가 있는 곳으로 상담전화가 걸려 왔었다. 그 남성의 아내가 전이성의 간암에 걸렸는데 거슨 요법을 실천시키고 싶다는 것이었다.

상담을 받은 나는 "거슨 요법은 엄격한 식사요법이므로 환자 본인이 암인 것을 모르면 실행할 수 없다."며 고지하여 동의를 받을 것을 권유했다.

남편은 나의 말에 따라 의사의 협력을 얻어 암에 걸렸음을 아내에게 말하면서 "지금의 치료로는 살 가망이 아주 희박하니 거슨 요법을 할 수밖에 없다."며 거슨 요법을 행하도록 설득했다는 것이다.

그의 아내는 의사로부터 대장폴립이라고 전해 들었기 때문에 그렇게 믿고 있었다. 그런데 돌변하여 암이라는 선고를 받고 살 수가 없다고 하니까 얼마나 슬픔이 컸겠는가. 그때부터 죽음에 대한 불안, 공포의 포로가 되어 그날 밤부터 한잠도 자지 못하고 식욕이 없어져 전형적인 우울 상태에 빠져버렸다.

그 결과 2, 3개월 후에 죽어버렸다. 나의 충고로 암을 고지했기 때문에 그녀의 죽음을 오히려 재촉했는지도 모른다. 그것은 4년전의 일이었다. 당시 나는 아직 경험이 부족했던 관계로 그와 같은 결과를 초래하여 후회하게 되었다. 동시에 나에게 있어서는 귀중한 교훈이 되었다.

거슨 요법은 암의 치료법으로서 대단히 유효하다. 그리고 그것을 실천하는데 환자 자신이 암이라는 것은 물론 중증도도 정확히 인식하지 않으면 안된다.

그러나 의사나 가족이 거슨 요법을 실천시키고 싶은 생각을 가졌다고 해서 반드시 암이라는 것을 모든 환자들에게 다 밝히는 것이 능사라는 뜻은 아니다. 기본적으로는 어디까지나 환자의 성격이나 인생관, 종교 등의 사정을 고려해서 개인에 따라 판단해야 할 것이다.

반의학(反醫學), 반의자적(反醫者的) 자세의 위험성

■ 의사하고는 공존공영으로

거슨 요법 등의 대체요법으로 암을 치료하려는 사람들 중에는 반의학, 반의자적 자세를 갖고 무조건적으로 현대의학을 부정, 적대시하는 경향을 갖는 사람이 있다.

의사에 대한 불신감으로 의사를 부정한다. 이와 같은 편견을 갖고 있으면 보통의 병원에 갔을 때에 의사와의 관계가 잘 이루어질 수가 없다. 의사가 환자를 거부하거나 환자가 의사를 불신하거나 하면 결과는 뻔한 것이다.

물론 환자들이 의사나 병원에 대하여 그런 견해나 감정을 갖게 된 배경에는 그 나름의 이유가 있을 것이다. 그러나 현대 의학을 100% 부정하는 사고방식은 우스운 일이며 그래서는 환자들이 손해를 보게 된다. 나에게 상담하러 오는 암환자 대부분이 현대 의학의 치료나 의사에게 강한 불신감을 갖고 있었다. 그 책임의 일단은 의사에게 있다.

그러나 거슨 요법을 행할 경우 의사(병원)와 아주 연을 끊어도 좋다는 것은 아니다. 정기적으로 검사를 받지 않으면 안되는데 병원과 연을 끊으면 검사는 어떻게 받을 것인가.

검사결과에 대하여 의사의 판단이나 충고도 필요한데 그런 것들을 스스로 포기할 수밖에 없게 될 것이다. 그리고 예를 들면 소화효소제 등의 전문 약제가 필요할 때도 있는데 그럴 때에 처방을 받지도 못하게 될 것이다.

예를 들면 병원에 가 있더라도 의사와의 관계가 좋지 않으면 이상과 같은 이유로 환자들은 불이익을 받을 우려가 있다. 나도 의사의 한 사람으로서 보통의 암치료에 있어서 의사의 좋지 못한 면도 알고 있다. 환자들이 거부감, 불신감을 갖는 것도 이해가 된다.

그러나 그 때문에 손해를 보는 쪽은 의사가 아니고 환자 자신이다. 거슨 요법 등의 대체요법을 행할 경우 의사에 대하여 적대의식을 갖지 말고 되도록 이해, 협력해 주도록 노력하는 것이 좋다고 생각한다.

요즈음에는
'암에 걸려서 좋았다' 라고 생각한다

  일종의 억지처럼 들릴지 모르지만 암에 걸려 8년이 지난 요즈음에는 조금 여유로운 감정이 되었는지 「암에 걸려 좋았는지도 모른다」라고 생각드는 때가 있다.

  물론 암에 걸렸을 때에는 보통의 사람들과 같이 「왜 나만 이런 병에」라고 괴로워하고 위축되어 절망 상태에 빠졌다. 그러나 최근에는 내가 유형무형의 많은 이로움을 얻었던 것이 아닌가 하고 생각하게 되었다.

  먼저 가장 큰 소득중이 하나는 우스운 말 같지만 의시로시의 사고력, 안목이 조금 폭넓어지게 되고 홀리스틱 의학을 이해할 수 있게 된 것이다. 그 전에는 암의 치료라고 하면 수술, 항암제, 방사선치료 등의 일반요법밖에 몰랐으나 내 자신이 암에 걸리고 나서 필사적으로 공부를 한 덕택에 식사요법, 면역요법, 동양의학, 심리요법 등 여러 측면에서 홀리스틱 의학을 알게 된 것이다.

두 번째의 소득은 요즘은 항상 환자의 입장에 서서 질병을 생각하게 된다는 것이다. 병이 나기 전에는 '암은 인체의 병, 정신질환은 마음의 병'이라는 식의 이분법적으로 나누어 생각하고 있었으나 내가 암에 걸려서 직접 체험하고 또 많은 암환자와 그 가족들과 면담을 하고 보니 질병이란 그렇게 단순하게 구분지을 수 없다고 생각하게 되었다.

암이란 사실을 알게된 암환자는 대부분 심한 불안, 절망 상태나 우울 상태에 빠진다. 본인에게 고지하지 않은 경우에는 환자 대신에 가족들이 그와 같은 상태에 빠지기도 한다.

암뿐만 아니라 다른 중증인 신체 질환에 대해서도 같은 말을 할 수가 있다고 생각한다.

마음의 병에까지 들지는 아니한다고 해도 환자의 입장이 되면 아주 약해진다는 것도 내가 입원을 해서야 처음으로 알게 되었다. 암으로 입원했을 때 나는 주치의의 말 한 마디 한마디에, 그의 표정이나 태도의 미묘한 변화 등에 대단히 민감하게 되었다.

예를 들면 '오늘 암의 진행도에 대해서 절박한 질문을 하였더니 의사의 표정이 굳어지면서 빨리 병실을 나갔다.'라고 느끼게 되었을 때에는 병에 대한 걱정이 한층 더 심해져 이것저것 생각하고 고민하게 되었다. 그와 같은 일을 환자의 입장이 되어서 처음으로 알게 되었던 것이다.

중국의 옛 속담에 '세 번 팔꿈치를 부러뜨려봐야 양의가 된다.'라는 말이 있다. 그것은 '의사 자신이 3차례(즉 몇 차례라도) 큰 병을 앓아야만 처음으로 환자의 입장에 서는 좋은 의사가 된다.' 라는 의미이다. 나는 그 전부터 이 속담은 알고 있었으나 암에 걸린 후에야 처음으로 그 말의 참뜻을 깊이 깨달을 수가 있었다.

세번째의 득은 자신의 나약함, 무력함을 알고서야 처음으로 다른 사람의 나약함을 인정하고 받아들이게 되었다는 것이다.

나는 병이 나기 전에는 어떤 쪽인가 하면 무서운 것을 모르는, 어떠한 곤란이나 스트레스에 직면하더라도 끄떡없다고 자부할 정도로 오만 불손했었다. 그러나 나의 자기 과신은 암에 걸려 죽음의 공포를 느끼면서 여지없이 무너져 정신과 의사이면서도 우울 상태가 되어 밤에도 잠을 이루지 못하게 되었다.

그런데 이와같이 자신의 나약함, 무기력함을 알고부터는 다른 사람의 나약함을 상냥하게 수용할 수 있게 되었다.

원래 나는, 불안감이나 염려성으로 호소가 많은 환자에 대해서 "왜 더 강해지지 못합니까."라고 퉁명스럽게 강한 어조로 대했으나, 요즈음에는 그와 같은 심약한 환자를 있는 그대로 수용적, 공감적인 태도로 이해하고 따뜻한 마음으로 불안과 공포증을 감싸줄 수가 있게 되었다.

네번째의 득은 암에 걸려 아내와 친구들, 주위 여러분들의 애정이나 자애로움을 뼈저리게 느끼게 되었다.

나를 위해 하기가 힘든 거슨식을 조금이라도 맛있게 먹을 수 있도록 만들어주고 더구나 장기간 나와 같이 먹어준 아내, 멀리서 일부러 찾아와서 암치료의 정보를 보아준 친구들, 선배 등으로부터 말할 수 없는 애정과 자애로움을 느꼈다. 만일 암에 걸리지 않았다면 이와 같은 경험을 할 수가 없었을 것이다.

   이상과 같이 '암에 걸려 좋았다'라고 생각하는 이유를 써보았다. 이 책의 독자 중에 암환자가 계시다면 그 분 또한 장래 '암 승리자'가 되어 내가 그랬던 것처럼 '암에 걸려서 좋았다'라고 생각할 수 있게 되기를 진심으로 기원드린다.

저자 후기

　본서를 출판하는데 있어서 나의 심중에는 끝까지 큰 갈등이 일었다. 예를 들면 유효하다고 믿고는 있어도 거슨 요법은 어디까지나 대체요법, 민간요법의 하나이며 의학계에서 널리 인정된 것은 아니다.
　현대의학을 공부하고 또 현재 대학병원에 근무하는 내가 이와 같은 체험기를 쓴다는 것은 나의 입장에 문제가 일어날 수가 있으며 일반요법만을 해야 하는 의료관계자들이 크게 당황하지 않을 수 없게 만들 수가 있어서 그 결과 내가 비판의 화산 앞에 서게 될 것이 충분히 예상되었기 때문이다.
　그러나 매년 27만명의 일본 사람의 목숨을 앗아가는 암을 예방하거나 고치는 방법중에 하나의 선택으로 본서를 출판하는 것이 나에게 주어진 신의 뜻이라 생각하여 최종적인 결심을 하게 되었던 것이다.

　독실한 크리스찬이며 나를 위하여 오랜 기간 귀찮은(손이 많이 가는) 거슨식을 만들어주고 게다가 함께 먹어준 아내가 "당신이 암에 걸린 것도, 거슨 요법이라는 치료 방법을 알게된 것도, 그리고 그것에 대한 책을 써서 많은 암환자들을 위해 큰 역할을 하게 하는 것도 모두 처음부터 신의 계획 안에 있었던 것이겠지요."하고 나를 격려해준 것도 본서를 저술한 동기의 하나였다.

　본서에서는 제5장에서 암환자들의 심리나 정신신경면역학에 대하여 설명했다. 그것은 나 자신의 체험도 포함해서 말할 수가 있는데 암환자들의 마음은 크든 작든 병들어 있다는 것, 그리고 따뜻한 멘탈케어를 필요로 한다는 것을 알리고 싶었던 것이다.

　작년 1월에 돌아가신 내과의사셨던 아버지는 "너는 암에 걸린 정신과 의사로서 귀중한 체험을 후세에 남길 사명이 있다."라고 유언을 남겼지만 그것을 달성한다면 나의 바램보다 더욱 큰 기쁨이 될 것이다.

　영양학은 나의 전문이 아니기 때문에 여러 전문가들에게 지도를 받으면서 공부를 했다. 여기 그 선생들의 이름을 열거하여 깊은 감사의 뜻을 표하고 싶다.

　동경기생병원 미나가미 오사무. 거슨병원에서 연수하고 온 자연요법 연구소의 니시무라 마고토씨. 미국 로마린다 대학에 유학을 다녀온 영양학을 이수한 로마린다 크리닉 도미나가 구미히꼬씨, 십이사(十二社)크리닉의 쓰노다씨, 거슨 요법을 나에게 지도해주신

이마무라 고이치 선생, 그리고 나를 정신적으로 밀어주신 후쿠시마 현립 의과대학 신경정신과 명예교수 구마다이 낭아에 선생 등에게 감사를 드린다.

1998년 5월, 호시노 요시히코

역자 후기

현재 자연의학(대체의학)계에서 막스 거슨의 식사요법은 암뿐만 아니라 모든 생활습관병을 고칠 수가 있는 전체주의의학의 중심요법으로 받아 들이려는 분위기가 점점 확산되어가고 있다.

그가 쓴 암식사요법을 1996년에 한국어로 소개한 뒤에 그 요법을 실천하여 실제로 병을 고친 분의 수기도 소개하고 싶어서 거슨 박사의 딸 샬럿 여사에게 자문을 구했더니 그는 영국의 BBC작가 베타 비숍 여사가 쓴 「치유의 시기(A Time to Heal)」를 소개해 주셨는데 내용이 아주 충실했다.

질병이라고 의심하지 않은 채 수년간 보아온 장단지의 조그마한 반점이 결국 흑종양으로 발전하면서 겪게된 시련들과 거슨 요법에 의한 완치의 과정이 아주 소상하게 그려져 있었다.

저자는 의사로부터 암이라는 진단을 받은 후에 일어난 사건들 즉 수술, 피부이식에 이은 재발, 그리고 의사로부터의 재수술 제의. 현대의학에 대한 실망과 분노, 자연의학이라는 활로를 찾아가게 되는 과정, 마침내 멕시코 티후아나로 가서 샬럿의 지도를 받으면서 거슨 요법의 실천방법을 배우게 되는 과정들을 소상하게 그려 나갔다.

저자는 만 2년 동안 자신의 집에서 성실하게 거슨 요법을 실천하여 마침내 거슨치료소의 의사로부터 완치라는 판정을 얻는다. 그후 그는 완전히 새로운 인생의 길을 걷게 된다. 그 과정에서 일어나는 사건들과 자신을 비롯한 애인과 친구들의 활동과 감정에 대하여 대단히 세밀하게 표현하였으며 책의 부피도 만만치가 않다. 그런데 그 책의 표현과 내용이 한국독자들에게는 잘 어울릴 것 같지가 않았다.

그래서 혹시 일본에서 거슨 요법을 실천하는 의사가 없을까 하고 다시 샬럿 여사에게 물어 보았더니 그는 일본의 의사 중 한분이 거슨 요법으로 자신의 암을 고친 후에 환자들을 돌보고 있다는 이야기를 듣기는 했으나 구체적인 정보는 갖고 있지 않다고 했다. 그게 97년의 초 가을이었다.

그후 나는 일본에서 구체적인 소식을 접하기를 고대했는데 마침내 재작년 여름에 호시노 요시히코 박사가 그 주인공으로 자신의 체험담을 책으로 펴내었다는 소식을 듣게 되었다. 그래서 책을 구입하여 바로 읽어보고 호시노 박사에게 한국어판 번역에 대한 교섭을 하게 되었다.

막스 거슨의 치료법에서 가장 중요한 요법 중의 하나가 커피관장인데, 그는 바빠서 이 요법을 하는 대신에 하제를 사용하고 요료법을 했다고 한다. 그리고 이 책에서 소개되는 대부분의 다른 환자들도 한결 같이 요료법을 실천했다는 것이 아주 큰 흥미를 끌었다. 그것은 호시노 박사의 탁월한 기지요 판단이었다. 요료법을 10여년간 실천해오고 있는 나 자신이 이 요법이 갖는 만능치료 효과에 감탄을 하고 있으면서 은근히 요료법의 확산에 동조를 해오고 있는 터여서 호감이 가기도 했다.

본서에서 소개되는 호시노식 거슨 요법과 거슨의 기본원리와의 차이점에 대하여 몇가지 중요한 부분만을 안내해 드리는 것이 좋으리라고 믿어진다.

1) 커피관장에 대하여
본서에서 소개되고 있는 환자들은 호시노 박사를 포함하여 모두 열세 분인데, 마지막으로 소개되는 도쿠나가씨를 제외하고는 모두가 커피관장을 하지 않은 것같다.
커피관장의 목적은 ① 간장의 해독 ② 체내 노폐물의 배설 ③ 통증의 진정에 있다. 특히 체내 노폐물(숙변 등)의 배설과 간의 해독은 대단히 중요하므로 커피관장은 꼭 하는 것이 매우 유리하다. 이 책에서 소개되는 도쿠나가씨와 다른 환자들의 경우를 잘 비교해 보면 커피관장의 탁월성을 쉽게 알 수가 있을 것이다.

환자의 경우에는 반드시 무공해 자연농법으로 재배된 커피를 사용해야 한다. 커피의 카페인이 간으로 유입되어 간의 독을 제거하기 때문에 반드시 무해한 커피를 이용해야 한다. 우리 주위에서 쉽게 구할 수 있는 커피는 무공해의 유기농법에 의하여 재배된 작물로써 만든 것이 아니다.

증류수(또는 정수한 물 1ℓ 미국에선 500cc)에 밥숟가락 세 개분의 커피를 타서 5분간 센불에 끓이다가 불을 낮추어 낮은 불에서 약 20분간 끓여서 체온정도로 식힌다. 그 물을 걸러서 병에 담아 6~70cm정도의 높이에 매어달고 관장용 튜브에 연결하여 항문속으로 주입한다. 이때 오른쪽을 아래로 두고 누워야 한다.

주입시키는 커피의 양은 사람에 따라 그리고 시기에 따라 다 다르므로 자연스럽게 한다. 커피액이 체내에 머무는 시간은 대개 12~15분 정도는 되어야 하나 처음엔 그만큼 참아내기가 어렵다. 따라서 점차 익숙해지도록 훈련을 쌓아나가야 한다. 사용하고 남은 커피는 다음에 이용한다.

커피관장을 처음 시작하는 환자들은 6주 동안에는 관장의 회수를 늘여서 하루에 4~5회씩이라도 해야 한다. 노폐물을 빨리 제거시켜야 하기 때문이다. 커피관장을 하면서 녹즙요법을 병행하지 않으면 간성혼수가 발생할 위험이 있으니 반드시 유의해야 한다.

2) 콩제품에 대하여

콩에 함유되어 있는 식물성 단백질도 암세포의 좋은 먹이가 되므로 피해야 한다는 것이 막스 거슨 박사의 주장이었으며 지금에도 이 조항을 샬럿은 금과옥조로 지켜나가고 있다. 거슨 연구소에서 발행하는 소식지에는 가끔 콩제품을 먹어서 나쁜 현상이 초래된 환자들의 사례를 소개하면서 강력히 콩제품의 이용에 대하여 경고하고 있다.

만일 호시노식 거슨 요법을 실천하려면 콩식품에 대하여 자신의 인체가 어떻게 반응하는가를 주의깊에 관찰해 보아야 할 것이다. 모든 이들의 체질이 다 같지 않다는 사실을 기억해 두어야 한다. 최근에는 에드가 케이시 요법을 주장하는 분들도 암환자들이 콩제품을 먹고 피해를 보았다는 보고서를 내고 있음도 상기해 드리고 싶다.

3) 오이, 버섯, 딸기류, 파인애플, 아스파라가스

거슨 요법에서는 오이, 딸기, 파인애플, 생버섯은 소화가 잘 되지 않기 때문에 피하라고 한다. 그리고 최근의 소식지에 의하면 집에서 수경재배한 아스파라가스가 유해하다고 한다. 가정에서 수경재배하는 모든 식물이 다 그러한지는 알 수가 없으나 아스파라가스는 피하는 것이 좋을 것 같다고 한다.

4) 마늘과 아마씨기름

거슨 박사는 마늘의 항균작용을 대단히 높이 평가했으며 끼니때마다 꼭 한두 조각씩 먹게했다. 생채로 먹지 못하는 분들을 위하여 샬럿이 관계하는 병원에서는 생마늘 접시 곁에다 반드시 마늘을 으깨는 기구를 둔다. 마늘을 으깨어 샐러드에 비벼서라도 먹으라는 뜻이다. 이들 병원에서의 식사는 뷔페식이다.

기름 중에서 유일하게 이용할 수가 있는 것이 아마씨기름인데 거슨 박사의 책이 발간된 이후에 이용의 결정을 보았기 때문에 암식사요법에서는 빠져 있다. 아마씨기름을 그냥 마시기가 어려우면 감자에 찍어 먹거나 샐러드드레싱용으로 이용해도 된다. 단 절대로 화기가 가서는 안된다.

5) 커피관장만으로 진통이 이루어지지 않는 병이 심한 환자들에게는 나이아신, 비타민C, 아스피린으로 진통제를 대신한다. 나이아신은 별도로 처음 6개월 동안에는 50g씩 하루에 6번 먹는다.

6) 피마자기름 요법
① 아픈 부위에 냉압으로 짠 피마자기름을 바른다. 통증을 진정시켜준다.
② 복부에 피마자기름찜질 요법을 한다. 체내의 간을 비롯한 장기들의 세포를 활성화시켜주고 숙변도 제거시켜주는 대단히 탁월한 요법이다. 피마자기름 대신에 클레이(미국산의 특수한 흙)를 이용할 수도 있다.
③ 그리고 피마자기름을 관장에 이용하기도 한다. 피마자기름을 두 스푼쯤 마시고 바로 황설탕을 탄 진한 커피를 마신다. 그로부터

4시간 뒤에 증류수 500cc에 비누를 풀고(비누조각이 들어가서는 안된다) 피마자기름을 넣어 저어서 유상액을 만든다. 그리고 커피액을 타서 관장액으로 이용한다.

7) 주방기구와 녹즙기

알류미늄제의 주방기구는 피해야 한다. 전기솥이나 냄비, 전기압력밥솥도 피해야 한다. 감자를 먹으려면 반드시 껍질채 굽거나 생즙으로 만들어야 한다. 찌게 되면 감자속의 포타슘이 파괴된다.

본서에서는 좋은 녹즙기에 대한 정보들이 없는데, 사실은 한국제의 녹즙기가 값이 싸고 성능이 좋아서 미국 등 해외에서 상당한 호평을 받고 있다. 녹즙기의 기어가 플라스틱으로 된 것은 피해야 한다. 미국산의 노워커기는 너무 비싸고 조작하기가 어려워서 가정용으로 사용하기는 어렵다.

8) 피해야할 생활기구

보통의 비누, 화장품, 머리염색, 보통의 샴푸, 헤어드라이 등 화학제품이 가미된 제품들은 일체 피하게 한다. 카페트에서 나오는 먼지들이 인체를 해롭게 하므로 그것도 피하는 것이 좋다고 한다.

9) 라에트릴 등 주사약과 식품들

본서에서 소개되어 있는 라에트릴 등의 식품들은 콘트라레스 박사 부자가 운영하는 병원에서 취급하는 것들로 거슨 병원에서는 이용하지 않는 제품들이 많이 있다. 이 제품들의 치료효과에 대해선 상반된 견해들이 있다. 환자의 체질에 따라 다른 것 같다.

10) 거슨 요법에 관한 정보 안내

한국에서 본서에서 소개하는 거슨 요법이나 대체의학 또는 자연의학에 대한 정확한 정보를 안내받으려면 건강신문사로 문의하면 된다.

특히 건강신문사 윤승천 사장은 1984년도부터 정통 의학전문기자로 시작한 언론인으로 1991년도에 건강신문을 창간하여 의학과 건강의 대중화를 선도하고 있는 국내에 유일한 현대의학과 대체의학(자연의학)을 모두 통찰하고 있는 전문가이다.

대부분의 출판사들이 책이 팔리지 않는다는 이유로 대체의학(자연의학)에 관한 책의 출간을 꺼리던 시절에도 윤사장은 막스거슨요법, 니시의학을 비롯, 대체의학과 건강, 의학에 관한 수백종의 책을 발간하여 국내에 소개했다. 이런 인연으로 내가 소장하고 있던 대체의학(자연의학)에 관한 국내외의 모든 자료와 책을 윤사장에게 보냈다. 나는 앞으로도 윤사장이 대체의학에 관한 더많은 책을 발간하여 널리 알릴 것으로 기대한다.

서울 은평구 응암동 578-72번지

(주)건강신문사 www.kksm.co.kr

전화 02-305-6077(대표) / 팩스 02-305-1436

E-mail : kksm305@hanmail.net

현대의학이 모르는,
그래서 우리가 꼭 알아야만 하는
다시 쓰는 상한론 傷寒論

감기에서 백혈병까지의 비밀

감기 · 신부전 · 심장 판막증 · 소아당뇨병
가와사키병 · 자가면역질환 · 백혈병

약사 · 한약조제사 김성동 지음

**전세계 현대의학계에 던지는 충격적인 반론서
다국적 제약기업에 보내는 한 전문약사의 진언**

지금까지 현대의학이 난치나 불치로 여겨왔던 질병들이 사실은
우리가 무심결에 먹어왔던 해열진통제와 예방 백신때문이었다.
현대의학이 원인과 치료법을 몰랐던 질병에 대한 해답

건강신문사
www.kkds.co.kr

약사 김성동 지음 / 656쪽 / 값 30,000원 / 건강신문사 간